はじめの一歩の
イラスト
感染症・微生物学

● 本田武司／編

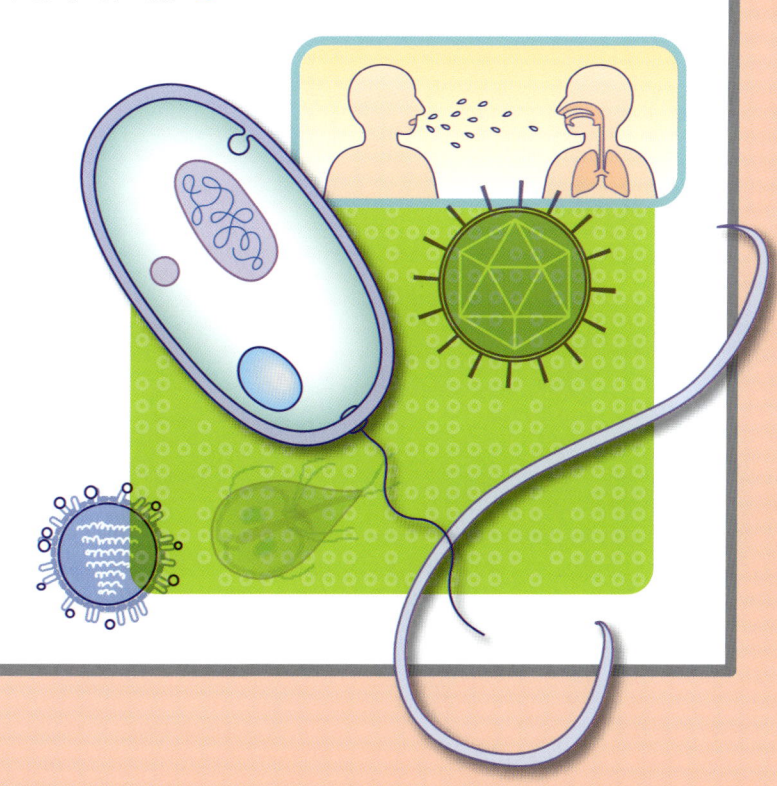

羊土社
YODOSHA

【注意事項】本書の情報について

本書に記載されている内容は，発行時点における最新の情報に基づき，正確を期するよう，執筆者，監修・編者ならびに出版社はそれぞれ最善の努力を払っております．しかし科学・医学・医療の進歩により，定義や概念，技術の操作方法や診療の方針が変更となり，本書をご使用になる時点においては記載された内容が正確かつ完全ではなくなる場合がございます．また，本書に記載されている企業名や商品名，URL等の情報が予告なく変更される場合もございますのでご了承ください．

■ 正誤表・更新情報

本書発行後に変更，更新，追加された情報や，訂正箇所のある場合は，下記のページ中ほどの「正誤表・更新情報」からご確認いただけます．

https://www.yodosha.co.jp/yodobook/book/9784758120234/

■ 本書関連情報のメール通知サービス

メール通知サービスにご登録いただいた方には，本書に関する下記情報をメールにてお知らせいたしますので，ご登録ください．

・本書発行後の更新情報や修正情報（正誤表情報）
・本書の改訂情報
・本書に関連した書籍やコンテンツ，セミナー等に関する情報

※ご登録には羊土社会員のログイン/新規登録が必要です

ご登録はこちらから

序

　私自身がはじめて微生物学の講義を受けた頃を思い起こすと，多数の微生物の名前が次々出てきて，とたんに勉学の意欲がそがれたことを思い出す．丁度その頃抗生物質が一般的に用いられはじめ，対病原微生物戦に我々人類が勝利するのは時間の問題と考えられ，医学研究は次の難題であるがんや循環器病へシフトしはじめ，微生物関連の研究者が極端に減った．その結果私達が直面したことは，耐性菌の出現や，人類の存続をも危なくする新興再興感染症との出会いなど，難題の山である．最近の感染症領域の話題を振り返っても，増加し続けるエイズ，高病原性鳥インフルエンザ，豚インフルエンザ，SARS，腸管出血性大腸菌食中毒などを挙げることができる．

　このような中，病原微生物に関する研究成果も積み重ねられ，学習する側にとって，これら多くの知見の中から，自分たちが必要とする知識を選択・整理しなければならなくなった．この作業は，限られた学習時間の中でなされねばならず，初心者には困難であろう．しかも，医療の重要な領域を担う看護師，薬剤師，検査技師などの教育に現在用いられている微生物学の教科書や参考書は医学生向けのものを焼き直しただけのものが多い．

　そこで本書では，皆さんがまず，微生物を正しく理解できるように「はじめの一歩」(出会い)に紙面を割いた．皆さんが微生物学を好きになってくださされば，今後直面するであろう感染症の諸問題に正しく対応してくれるに違いないと信じるからである．

　このような初心者の微生物学の学習を助けるために，本書では過大な"丸暗記"を強いる内容を避け，本文の記述は簡潔としイラストや表を多用した．また，微生物そのもののみならず，感染症の視点からの記述も加え，理解を深める助けとした．さらに全体的に，各論的事項を取り入れながらも総論を重視した記述とし，応用力の付くように配慮した内容とした．ただし，細菌とウイルスについては各論的記述も試みた（9章）．

　なお，本書では，寄生虫も含めた内容とした．いわゆる微生物学にはふさわしくないという考えもあるが，ヒトとは別の生物によって引き起こされる病気を感染症と考えて，本書でまとめた（7章）．寄生虫学をまとめて学習する場が少なくなった昨今のひとつの対応策ともなろう．

　本書の出版企画の相談を羊土社の山下志乃舞さんから受けたのが，2010年4月の学会の時であったことを考えると，本書の誕生はこの種のものとしては，異例ともいえる速さである．その理由は，各筆者が満を持して自分の思いを本書に込めたからであろう．また，絶妙なタイミングで時々の指示を下された山下さんに負うところも大きい．さらに，長崎大学熱帯医学研究所の金子修教授にはいろいろ示唆をいただいた．これら多くの人達に感謝する．

　今最終稿を手にして，多少難解な部分が残ったかも知れないが，おおむね本書の初期の思いが達成できたのではないかと考えている．今後，読者諸氏のご意見，ご批判をいただき，改めてゆきたいと考えている．

2011年6月

本田武司

はじめの一歩の イラスト 感染症・微生物学

contents

序 .... 本田武司
巻頭カラー *10*

序章 はじめに―病原微生物学学習の意義　　本田武司　**18**

1. なぜ微生物の学習が必要か？ *19*
2. たとえば院内感染の場合… *19*
3. ボーダレス化と感染症―見え隠れする新興・再興感染症 *20*
4. 多様な微生物 *20*
5. 非病原微生物は何をしている？ *21*

1章 感染症とは　　**23**

1. 感染症とは ―感染症の一般的経過 ＜本田武司＞ *24*
2. 感染症成立のための三要因 ―感染源, 感染経路, 感受性個体 ＜本田武司＞ ... *25*
3. 病原微生物はどこに潜むか ―感染源について ＜本田武司＞ *25*
4. 病原微生物はどのルートからヒトを攻撃するのか
   ―感染経路について ＜本田武司＞ *26*
5. ヒトにより感染するヒトと 感染しないヒトがいる理由は？ ＜本田武司＞ ... *28*
6. 院内感染はどうして起こるか？―感染症対策のポイント ＜牧本清子＞ *28*

2章 免疫　　　　　　　　　　　　　　　　　　高松漂太，熊ノ郷淳　　34

- *1.* 病原体から宿主を守る ………………………………………… *35*
- *2.* 自然免疫 ……………………………………………………… *36*
- *3.* 適応免疫 ……………………………………………………… *41*
- *4.* 多様性の獲得と免疫寛容 ……………………………………… *50*
- *5.* 免疫と病気 …………………………………………………… *53*

3章 細菌　　　　　　　　　　　　　　　　　　　　　　　　　　 *59*

- *1.* 細菌とは—原始生命体の生き残り；生き続ける化石 〈本田武司〉 ……… *60*
- *2.* ヒトの誕生と微生物—人類の誕生 〈本田武司〉 ……………………… *60*
- *3.* ヒトは細菌の存在と病気との関係にようやく気付いた 〈本田武司〉 …… *61*
- *4.* 細菌の構造 〈本田武司〉 ……………………………………… *62*
- *5.* 細菌の代謝と増殖 〈本田武司〉 ………………………………… *65*
- *6.* 病原菌と非病原菌—病原菌は武器を持つ 〈本田武司〉 ……………… *67*
- *7.* 細菌は変身名人 〈児玉年央〉 …………………………………… *70*

4章 ウイルス　　　　　　　　　　　　　　　　　　　　　　　　 *75*

- *1.* ウイルスとは？—生物か無生物か？ 〈森　康子〉 …………………… *76*
- *2.* ウイルスの発見と展開 〈森　康子〉 …………………………… *76*
- *3.* ウイルスの分類 〈勝二郁夫〉 …………………………………… *79*
- *4.* ウイルスゲノムによる分類 〈勝二郁夫〉 ……………………… *80*
- *5.* ウイルス粒子の基本構造 〈森　康子〉 ………………………… *83*
- *6.* ウイルスの増殖—ウイルスの姿が消える！〈森　康子〉 …………… *84*
- *7.* ウイルスの臓器親和性と侵入機構 〈勝二郁夫〉 ……………………… *88*

5章 真菌 亀井克彦 91

1. 真菌とは 92
2. 真菌による疾患 94
3. 菌交代現象とは 95
4. カンジダ症 95
5. クリプトコッカス症 97
6. アスペルギルス症 98
7. 皮膚糸状菌症 101

6章 原虫 清水少一, 三浦聡之 103

1. 原虫総論―学習のポイント 103
2. マラリア原虫 105
3. トキソプラズマ 107
4. 赤痢アメーバ 109
5. ランブル鞭毛虫 111
6. クリプトスポリジウム 111
7. 膣トリコモナス 113
8. アカントアメーバ 113

7章 寄生虫 丸山治彦 115

1. 寄生虫とは―最もヒトに近い病原体 116
2. 寄生虫の基礎知識 116
3. 生活史 120
4. 寄生虫疾患の病理・症状と診断法 129

8章 感染症の診断・治療・予防・制御　　131

1. 感染症の診断を医師はどのように進めるか？　＜本田武司＞　…………… *132*

2. 感染症の治療―抗微生物薬, 血清療法　＜西野邦彦（1〜4），本田武司（5）＞　*133*

3. 感染症の予防―ワクチン　＜本田武司＞　………………………………… *142*

4. 感染症の制御―消毒・滅菌　＜本田武司＞　……………………………… *144*

9章 病原微生物各論　　148

1. 細菌感染症各論―細菌と疾患　＜本田武司＞　…………………………… *149*

1 グラム陽性菌―球菌（2菌種），桿菌（2菌種）【Ⅰ．一般細菌】　149
1) ブドウ球菌／*149*　2) レンサ球菌／*149*　3) ジフテリア菌／*150*　4) リステリア属／*151*

2 芽胞形成菌―グラム陽性桿菌（2属）【Ⅰ．一般細菌】　151
1) バチラス属／*151*　2) クロストリジウム属／*151*　3) ウェルシュ菌／*152*　4) ディフィシル菌／*152*

3 グラム陰性桿菌―主として腸管感染症を起こす10菌種【Ⅰ．一般細菌】　153
1) 大腸菌／*153*　2) サルモネラ属菌／*154*　3) 赤痢菌／*154*　4) エルシニア／*154*　5) コレラ菌／*155*　6) 腸炎ビブリオ／*155*　7) ビブリオ-バルニフィカス／*156*　8) エロモナス／*156*　9) カンピロバクター・ジェジュニ／*156*　10) ヘリコバクター・ピロリ／*156*

4 院内感染の原因となりやすい菌―6菌種【Ⅰ．一般細菌】　157
1) 緑膿菌／*157*　2) 鼻疽菌／*157*　3) クレブシエラ／*157*　4) セラチア／*157*　5) レジオネラ属／*157*　6) アシネトバクター属／*157*

5 性感染症と関係のある菌―3菌種【Ⅰ．一般細菌】　158
1) ナイセリア属／*158*　2) 軟性下疳菌／*158*　3) 梅毒トレポネーマ／*158*

6 抗酸菌類 *Mycobacterium* spp.―3菌種【Ⅰ．一般細菌】　159
1) 結核菌／*159*　2) 非定型抗酸菌／*159*　3) らい菌／*159*

7 ワクチンと関係のある菌―2菌種【Ⅰ．一般細菌】　160
1) 百日咳菌／*160*　2) インフルエンザ菌／*160*

8 有用微生物として用いる―2菌種【Ⅰ．一般細菌】　160
1) プロテウス／*160*　2) 乳酸桿菌／*160*

9 その他【Ⅰ．一般細菌】　160
1) マイコプラズマ属／*160*　2) 野兎病菌／*161*　3) レプトスピラ属／*161*　4) 回帰熱ボレリア／*161*

10 各種リケッチア【Ⅱ．リケッチア】　161

11 各種クラミジア【Ⅲ．クラミジア】　162

2. 主なウイルス性疾患 ＜勝二郁夫（①〜③），森 康子（④〜⑦）＞ ………… 163

① インフルエンザ　*Influenza*　163
② ウイルス性肝炎　*Viral hepatitis*　164
③ HIV　*human immunodeficiency virus*　167
④ 麻疹　*Measles*　168
⑤ 水痘　*varicella*　169
⑥ 風疹　*Rubella*　170
⑦ 風邪症候群　171

10章　感染症の疫学　本田武司　*174*

1. 感染の場による分類—市中感染，熱帯感染，旅行者感染 ……………… *175*
2. 年齢と感染症—新生児，小児，高齢者 ………………………………… *176*
3. 臓器別感染症 ……………………………………………………………… *177*
4. 人畜共通感染症 …………………………………………………………… *180*
5. 感染症法の概要 …………………………………………………………… *182*
6. 感染症の医療体制 ………………………………………………………… *183*

索　引 ……………………………………………………………………………… *184*

コラム

発熱……………………………………… 24	バクテリオファージ，病原細菌もウイルスに侵される………………………………… 82
日和見感染（易感染性宿主の増加）……… 27	日本のマラリア……………………………… 105
院内感染対策委員会（組織化と役割など）…… 29	生物の自然発生と寄生虫…………………… 116
感染性医療廃棄物……………………………… 32	寄生虫病とアレルギー……………………… 129
咳エチケット………………………………… 33	日本でみられる寄生虫症（疫学）………… 130
古細菌………………………………………… 61	今問題となっている多剤耐性菌…………… 138
細菌の染色法………………………………… 62	家畜伝染病予防法…………………………… 182
病原菌の名前（和名と学名）……………… 69	
プリオン，核酸を持たない感染性因子…… 81	

執筆者一覧

■ 編者 ■

本田武司　　　　大阪大学微生物病研究会

■ 執筆者 (五十音順) ■

亀井克彦	千葉大学真菌医学研究センター臨床感染症分野
熊ノ郷淳	大阪大学医学部呼吸器・免疫アレルギー内科
児玉年央	大阪大学微生物病研究所細菌感染分野
清水少一	東京大学医科学研究所附属病院感染免疫内科
勝二郁夫	神戸大学大学院医学研究科感染症センター微生物学分野
高松漂太	大阪大学医学部呼吸器・免疫アレルギー内科 大阪大学免疫学フロンティア研究センター感染病態分野
西野邦彦	大阪大学産業科学研究所感染制御学研究分野
本田武司	大阪大学微生物病研究会
牧本清子	大阪大学大学院医学系研究科保健学専攻
丸山治彦	宮崎大学医学部感染症学講座寄生虫学分野
三浦聡之	東京大学医科学研究所先端医療研究センター感染症分野
森　康子	神戸大学大学院医学研究科感染症センター臨床ウイルス学分野

巻頭カラー

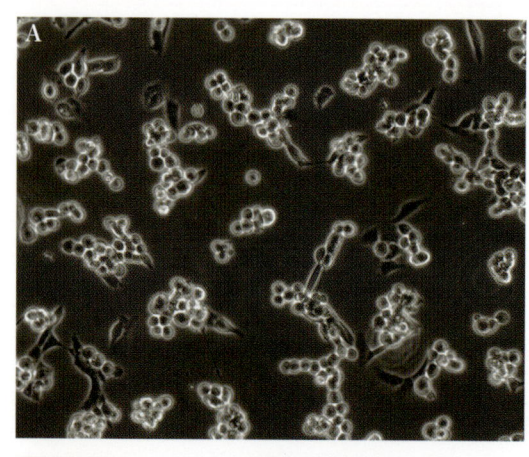

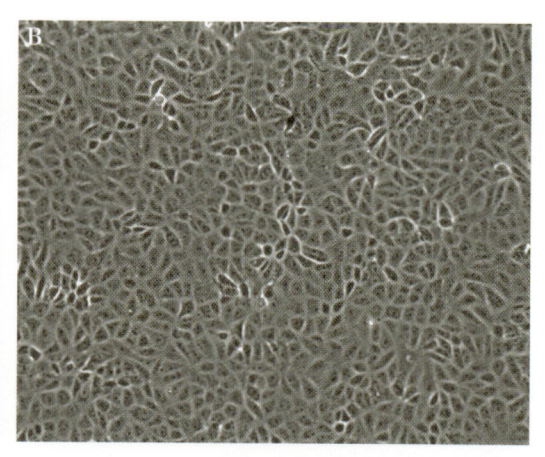

4章●図8　ウイルスの細胞変性効果　その1
A）単純ヘルペスウイルス1型感染Vero細胞．細胞のラウンディングが観察される．B）非感染Vero細胞［本文85ページ参照］

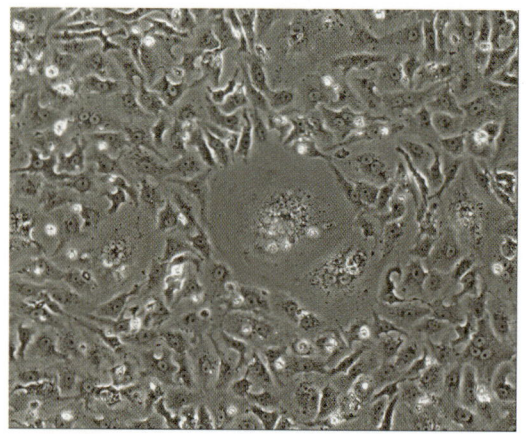

4章●図9　ウイルスの細胞変性効果　その2
ムンプスウイルス感染Vero細胞．ムンプスウイルス感染によって細胞間膜融合が観察される［本文85ページ参照］

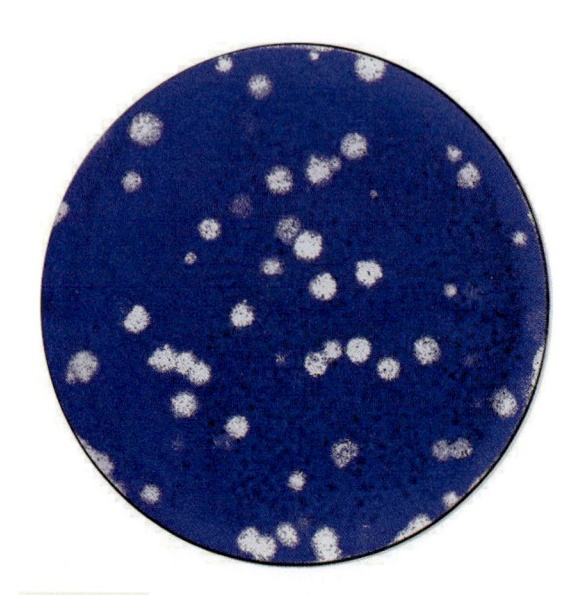

4章●図10　ウイルスのプラーク
ムンプスウイルスをVero細胞に感染させ，寒天培地を重層した．数日後，細胞を固定し，クリスタルバイオレッドで染色した．透けてみえるのがウイルスのプラークである［本文86ページ参照］

はじめの一歩のイラスト感染症・微生物学

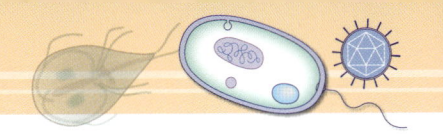

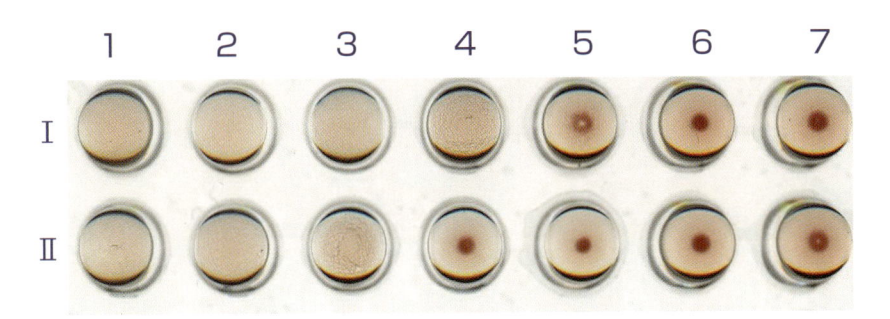

4章●図11　赤血球凝集反応による風疹ウイルスの定量
倍数希釈したウイルス液（1列目から7列目）に赤血球を加えて赤血球の凝集を見る．Ⅰでは，4列目，Ⅱでは3列目まで赤血球の凝集がみられる［本文86ページ参照］

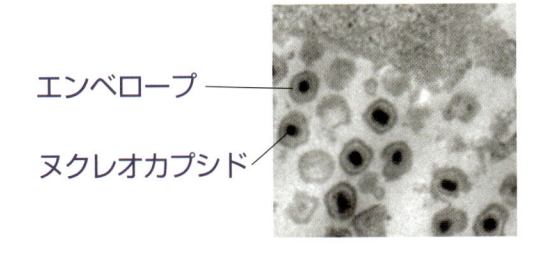

エンベロープ
ヌクレオカプシド

4章●図14　細胞外へ放出された成熟ウイルス粒子（単純ヘルペスウイルス1型）
［本文88ページ参照］

5章●図2　発芽する酵母
［本文92ページ参照］

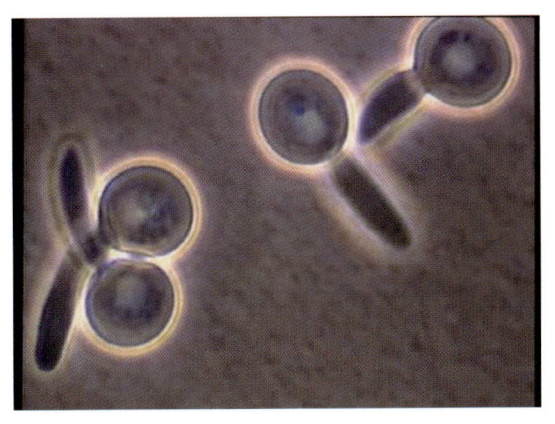

5章●図3　*Candida albicans* における仮性菌糸［本文93ページ参照］

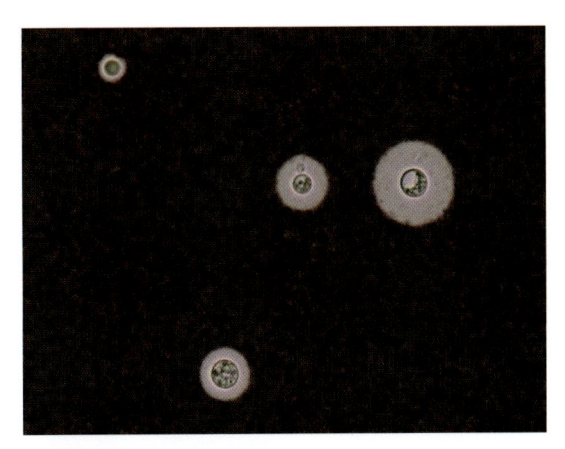

5章●図4　*Cryptococcus neoformans* の厚い莢膜（墨汁法）［本文93ページ参照］

巻頭カラー

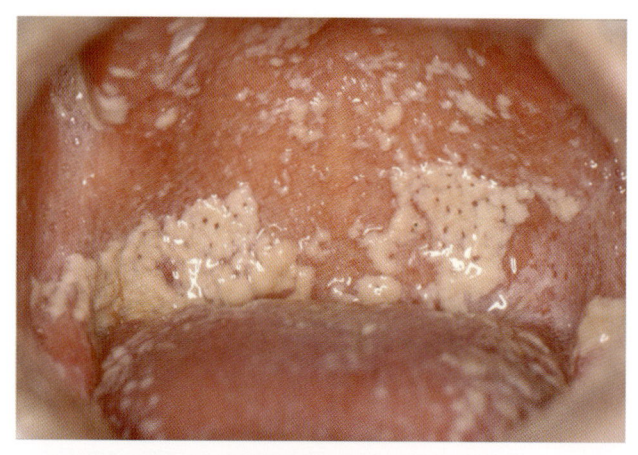

5章●図6　口腔カンジダ症
カンジダが感染した粘膜は白苔を形成している［本文96ページ参照］

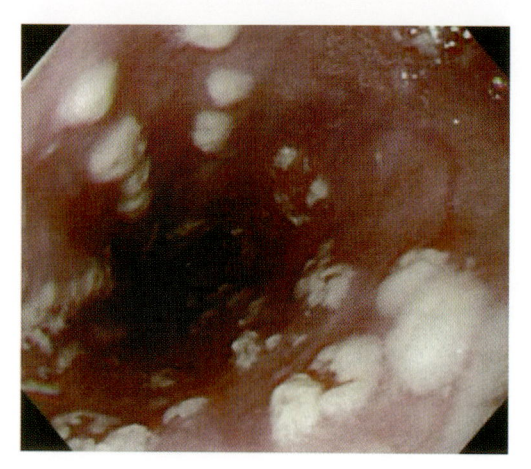

5章●図7　食道カンジダ症［本文96ページ参照］

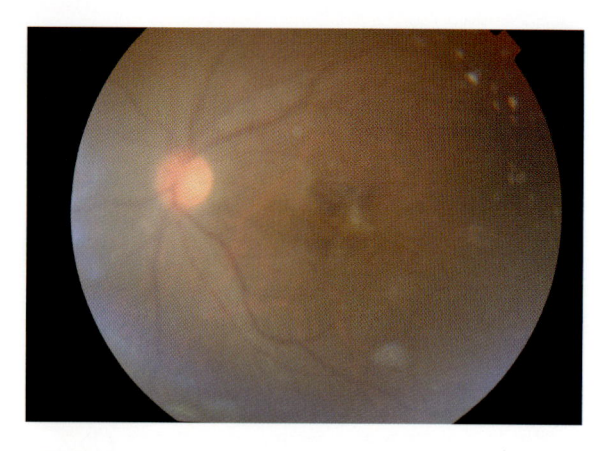

5章●図9　カンジダ性眼内炎の眼底写真
［本文97ページ参照］

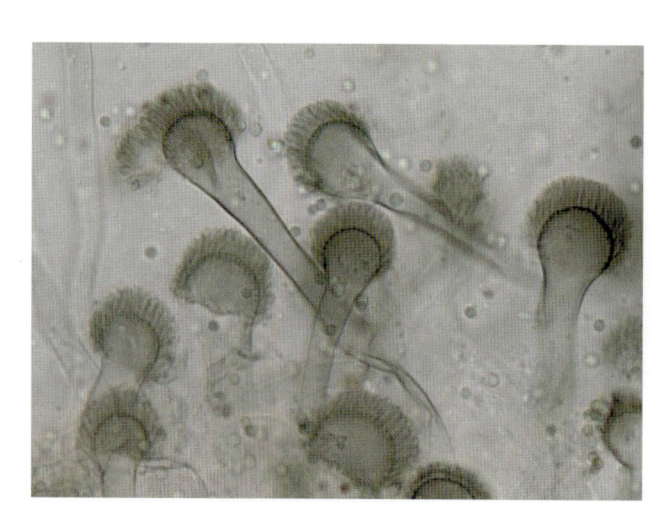

5章●図10　*Aspergillus fumigatus* の特徴的な分生子頭（胞子を形成する器官）
［本文99ページ参照］

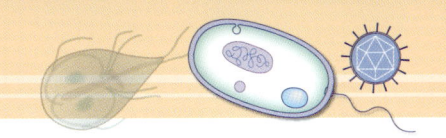

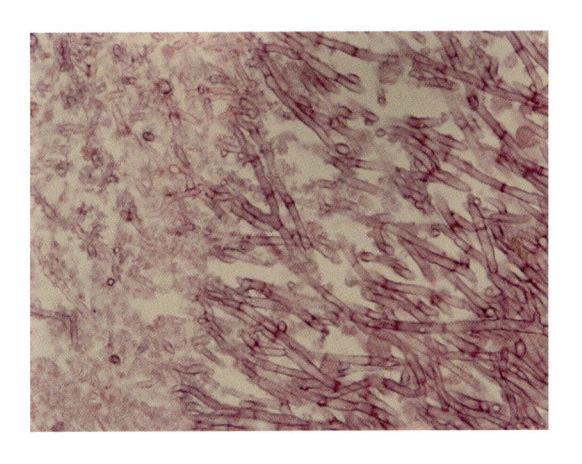

5章●図11　アスペルギルス症病理
特徴的なY字型に分岐した菌糸が広がっている［本文99ページ参照］

5章●図13　白癬による皮膚病変
［本文101ページ参照］

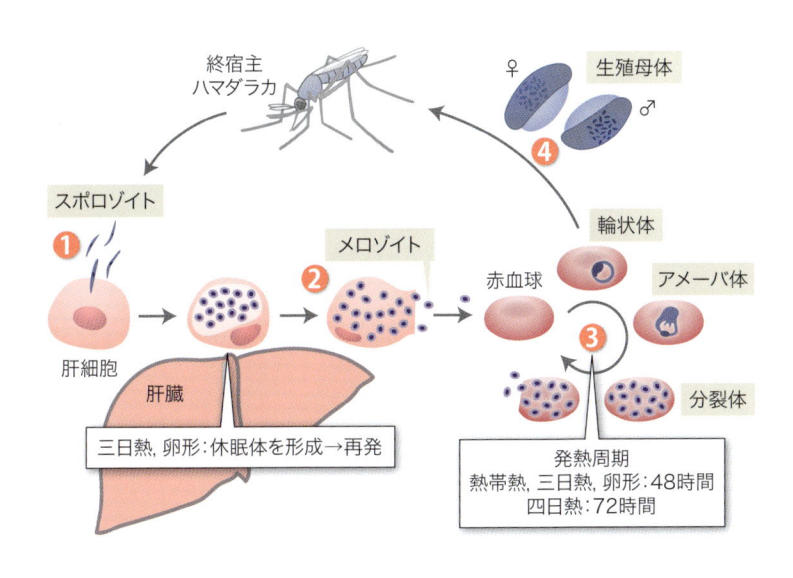

熱帯熱マラリア原虫の輪状体（上）と生殖母体（下）
（末梢血塗抹標本ギムザ染色）

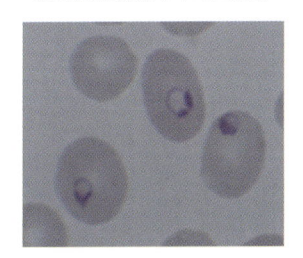

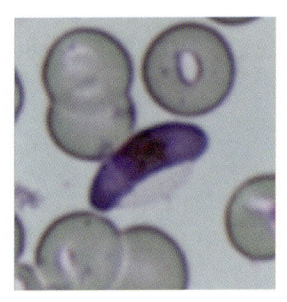

6章●図1　マラリア原虫の生活史（番号は本文参照）　［本文106ページ参照］

巻頭カラー

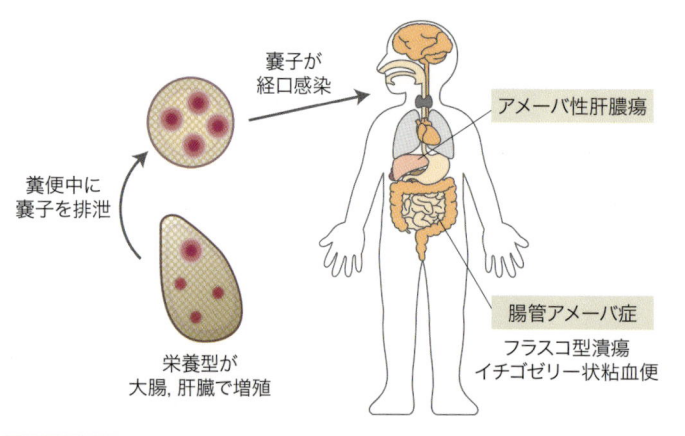

6章●図3　赤痢アメーバの生活史 ［本文109ページ参照］

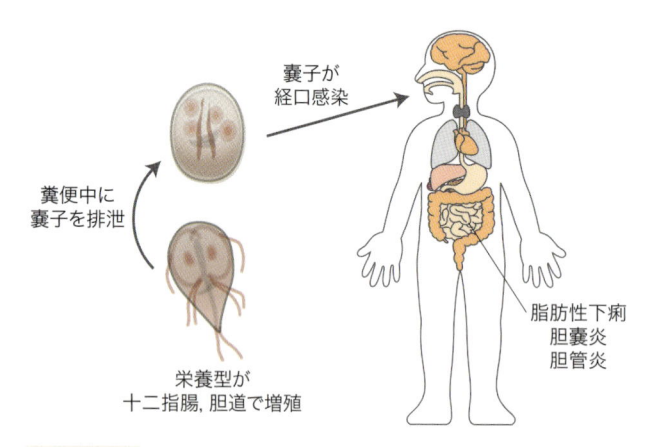

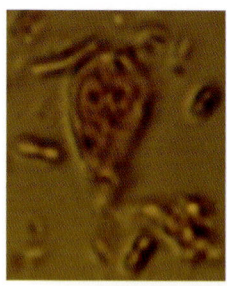

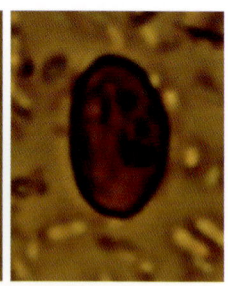

- 糞便中に囊子を排泄
- 囊子が経口感染
- 栄養型が大腸，肝臓で増殖
- アメーバ性肝膿瘍
- 腸管アメーバ症
- フラスコ型潰瘍
- イチゴゼリー状粘血便

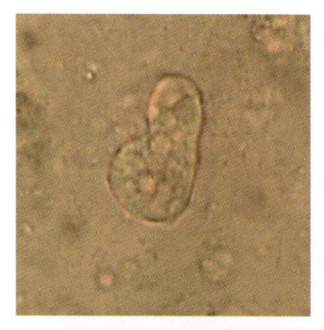

赤痢アメーバの栄養型
（生鮮無染色標本）

6章●図4　ランブル鞭毛虫の生活史（ジアルジア症） ［本文110ページ参照］

- 糞便中に囊子を排泄
- 囊子が経口感染
- 栄養型が十二指腸，胆道で増殖
- 脂肪性下痢
- 胆囊炎
- 胆管炎

ランブル鞭毛虫の栄養型（左）と囊子（右）
左：生鮮糞便無染色標本
右：ヨード染色

14　はじめの一歩のイラスト感染症・微生物学

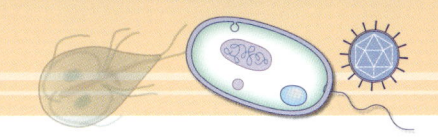

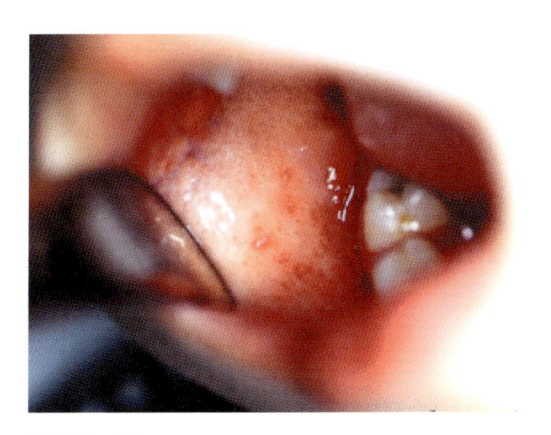

9章●図8　麻疹におけるコプリック斑
加藤小児科医院ホームページ（http://www.nsknet.or.jp/katoh/measles.html）より転載［本文169ページ参照］

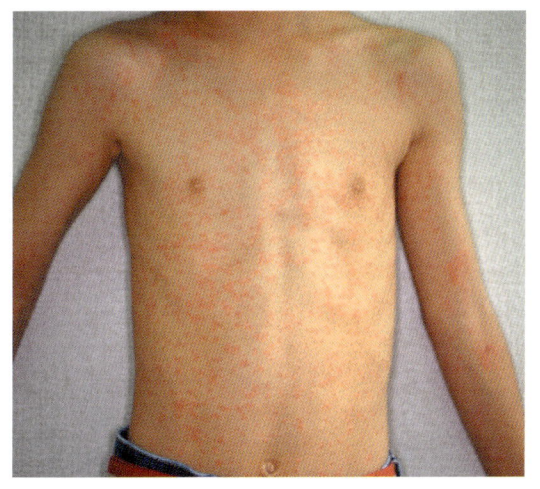

9章●図9　麻疹
加藤小児科医院ホームページ（http://www.nsknet.or.jp/katoh/measles.html）より転載［本文169ページ参照］

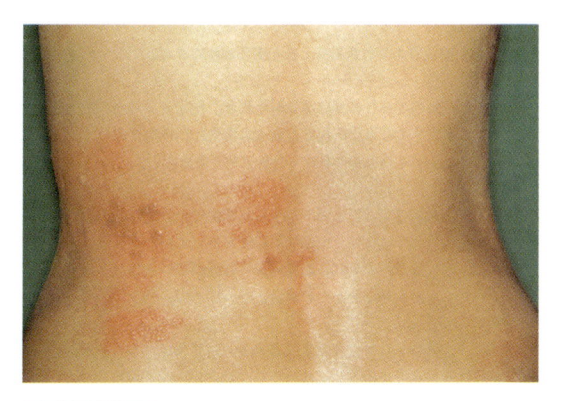

9章●図10　帯状疱疹
本文172ページの文献2 p742より転載［本文170ページ参照］

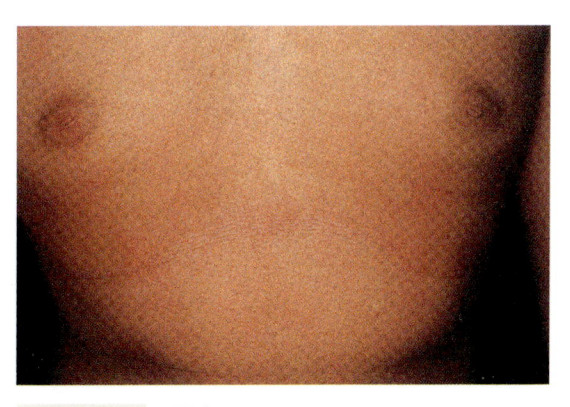

9章●図11　風疹
本文172ページの文献3より転載［本文171ページ参照］

はじめの一歩の
イラスト
感染症・微生物学

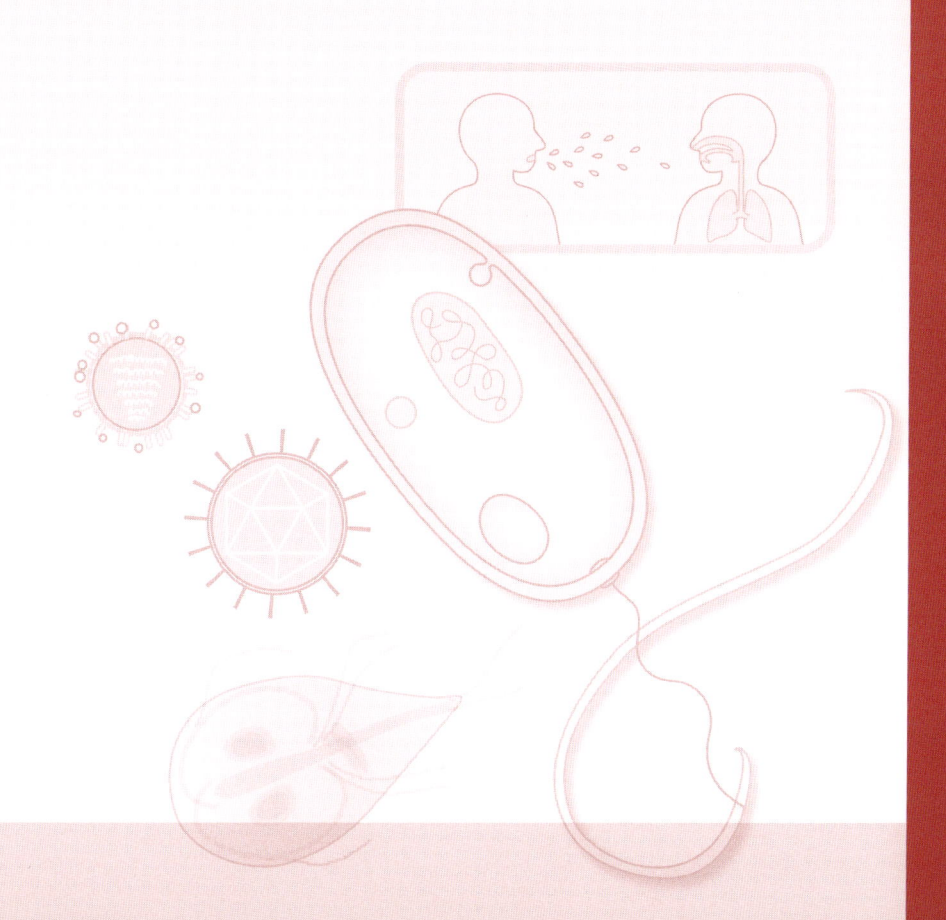

序章 はじめに
―病原微生物学学習の意義

今なぜ病原微生物学の学習が必要かを考えてみよう．感染症の諸問題が社会問題と繋がっていることも知ろう．そして非病原微生物の存在に気付き，われわれも微生物とともに地球の生態系の重要な一員であることを自覚しよう．

Keyword　耐性菌，原核生物，院内感染，新興感染症，再興感染症

概略図　ヒトをとりまく環境と感染症

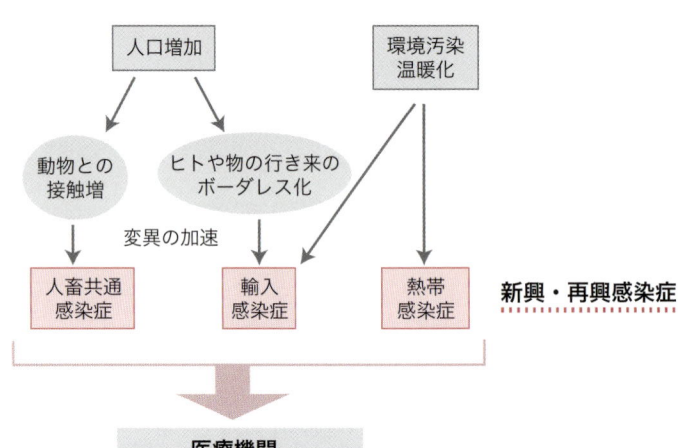

- 人口増加
  - → 動物との接触増
  - → ヒトや物の行き来のボーダレス化
- 環境汚染・温暖化

変異の加速

- 人畜共通感染症
- 輸入感染症
- 熱帯感染症

→ 新興・再興感染症

↓

医療機関
- 高齢者／免疫低下患者
- 抗生物質の使用

耐性菌の出現／院内感染 ⇔ 市中感染

非病原微生物
- 環境の浄化
- 動植物との共生
- 発酵食品などへの利用

1 なぜ微生物の学習が必要か？

20世紀の半ば頃にペニシリンが実用化されて以降抗生物質が次々と発見・実用化され，われわれ人類は感染症に完勝するのも近いと多くの人は考えた．ところが抗生物質を使い出してわずか数十年しか経たない20世紀後半には次々と耐性菌，しかもメチシリン耐性黄色ブドウ球菌（MRSA），バンコマイシン耐性MRSA（VRSA），バンコマイシン耐性腸球菌（VRE），多剤耐性緑膿菌（MDRP），アシネトバクターなど**多剤耐性菌**が相次いで出現（表）し，抗生物質の開発による感染症の制圧が幻想にすぎないことを経験し，この問題の解決を21世紀に持ち越した．さらに21世紀に入って炭疽菌によるバイオテロまがいの事件（2001年）が発生したり，SARSコロナウイルスによる重症急性呼吸器症候群が東南アジアを中心に発生したり，2009年にはメキシコから広がった豚（新型）インフルエンザの世界的流行などを見るにつけ，21世紀は「感染症」の時代となることを予感させる出来事が相次いだ．

このようなことを考えると，われわれは，①抗生物質の乱用を避けること，それによって耐性菌の出現を阻止すること，②感染症の予防，特に耐性菌を選択・誘導する可能性の高い院内感染の予防に努めること，また，ヒトと物とのボーダレス化する社会にあって，③これまで経験したこともない感染症にも適切に対応できる"応用力"を身に付けることが必要である．微生物と人体はいずれも生き物である．しかし，原核生物と真核生物という違いがあるが，医学で学ぶほとんどの知識は**真核生物**についてであり，細菌（原核生物）やウイルスについての学習はごく限られている．自ら学習する姿勢が必要である．なお，本書では病原微生物を中心に解説しているが，多細胞の真核生物である寄生虫についても触れている．ヒト以外の生物によって引き起こされるヒトの病気（感染症）の原因となるという点で類似するからである．

2 たとえば院内感染の場合…

特に医学・医療領域で働く志を持たれている人たちにとって，感染症の問題を避けては通れない．そ

●表 抗菌薬の開発導入と耐性菌の出現－黄色ブドウ球菌を例として

年	抗菌薬の開発	黄色ブドウ球菌の耐性化
1940	ペニシリンの実用化	
1940頃	サルファ剤 ストレプトマイシン クロラムフェニコール テトラサイクリン	ペニシリン分解酵素産生性黄色ブドウ球菌の出現 ↓
1950頃	エリスロマイシンの開発と実用化	多剤耐性黄色ブドウ球菌の出現
1960	メチシリンの開発	
1962	第一世代セフェム剤の開発	
1972	第二世代セフェム剤の開発	
1980	第三世代セフェム剤の開発	メチシリン（＋セフェム）耐性黄色ブドウ球菌（MRSA）の出現（全分離株の約60％） ↓
	新キノロン薬の開発	新キノロン耐性MRSAの出現 ↓
1991 2002	バンコマイシンの使用適用	バンコマイシン耐性MRSA（VRSA）の出現

の大きな理由は，単細胞生物である病原微生物は小さくて残念ながら肉眼では見えないこと，したがってヒトはその汚染に気付かず，医療機関で働くスタッフ自身が感染したり，その感染症の知識不足のために別の患者に感染させてしまう危険に曝されることになる．正しい知識を持たなかったため自分が感染した場合はその病気を甘んじて受け入れるとしても，たとえば，がん，糖尿病，肝硬変の治療に病院を訪れている患者が，病院側の不手際で望みもしない感染を受け，その感染が原因となり死亡する…．たとえ死ななくても病気が長引いたり，余計な医療費が要る…．悪いことに，病院内には抗生物質が多量に用いられ，病原微生物も常在し，耐性菌を選択してしまう条件が整っている．しかも，これらの微生物は環境中あるいは患者体内で何倍も何億倍にも増殖でき，次々と感染を広げてしまう恐れがある．これが院内感染の怖さである．院内感染についての正しい知識を持たない医療スタッフは，決して良い医療スタッフとはなりえない．

し，食料や住居の確保のためジャングルを開墾し続けている．このためこれまで野生動物とのみ共生していた未知の病原体がヒト社会へ入り込み，**新興感染症**[*1]（図１）として我が国へも飛び込んでくる危険性が増している．ワクチンや治療法の進歩，さらには公衆衛生上の改善でいったん減少・制圧できた，と思われた感染症が，再び人口の急増による環境破壊とともに環境汚染を加速させ，人類を苦しめ出した，いわゆる**再興感染症**[*2]も知られている．たとえば，ジフテリア，コレラ，結核，マラリア，デング熱などである．

このように，感染症には有効なワクチン開発など（特に種痘による天然痘ウイルスの地球からの撲滅など）に人類は成果を収めて来た点もあるが，感染症はまだまだ多くの問題を抱えている現状にあるといわざるを得ない．常に感染症についての正しい知識を学習し，実践しなければならない．

3 ボーダレス化と感染症
―見え隠れする新興・再興感染症

世界の人々の死因を見てみると，先進国ではがんや循環器病での死亡率が高いのに対し，発展途上国では感染症で死亡する率が高く約50％を占める．なかでも呼吸器感染症や感染性下痢症などが多く，エイズ，マラリアや結核といった感染症でいまだに多くの人々が命を落としている．現在，世界は**ボーダレス化**が進み，その交流は，人的にも経済的にも迅速かつ多量になってきている．たとえば，我が国の食料自給率は40％程度で，必要な食料の半分以上を主として第一次産業（農業，漁業など）の盛んな発展途上国からの輸入に依存している．これらの輸入食品の微生物汚染は大丈夫だろうか？

また多くの発展途上国では急激な人口増加に対応

4 多様な微生物

感染症は微生物が起こす病気であることは小学生でも知っている．微生物をいいかえれば，小さな生き物のことである．なぜ小さいか，それは単細胞からなる生物だからである．われわれの見慣れている動物や植物のような多細胞生物とは明らかに区別できる．では，微小なモノが，生物か非生物かをどう見分けるか？これは簡単なようで難しい．鞭毛を持つ菌は顕微鏡下で動き回るので，これは生き物であると納得できよう．では，動かない菌はどうすれば良いか？非生物からなる寒天培地に植え，菌が増えることを確かめれば（つまりコロニーを形成して培養・増殖できれば），生きていると納得できる．しかし，ウイルス，リケッチアなどの偏性細胞内寄生性の微生物ではこの方法では増えてこない．培養細胞を用いたより専門的な技術が必要である．もちろん，

[*1] **新興感染症**（emerging diseases）：おおむね過去20年以内で，ヒト社会や個体生命に重大な感染症を引き起こすことが判明した"新しい"病原微生物をいう．

[*2] **再興感染症**：かつては多くの犠牲者が出たが，いったん公衆衛生上の問題とならなくなった感染症のうち，近年再び問題となりだした感染症のことで，Re-emerging diseasesの和訳語．

地図中のラベル：

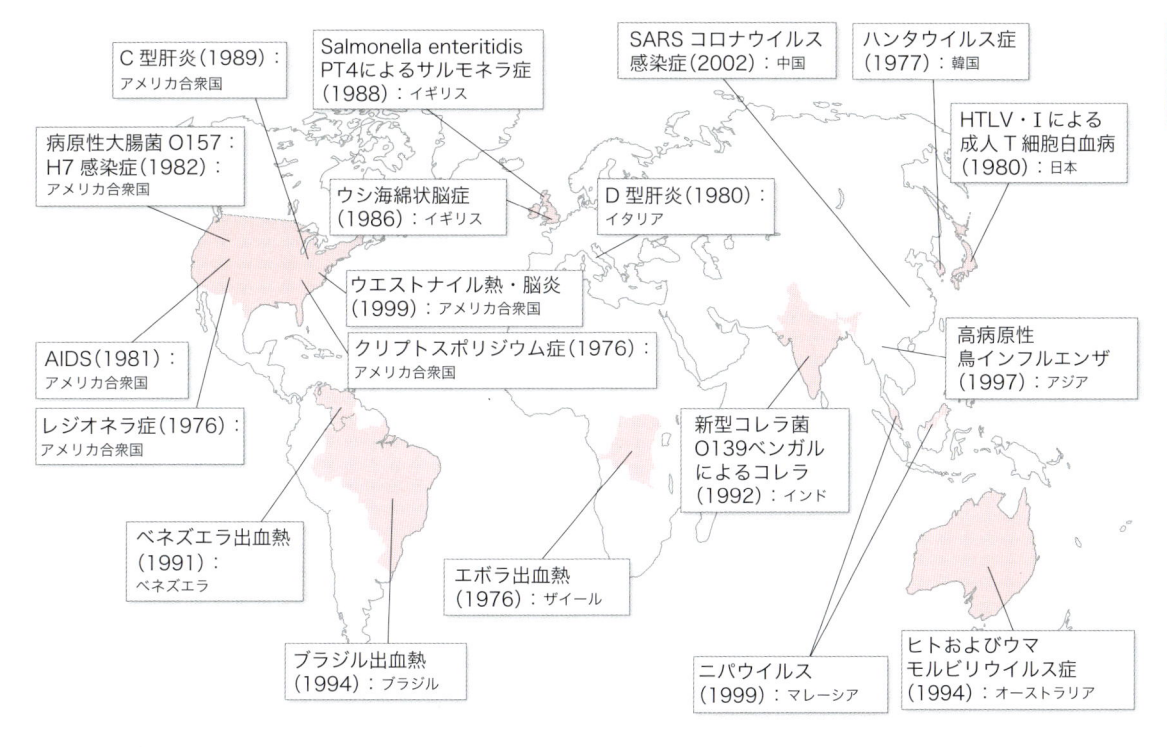

- C 型肝炎（1989）：アメリカ合衆国
- 病原性大腸菌 O157：H7 感染症（1982）：アメリカ合衆国
- Salmonella enteritidis PT4によるサルモネラ症（1988）：イギリス
- ウシ海綿状脳症（1986）：イギリス
- SARS コロナウイルス感染症（2002）：中国
- ハンタウイルス症（1977）：韓国
- HTLV・Iによる成人T細胞白血病（1980）：日本
- D 型肝炎（1980）：イタリア
- ウエストナイル熱・脳炎（1999）：アメリカ合衆国
- クリプトスポリジウム症（1976）：アメリカ合衆国
- AIDS（1981）：アメリカ合衆国
- レジオネラ症（1976）：アメリカ合衆国
- 高病原性鳥インフルエンザ（1997）：アジア
- 新型コレラ菌 O139ベンガルによるコレラ（1992）：インド
- ベネズエラ出血熱（1991）：ベネズエラ
- エボラ出血熱（1976）：ザイール
- ブラジル出血熱（1994）：ブラジル
- ニパウイルス（1999）：マレーシア
- ヒトおよびウマ モルビリウイルス症（1994）：オーストラリア

●図1　主な新興感染症の発生例

電子顕微鏡などで細胞構造物を確認したり，遺伝子の解析など，高度な解析技術によれば生物であることを確認できる．

ところで，微生物といっても細菌だけではない．たとえば，大きさからみても数十μm（マイクロメーター；1000分の1mm）ほどもある原虫（医学で用いる用語で，生物学では原生動物という）から，数10nm（ナノメーター；百万分の1mm）大のウイルスまで，大小の単細胞生物からなる．微生物をいくつかの特徴でグループ分けすると図2のようになる．なお本書では，微生物という用語は，おおむねこれら全般に共通することがらについて，一方，個々の微生物で大きく異なる場合は，個々の微生物の名前を挙げて解説している．

5　非病原微生物は何をしている？

本書では，主にヒトに病気を起こす"（ヒト）病原微生物"について述べているが，地球に生息している微生物の多くは非病原性である．これらの大部分のものはヒトとは無関係に生活しており，枯れ木や動物の死体を分解するなど環境の浄化に役立っている．近年，生態系という言葉をよく見聞きする．われわれの住む地球は，動植物に満ち山や川といった美しい自然がある．動植物の死骸は蓄積することなくいつの間にかなくなり，微生物の浄化作用により地球の自然は美しく保たれている．そしてこの自然は，ひとつとして同一のものはなく，それぞれの地でそれぞれの特有な**自然生態系**を持っている．このような自然生態系を構成している微生物は普通病原性は持たない．しかし，これらの非病原微生物も環境の悪化などにより突然変異が繰り返され病原性を

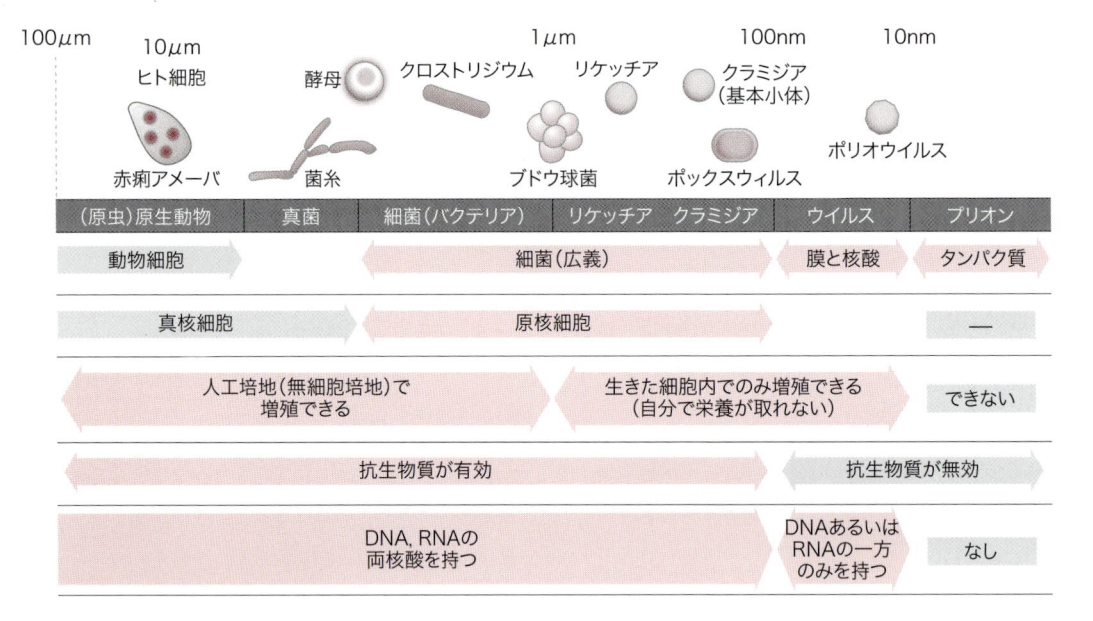

100μm	10μm		1μm		100nm		10nm	
	ヒト細胞	酵母	クロストリジウム	リケッチア	クラミジア(基本小体)		ポリオウイルス	
赤痢アメーバ		菌糸	ブドウ球菌		ポックスウィルス			
(原虫)原生動物	真菌		細菌(バクテリア)	リケッチア	クラミジア	ウイルス		プリオン
動物細胞			細菌(広義)			膜と核酸		タンパク質
真核細胞			原核細胞					—
人工培地(無細胞培地)で増殖できる				生きた細胞内でのみ増殖できる(自分で栄養が取れない)				できない
抗生物質が有効						抗生物質が無効		
DNA, RNAの両核酸を持つ						DNAあるいはRNAの一方のみを持つ		なし

●図2　微生物の種類と特徴

発揮するようになったり，病原菌とのコンタクトにより病原因子遺伝子を獲得して病原微生物に変身する可能性はゼロではない．

ヒトは，全身の皮膚や，口腔内，泌尿器，腸管などに無数の微生物を保有している．その数はヒトの体をつくる全細胞数より何倍も多く，数百兆個にも達する．特にヒトの腸管には**常在細菌叢**といわれる一群の細菌の存在も知られている．この中には，外部から入る病原微生物を阻止するような働きやビタミンの合成，消化の補助など役に立っている"善玉菌"がいる一方，バクテロイデスのように腸管の慢性炎症性疾患や発がんとの関係もいわれる"悪玉菌"もいる．乳酸菌などの"善玉菌"は，近年**プロバイオティクス***3として医学領域に利用され出している．さらにアルコール，みそ，納豆，ヨーグルトなど積極的にヒトがその代謝発酵作用を利用している微生物（有用微生物）も存在する．微生物はすべてわれわれの敵ではないことも知っておく必要がある．ただし，がんの末期などわれわれが易感染性宿主に陥ると，これらの常在細菌叢のあるものが**菌交代症***4を起こしたり，いわゆる**日和見感染**の原因となり，暴れ出すことがある（**内因感染**）．宿主と一緒に死滅すると，自分たちの生存が危なくなるのに気付いているのだろうか？

まとめ

- 耐性菌を生じさせない努力を続けること，国際化時代を迎え，多彩な感染症に対応できる応用力を付けることが必要．
- 院内感染の抱える問題点の理解を深めること．
- ボーダレス化時代を迎え，現在も新奇な感染症（新興・再興感染症）が相次いで発見され，我が国への侵入が危惧されている．
- 一方で，非病原微生物の存在も知るべきで，一部の非病原菌は，プロバイオティクスとして有効利用されている．

---

*3　**プロバイオティクス**：有用な正常細菌叢を積極的に活用し，健康を改善・維持しようとする考え．抗菌剤（アンチバイオティクス）からの造語．

*4　**菌交代症**：菌Aを治療しているうちに，それには効果のない菌Bが増加することによる病気．

1章 感染症とは

感染症の一般的な経過を概観すると概略図のようになる．感染症が成立するためには，感染源，感染経路，感受性個体の3要因が必要である．感染を受けると一般には抗微生物薬を中心に治療される．これは生体側の援軍であり，病原体の病原性と三つ巴での戦いとなる．一般には，生体側が勝利し，治癒する．これらを理解したうえで，最も身近で重要な院内感染を実践的な例として取り上げ，感染症予防対策までを考える．

Keyword 感染症，感染源，感染経路，感受性個体，院内感染，標準予防策

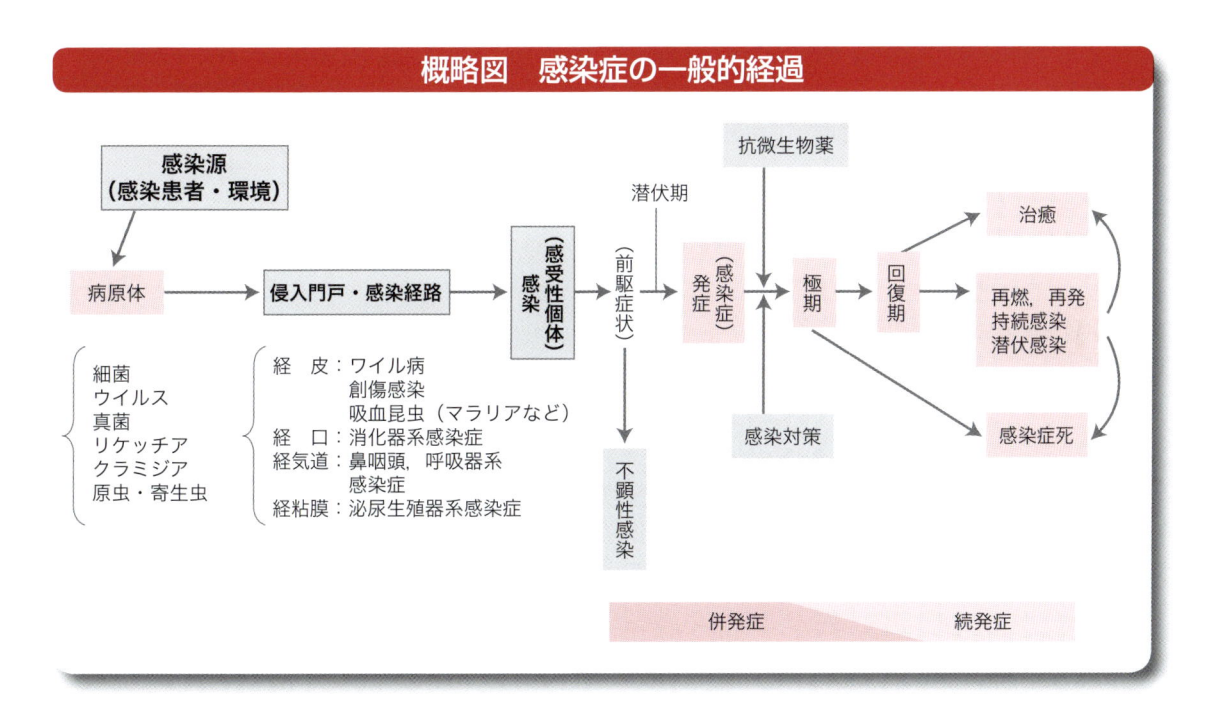

概略図　感染症の一般的経過

- 感染源（感染患者・環境）→ 病原体 → 侵入門戸・感染経路 → 感受性個体（感染）→（前駆症状）→ 発症（感染症）→ 極期 → 回復期 → 治癒／再燃，再発　持続感染　潜伏感染／感染症死
- 潜伏期
- 抗微生物薬
- 感染対策
- 不顕性感染
- 併発症　続発症

病原体：
- 細菌
- ウイルス
- 真菌
- リケッチア
- クラミジア
- 原虫・寄生虫

侵入門戸・感染経路：
- 経　皮：ワイル病，創傷感染，吸血昆虫（マラリアなど）
- 経　口：消化器系感染症
- 経気道：鼻咽頭，呼吸器系感染症
- 経粘膜：泌尿生殖器系感染症

1 感染症とは
—感染症の一般的経過

　微生物が体内で増殖することを**感染**といい，その微生物の由来が患者自身の体に由来するものを**内因（性）感染**，外来性のものを**外因（性）感染**と呼ぶ．この際，普通は体に何らかの局所的または全身的な反応（異常）を生じ，この状態を**感染症**と呼ぶ．母体から胎盤，産道，母乳を介して胎児へ感染する場合を**垂直感染**といい，同じ世代間の感染である交差感染あるいは**水平感染**と区別する．

　ここで，"感染症とは"を考えておく．さまざまな侵入門戸から生体内に侵入した病原微生物は，各病原体の標的とする臓器に達すると定着・増殖してその臓器に何らかの異常を引き起こして感染が成立する．感染を受けても生体内の感染防御機構が動員され，発病（感染症）に至らない場合も多い．これを**不顕性感染**と呼ぶ．しかしこのとき，病原体を排出していることがあり，**健康保菌者**として感染源となりうるので注意したい．

　病原体が生体の防御能を突破した場合，宿主に局所的ないし全身的な異常反応を惹起し，感染症が発症する．初期に働くマクロファージ（2章 免疫を参照）が病原体の侵入を察知し，炎症性サイトカイン（IL-1β，TNF-αなど）を産生して，**CRP**（C反応性タンパク質：急性期タンパク質のひとつ）の合成を亢進させ，発熱（全身反応），発赤・腫脹・疼痛（局所反応）などを呈する．感染が成立してから発症するまでには一定の期間があり，これを**潜伏期**と呼ぶ．潜伏期には倦怠感など不定の症状をみることがあり，これを**前駆症状**と呼ぶ．麻疹のコプリック斑のようにかなり特徴的な臨床所見を示すものもあるが，発熱などの非特異的な反応（症状）で終始する例も多い．また，近年は強力な解熱剤や抗菌薬の投与により，感染症の自然経過が変化を受けて特徴的病変がみられなくなり，診断を困難にしていることが多い．発熱は感染防御反応のひとつであり，解熱剤の乱用は避けるべきである．感染症は，病原体の攻撃に対抗して体の感染防御機構が応戦している結果であり，普通これに抗菌薬などを投与して生体側を支援して病原体—ヒト生体間の戦いに介入することで，治癒に向かう．したがって，感染症の経過は，微生物の病原性，宿主の抵抗力，および治療によって著しく異なってくる．一般的には**極期**，**回復期**を経て治癒するが，時に死の帰転をとることもある（概略図）．

Column

発熱

　発熱は，感染症の察知と治療のうえで，重要な指標となる．熱型はさまざまであるが，代表的なものには，稽留熱（けいりゅうねつ：39℃以上の発熱が持続する），弛張熱（1℃以上の上下があり，平熱に戻らない），周期熱（有熱と平熱を繰り返す）などがある．発熱は感染症の存在を示唆する重要な症候であるが，感染症以外の疾患（自己免疫疾患，悪性腫瘍など）も発熱を呈することがあるので注意したい．

　感染時にみられる発熱は，マクロファージが病原体を認識（たとえば，マクロファージがToll様受容体でLPSに反応）して内因性発熱因子（インターロイキン1，プロスタグランジンE$_2$など）の産生を促し，これらが視床下部の体温調節中枢に作用して体温調節を高温度にセットすることによる．主として骨格筋で熱をつくり，一方で皮膚毛細血管を収縮させ，熱の発散を抑制することで，体温を上げる．発熱は病原微生物の増殖を抑えるので感染防御のひとつとなっている．したがって，解熱剤を薦めないとする考えもある．しかし，発熱は全身の代謝を亢進させ体力の消耗となるし，熱性痙攣を来すことがあるので，過度な投与は避けるが，39℃を目安に投与されている．

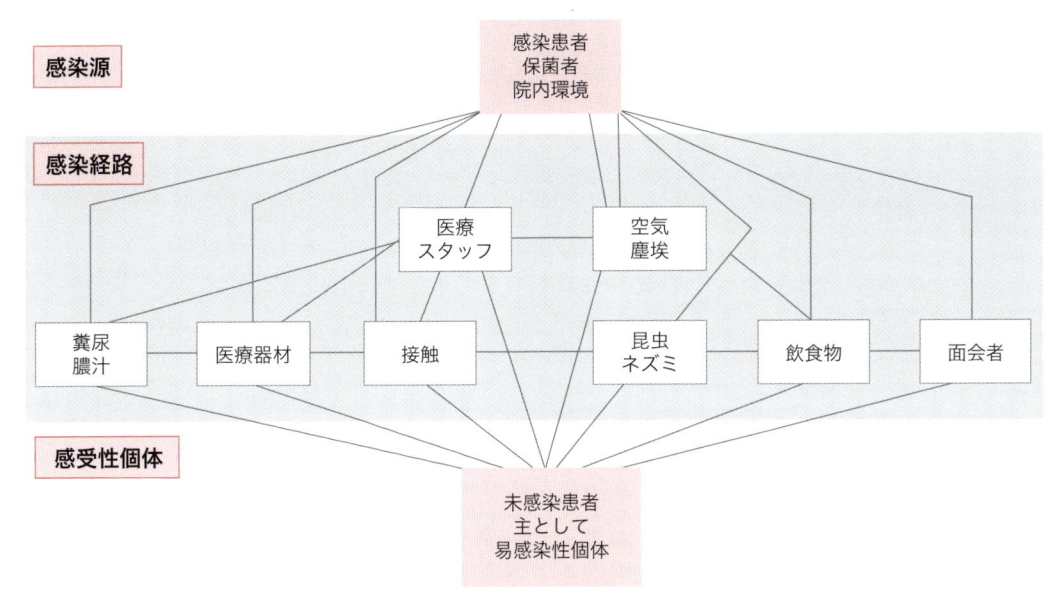

●図1 感染症成立に必要な三要因 ― 感染源，感染経路，感受性個体

2 感染症成立のための三要因
―感染源，感染経路，感受性個体

　感染症が成立するためには図1に示す3つの要因が必要である．つまり，①感染症の原因となる微生物（**感染源**）が存在すること，②その微生物が標的動物（ヒト）に行きつく経路（**感染経路**）が存在すること，③その微生物に感染する個体（**感受性個体**）が存在すること，の3要因である[*1]．しかし，これらの3つの要因がそろっても，全員が感染症に罹患することはない．このことは，インフルエンザの流行時にかかるヒトとかからないヒトがいるのを思い出せば実感できる．なぜだろうか？ 理由はいろいろ考えられるが，感染が成立するか否かは，微生物の病原性・毒力の強弱や摂取菌量と宿主側の感染抵抗力（2章 免疫を参照）との力関係で決まると考えればよい．

　医療の実行機関である病院の中は，感染源や感染経路となる点が多いうえに感受性のある個体が多いので，院内感染は最も警戒しなければならない感染症である．

3 病原微生物はどこに潜むか
―感染源について

　病原微生物は病気を引き起こしている患者自身で増殖しているので，これが最も重要な感染源のひとつとなる．この患者からの排泄物，血液，唾液その他の分泌液に病原微生物が混入することが多い．このほかに，**人畜（獣）共通感染症**[*2]（表1）の場合は保菌動物が感染源となり，これと接触したヒトに感染することがある．なお，感染しているヒトや動物は必ずしも感染症とはならないで**健康保菌者**（動物）となり病原体を排出し続ける場合がある．この

[*1] 感染症以外の病気の場合（たとえば，糖尿病の場合）は，直接的要因（インスリン不足），生活・環境因子（運動不足），遺伝的要因（親兄弟に糖尿病歴）の3要因が病気の発症にかかわることが多い．
[*2] **人畜（獣）共通感染症**：Zoonosisともいう．ヒトとヒト以外の動物を自然宿主とし，動物からの病原微生物がヒトに感染して引き起こされる病気（感染症）のこと．動物由来伝染病は，動物にとっては常在菌であるがヒトには病原菌となるものをいうが，ほぼ人畜共通感染症と同じ意味で用いられることが多い．

● 表1　人畜共通感染症を起こす微生物と動物

ヒトの病気	原因微生物	動物の病気・保菌
サルモネラ症（胃腸炎）	サルモネラ属	家畜, トリ, ミドリガメ
ペスト	ペスト菌	ネズミ
オウム病（肺炎）	オウム病クラミジア	鳥類
炭疽	炭疽菌	ウシ・ウマの敗血症
ワイル病	レプトスピラ属	ラット（無症状）, 犬腎炎
ネコ引っかき病	バルトネラ属	ネコ（無症状）
野兎病	野兎病菌	ウサギ
つつが虫病	つつが虫病リケッチア	ネズミ
高病原性インフルエンザ	インフルエンザウイルス	鳥類（下痢など）
狂犬病	狂犬病ウイルス	イヌ, キツネ
ウエストナイル熱	ウエストナイルウイルス	鳥類, ウマ
日本脳炎	日本脳炎ウイルス	ブタ
クリプトコッカス症	クリプトコックス属	ハト
トキソプラズマ症	トキソプラズマ属	ネコ, イヌ
エキノコックス病	エキノコックス条虫	キツネ・イヌ→ネズミ

場合，無警戒となり感染源となりやすいので注意が必要である．同じようなことは**病後保菌者***3でもいえる．このようなヒトと動物などの感染源対策の原則は，感染者の隔離である．もちろん**スタンダードプレコーション**〔1章6-**1**-4〕感染予防の原則を参照〕などを守り適切な取り扱いをしなければならない．さらに，菌種によっては，ヒトや動物のみが感染源ではなく，環境汚染が感染源になることがある．たとえば，クーリングタワーの冷却水のレジオネラ汚染，シンク（手洗い）場や生け花の緑膿菌汚染，寝具（シーツ）のセレウス菌汚染などによる院内感染はその例である．生きた細胞がその増殖に必須なウイルスなどでは起こり難いが，細菌はさまざまな環境中で増えることがある．細菌の増殖には水分が必須であるので水気の多いさまざまな目的で使われるシンク，トイレなどの水回りの清掃は，感染源対策として重要なポイントである．その他，特殊な環境中に生息する病原体の場合は，曝露原がわかれば原因病原体が予想される場合もあり，感染源の知識も重要である．例をあげれば，腸炎ビブリオ—海水（好塩菌），レジオネラ—クーリングタワー冷却水，アニサキス—海産魚，などである．

4　病原微生物はどのルートからヒトを攻撃するのか—感染経路について

感染経路は個々の病原微生物により異なる（図2）．たとえば，激しい下痢を起こすコレラ菌が口から摂取されると感染するが，誤って指先にコレラ菌を付けてもコレラになるわけではない．コレラ菌のように汚染された飲食物を経口的に摂取することで感染する場合を，**経口感染**という．また，ヒトは呼吸をしないと生きてゆけない．この空気をヒトが吸い込むことを利用する**経気道感染**する微生物も多い．これには，麻疹や結核など空中に浮遊する微小な（5μm以下）粒子による**空気感染**とインフルエンザなど咳でできる小粒子（5μm以上）による**飛沫感染**が区別して考えられる．これらの感染経路とともに重要な経路として**接触感染**がある．典型的な例は，皮膚疾患とともに性感染症を挙げることができる．

やや特殊な感染経路として，①蚊，ダニ，ノミ，シラミなどの病原体をヒトに運ぶ節足動物（ベクターといわれる）が媒介する感染症（一種の**経皮感染**），

---

*3　**病後保菌者**：感染症に罹患した後回復し，症状がなくなっても病原体は排出し続ける個体をいい，完全に回復したものと気を抜くと感染源となり危険である．不完全な抗菌薬療法のためかつてサルモネラの年余にわたる健康保菌が問題になったことがある．

水平感染 直接伝染 ヒト→ヒト感染

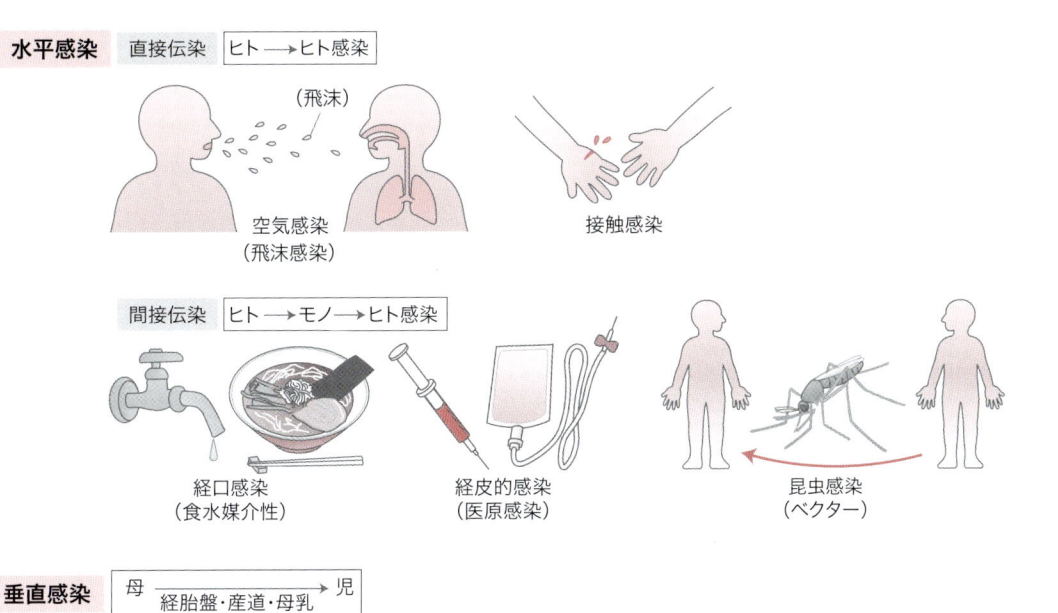

空気感染
（飛沫感染）

接触感染

間接伝染 ヒト→モノ→ヒト感染

経口感染
（食水媒介性）

経皮的感染
（医原感染）

昆虫感染
（ベクター）

垂直感染 母 —経胎盤・産道・母乳→ 児

● 図2　さまざまな感染ルート

②ペット動物などから感染する**人畜共通感染症**，③医療行為が原因で起こる**医原感染**．これは，外科的手術（一種の創傷感染），注射器汚染，血管カテーテル感染，などさまざまな医療行為が原因で起こる感染症である．この場合，感染防御に重要な皮膚（重層上皮）は機械的に破られるので，**日和見感染**[*4]原因菌でも病原微生物となりえる．

多数の病原微生物が存在するが，生体に入り込むルートは無数にあるわけではない．特に，重層上皮細胞で覆われている体表面（皮膚）から直接侵入する病原微生物はレプトスピラ（細菌）や住血吸虫（寄生虫）以外あまりない．皮膚のように何層にもわたる重層上皮細胞を通り抜けることは微生物にとってかなり困難であるからであろう．逆に単層の上皮細胞からなる，より簡単な粘膜表面を標的にする病原体が多いのは当然であろう．皮膚は病原微生物から物理的に身を守る役を果たしている．したがって，多くの病原微生物は，腸管（経口感染），気道（経気道感染），泌尿生殖器（接触感染）など単層上皮（粘膜）を侵入門戸とする．特定の微生物の感染ルートはおおむね決まっている．これらはいずれも個体間での感染で，**水平感染**と呼ばれるのに対し，B型肝炎のように母の世代から次世代の胎児への感染（**母児感染**）もあり，これらは**垂直感染**と総称される．

Column

日和見感染（易感染性宿主の増加）

日和見感染は健康なヒトには感染症を起こせない病原性の低い微生物が増殖する感染症のことである．エイズに代表される疾患による免疫力の低下や，放射線治療，免疫抑制剤・ステロイド剤・抗がん剤の治療により免疫力が低下し日和見感染のリスクが高くなる．代表的な病原体は緑膿菌などの細菌，カンジダなどの真菌，ヘルペスなどのウイルス，トキソプラズマなどの原虫である．なお，MRSA（メチシリン耐性黄色ブドウ球菌）など薬剤耐性化した細菌も含む．

[*4]　**日和見感染**：生体の感染防御機構が破綻したときはじめて病原性を発揮するような病原体を日和見病原体といい，そのような病原体による感染を日和見感染 opportunistic infection という．いわゆる古典的な病原微生物は伝染性も感染性も強く，健康な人もこれらの菌にさらされると発症する（病気になるか否かは主として病原体側によって決まる）．これに対し，日和見病原体は生体側の防御能に依存する．例として，緑膿菌，セラチアなど．

水平感染には，性病のように直接接触することで感染する場合（**直接感染**）と，例えば食中毒のように汚染食品を介して感染する場合（**間接感染**）とを区別して考えることがある（図2）．

5 ヒトにより感染するヒトと感染しないヒトがいる理由は？

　食中毒を例にして考えてみる．同じように原因食を食べたのに，発症したヒトと発症しなかったヒトがいるのを不思議に思いませんか？　この最も大きな理由は，今回かからなかったヒトは以前に同じ原因菌に感染（食中毒）したため免疫（**病後免疫**といわれる）が成立している可能性が考えられる．その他にも胃酸のpHと分泌量の違い，腸内常在細菌叢の違い，なども考えられる．細かなことをいうと，その食品をつくった時間，食べた時間と量，保管状態などを考えると，厳密に同一菌量を摂取したとは考えられない．これらも発症頻度にかかわる．

　インフルエンザの流行にしても，かかるヒトとかからないヒトに分かれる．感染抵抗性にかかわる**自然免疫系**の強弱も関係すると考えられるが，かつてワクチン接種あるいは自然感染を受けて免疫が成立しているヒトが感染しにくいと考えられる．つまり，ワクチン接種者は非感受性個体になる．有効なワクチン接種により感受性個体の人達をすべて非感受性個体にすればどうなるか？　天然痘にその解答のひとつをみることができる．天然痘にはジェンナーが開発した種痘という有効なワクチンがある．また，天然痘ウイルスがヒトにしか感染できないことを利用して，流行地を中心に種痘ワクチンを広く接種しヒトを非感受性個体化したため，天然痘という脅威の病気が地球から完全に駆逐できたのである（WHOの**天然痘撲滅宣言**：1980年）．このように免疫が成立しているか否かが，感染感受性に最も大きく関係している．もちろん，いわゆる感染防御機構（皮膚，マクロファージなど）が正常か否かもかかわる．

6 院内感染はどうして起こるか？
　──感染症対策のポイント

　院内感染[*5]に対する対策はどうすれば良いか．他施設の対策が自分たちの施設にそのまま適応できないことに注意しなければならない．各施設では当然建物・病室の配置や構造が異なる．また，扱っている患者の病気の種類も異なる．スタッフの数とその経験・技量も異なる…．共通な部分はもちろんあるが，それぞれの施設で独自の対策が必要であるのがわかる．ここでは，院内感染対策について共通な点に焦点を当てて解説する．

1 市中感染と院内感染

　病院内で診る感染症では，市中感染と院内感染を識別する必要がある．米国の疾病対策センター（CDC）の定義では，市中感染は，「入院前に病原体に曝露し感染症に罹患した場合か，入院後＜48時間に発病した場合」と定義する．そして，「入院48時間以降に発病した場合」を院内感染として扱う．レジオネラ症などのように，潜伏期間が長い感染症は，それぞれの病原体の潜伏期間により院内感染か否かを判断する．市中感染の患者が感染源となり，院内アウトブレイクを起こすことがあるので，市中感染の把握は重要である．感染患者から手指衛生の不備などにより他の患者に感染させる場合はもちろん，患者の常在細菌による感染も院内感染とみなす．図3はICUにおける院内感染の感染経路を示したもので，患者の常在菌による院内感染事例が約5割，交差感染[*6]による院内感染は約3割と推定されている．

　感染症の中でなぜ院内感染が特別にとりあげられるのだろうか？　それは，①感染症患者が病院に集中すること，したがって，感染源が常に存在すること，一方で②さまざまな病気を抱えて抵抗力が低下した

[*5]　近年，在宅医療の発展や医療行為を行う「介護老人保健施設（老健施設）」などの増加とともに，院内感染は医療関連感染（health care-associated infections：HAIs）と呼ばれるようになってきたが，この章では院内感染と呼ぶ．

[*6]　**交差感染**：Cross-infectionの翻訳で，患者から患者へ，汚染された環境から患者への感染のことである．広義には，医療施設における感染を意味する．

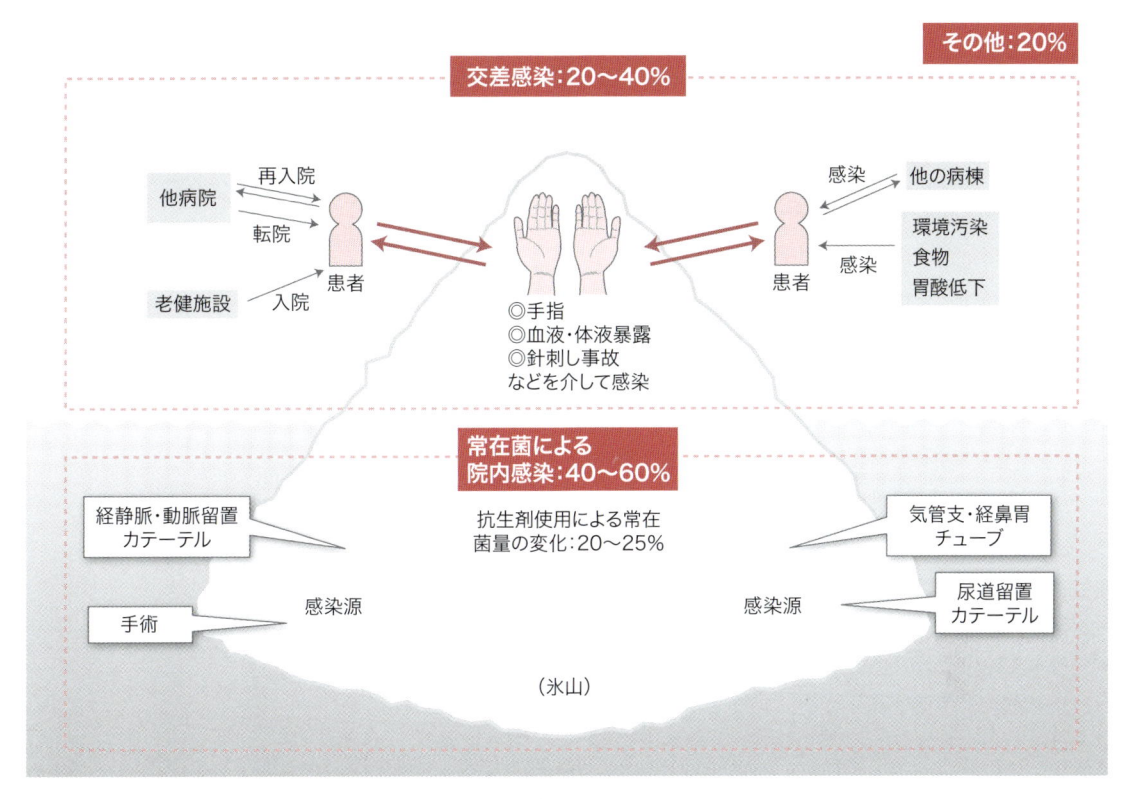

●図3　ICUにおける院内感染の経路　文献1を参考に作成

患者も共存すること，さらには，③これら両者の間を一般人（見舞客など）はもとより医療スタッフが行き来し，注意を怠れば感染の媒介者となり，感染を広げる危険が存在することになるからである．病院は感染症が広がりやすい条件がそろった空間なのである．この問題に対処するため，院内感染対策委員会（下記コラム参照）などが各病院で組織されている．

1）院内感染で起こりやすい感染部位

感染予防の観点から考えると，医療機器（デバイス：device）の使用に関連した感染と手術部位感染があり，これらが感染管理の中心になる（図3）．

❶医療機器に関連した感染

- **カテーテル由来尿路感染**　CAUTI（catheter-associated urinary tract infections）：尿道留置カテーテルの使用に由来する感染
- **カテーテル由来血流感染**　CABSIs（catheter-associated blood stream infections）：主に静脈に留置するカテーテルに由来する感染
- **人工呼吸器由来肺炎**　VAP（ventilator-associ-

Column　院内感染対策委員会（組織化と役割など）

院内感染対策委員会は，病院長または診療部長，看護部長，薬剤部門，検査部門，事務部門などの各責任者，感染症対策に関し相当の経験を有する医師等の職員から構成されている．委員会の主要な役割としては，院内の感染症およびその対策上の問題点に関する報告書の検討，サーベイランスや職員教育などの年間感染対策プログラムの検討，アウトブレイク対策の検討，感染対策チーム（ICT）への助言などである．ICTは実働部隊で，感染対策の計画と実行，サーベイランスの実施，病棟のラウンドと助言，感染対策マニュアルの作成などを行う．

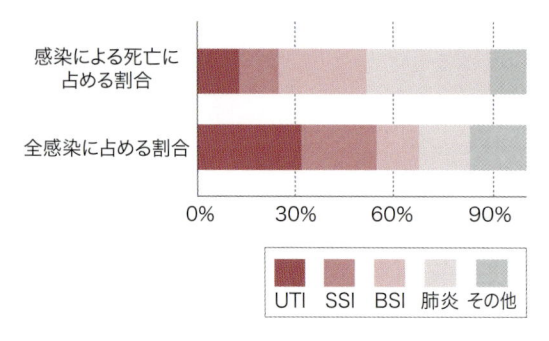

● 図4 院内感染のサーベイランス
2002年の全米の病院調査による院内感染に関連した全死亡に占める部位別の感染と全院内感染に占める部位別の感染の推計[2]

ated pneumonia)

❷処置・手技に関連した感染

・手術部位感染：SSI（surgical site infection）
手術部位感染は，執刀時に患者の常在菌により手術部位が汚染され，術後に感染する．まれではあるが手術に立ち会う医療者（麻酔医や看護師も含む）の常在菌による手術部位感染のアウトブレイク（多発）も報告されている．またドレーンの留置による逆行性感染も手術部位感染のひとつである．

2）院内感染の疫学

日本では，米国のような院内感染の全国的な調査やサーベイランスが行われていない．2002年の米国の調査を参考にすると，170万人が院内感染に罹患し，155,668名が死亡した．このうち院内感染に関連した死亡は98,987名であった[2]．ICU以外の院内感染では，UTIが一番多く，次いでSSI，BSI，肺炎であった（図4）．しかし，院内感染に関連した死亡では，肺炎による死亡が一番多く，次いでBSIによる死亡が多かった（図4）．医療事情が異なるので単純比較はできないが，日本の人口を米国の約1/2とすると，日本では院内感染に関連した死亡が約5万で，少なくとも年間の自殺者数の3万を上回ると思われる．

3）血液・体液曝露による感染

HBV[※7]，HCV[※8]，HIV[※9]，SARS[※10]が血液や体液曝露による院内感染の代表的な病原体である．体液には髄液，腹水，胸液，心嚢液，滑液，羊水，母乳，精液，膣分泌物などを含む．HBVは特に感染力が強く，乾燥した環境で1週間以上生存することが知られている．

感染患者の針刺し事故によるウイルス感染のリスクは

| HBV | HBe抗原陰性 ≦ 6 % |
| HBe抗原陽性 > 30 % |
| HCV （1.8 %，95 % CI[*]：0～7 %） |
| HIV （0.3 %，95 % CI：0.2～0.5%） |

*95 % CI（confidence interval）は，95 %信頼区間で，標本から母集団の平均の推定値で，95 %の確率で母集団の平均が信頼区間内に存在することを意味する．

である[3]．

日本では1996～1999年度のエイズ拠点病院針刺し・切創調査ではHCV陽性患者からの針刺し切創事故7,708件の感染率は0.36 %で，HIV陽性患者からの同様の事故は88件で，感染者は0であった．

4）感染予防の原則

標準予防策（スタンダードプレコーション）とはすべての患者を感染のリスクのある者として感染予防策を実施することである．1980年代にAIDSのアウトブレイクにより，医療者への感染防止の必要性が高まり，本予防策は手指衛生とPPE（personal protection equipment；防護具）の使用により，職業曝露を最小限にする目的で提唱された．1985年に米国のNIOSH（国立労働安全衛生研究所）が，普遍的予防策（universal precautions）ですべての患者を感染するリスクがあるものとしてケアを行うことを提唱したことが基盤となっている．手指衛生と防護具の使用については，各医療機関でガイドラインがあるため，簡単に要点を紹介する．

---

*7　HBV：hepatitis B virus，B型肝炎ウイルス
*8　HCV：hepatitis C virus，C型肝炎ウイルス
*9　HIV：human immunodeficiency virus，ヒト免疫不全ウイルス
*10　SARS：severe acute respiratory syndrome，重症急性呼吸症候群

❶ **手指衛生**[*11]
- **日常的手洗い**：物理的な汚れや付着した通過菌を除去するためのもので，食前やトイレの後に石鹸と流水で洗う．
- **衛生的手洗い**：患者の処置の前後，手袋着用前後などに行う．目に見える汚れがない場合は，①擦式速乾性アルコール製剤を使用し，目に見える汚れがある場合は抗菌石鹸と流水で洗う．
- **手術用手洗い**：以前は，ブラシで手指と前腕をスクラブしていたが，スクラブは手あれを起こすため，現在ではスクラブ時間は短縮傾向にある．

❷ **防護具の着用**

防護具（PPE）は，①医療者への血液・体液・化学物質などの職業に伴う曝露からの予防，②患者への交差感染の予防の目的で使用する．防護具としては，手袋，ガウン，クツカバー，キャップ，マスク，ゴーグル，フェイスシールドなどがある．

血液・体液の粘膜曝露（口，鼻，眼）は，皮膚への曝露よりも感染のリスクが高く，眼への血液の飛散によりC型肝炎に罹患した症例も報告されているので[5]，粘膜の保護は重要である．体液曝露のリスクに応じて，何を準備・装着するかを決める（表2）．

2 感染経路別の感染対策

血液・体液曝露の予防以外に，院内感染の予防で重要なことは，感染経路を断つことである．感染経路には接触，飛沫，空気の3種類がある（表3）．接触感染は理論的には標準予防策で予防可能であるが，表3にあげた病原体で多くのアウトブレイクが報告

● 表2　潜在的汚染のリスクと使用・準備するPPEの種類

潜在的汚染のリスク	PPE（防護具）の種類
リスクなし	手指衛生の順守のみ
接触の低リスク	手袋の準備
血液・体液への接触の可能性があり，顔面への飛散リスクが非常に低い	手袋装着 エプロン・ゴーグル・マスクの準備
血液への接触の可能性があり，顔面への飛散や大量の出血の潜在的なリスク（手術，大量出血の患者の処置，膿瘍の穿刺など）あり	手袋とエプロンを装着 はっ水性ガウン，フェイスシールド，マスクの準備

注：準備とは，事前にPPEを装着する必要はないが，すぐ使用できるよう準備しておくこと

● 表3　感染経路別の院内感染対策

経路	感染源	病原体	防護具（PPE）・その他
接触	感染患者が接触するものが感染源 ①腸管感染で，環境で長時間生存する菌か，少量の菌・ウイルスで感染 ②非常に感染力の強い皮膚の感染	VRE*，クロストリジウム・ディフィシル，O157H7，緑膿菌*，アシネトバクター属*，セラチア属*，MRSA*，RSV★，ノロウイルス★，単純ヘルペス★，疥癬○	・手袋，ガウン ・環境消毒，環境清掃
飛沫	唾液・痰の飛沫により感染．（呼吸器感染患者では，特に気管支挿管などの咳を誘発する処置に注意）（〜5μm以上の大きな粒子）	（侵襲性）B型インフルエンザ菌，髄膜炎菌，百日咳菌 アデノ★，インフルエンザ★，流行性耳下腺炎★，風疹★，SARS★の各ウイルス	・サージカルマスク着用 ・見舞客は患者の半径1m以内に近づかない
空気	空気中に浮遊する病原体（〜5μm以下の粒子）	結核，麻疹ウイルス★，水痘ウイルス★，可能性のあるもの（SARS★，ノロウイルス★）	・N95マスク着用 ・陰圧（病室内：排気はヘパフィルターを通す）の病室に隔離 ・麻疹患者のケアは抗体のある者が担当

*多剤耐性菌によるアウトブレイクが報告されている
★印：ウイルス，○印：寄生虫，無印：細菌

---

*11　文献4より一部引用

されている．PPE着用の徹底や環境消毒の他に，感染者と非感染者の部屋・区画を分ける（これを患者コホーティングという）を行うこともある．医療者の教育以外に，見舞客の感染予防の教育も重要である．

3 環境汚染と清掃・消毒

通常，病院内の清掃は消毒薬を用いる必要はない．しかし接触感染する病原体は乾燥した環境で生存可能なものが多いため，ヒトの手が触れるような場所の頻回な清掃か消毒が必要である．バンコマイシン耐性腸球菌（VRE）やクロストリジウム・ディフィシル（*Clostridium difficile*）は広範囲な環境（病室やトイレなどの共通部分）汚染を起こしやすい．また，ノロウイルスは，嘔吐や下痢による環境汚染を起こし，汚物処理を迅速にしないと空気中に飛散するため，空気感染様のアウトブレイク発生の報告がある．徹底した環境消毒が必要になることが多い．飛沫感染を起こす病原体は接触感染も起こすことが多いので注意が必要である．

4 針刺し事故防止

針刺し事故は不可避の意味があるため，単に"針刺し"と呼ぶことも多い．また，シャープス（sharps）という言葉もよく使われる．これは，注射針および鋭利な機材（たとえば，縫合針，メスなど手術室で用いる機材）のことで，これらによる事故は切創・針刺し事故と呼ばれる．

医師は看護師とともに針刺し事故が多い．これはリキャップによるものが多く，この事故防止には，①リキャップをしないこと，②安全機材（工学的に針刺し損傷防止機構のついた鋭利器材やニードルレスシステムなどの器材）の使用である．ただリキャップの禁止だけでなく，針を安全に廃棄するためのシャープスコンテナを針の使用場所に必要な数だけ設置しておく．これらの予防策が針刺し事故の減少に大きく貢献する[6]．

米国での針刺し・切創の調査集計では，針刺しが全体の59％，切創は34％（縫合針によるものが19％，メスによるものが7％）であった[7]．切創の防止は，手術中の術者と器械出し看護師との直接の器械渡しをしないことである．滅菌のトレイなどを使用し，ニュートラルゾーンをつくり，直接手渡ししないようにするのが良い．

5 医療者の予防接種

予防接種は医療者を感染から守るだけでなく，医療者から患者への感染を予防する．最近は，医学生にも実習前に麻疹，水痘，流行性耳下腺炎，HBVの抗体検査を行い，陰性であれば予防接種をする医療系教育機関も増えてきている．

HIVとHCVはワクチンが開発されていないが，HIVは曝露後すぐに抗ウイルス剤の投与により，感染のリスクを約9割低下させることができる．HCVは効果的な予防薬がなく，画期的な治療法もまだ確立されていない．いずれにしても，事前に血液曝露時の緊急連絡体制を把握しておくことは院内感染対策上重要である．

Column

感染性医療廃棄物

感染性医療廃棄物は，「医療機関などから生じ，人が感染しもしくは感染のおそれのある病原微生物が含まれ，もしくは付着している廃棄物，またはこれらのおそれのある廃棄物」と定義され，形状，排出場所，感染症の種類で感染性廃棄物に該当するか判断する．形状は①血液・体液，②臓器などの病理廃棄物，③病原微生物に関連した試験・検査に用いられた物，④血液等が付着した鋭利なものである．排出場所は感染症病床，結核病床，手術室，集中治療室，緊急外来室および検査室において治療・検査等に使用された後，排出されたものである．感染症の種類は，①感染症法の1類から3類の感染症，指定感染症および新感染症ならびに結核の治療・検査等に使用された後，排出されたもの，②感染症法の4類及び5類感染症の治療・検査等に使用された後，排出された医療機材等である．

<参考文献>
1)『病院感染のサーベイランス入門―EBMに基づく感染管理をめざして』(牧本清子／著)，メディカ出版，1999年
2) Klevens, R. M., et al. : Pub. Health Rep., 122 : 160-166, 2007
3) Beltrami, E. M., et al. : Clin. Microbio. Rev.,13 : 385-407, 2000
4) Hand Hygiene Task Force : Guideline for Hand Hygiene in Health-Care Settings. Recommendations of the Healthcare Infection Control Practices : Advisory Committee and the HICPAC/SHEA/APIC/IDSA, MMWR. 2002/Vol. 51/ No. RR-16, Centers for Disease Control and Prevention.
5) Hosoglu, S., et al. : Am. J. Infect. Control, 31 : 502-504, 2003
6) 住本和歌子，ほか，当院における針刺し事故の現状と対策：日職災医誌，57 : 258-262, 2009
7) Willburn, S. Q. : Online Journal of Issues in Nursing, 9 : Manuscript 4, 2004

まとめ

- 感染症の主徴は，発熱・発赤・腫脹・疼痛である．これらは，感染防御反応の結果である．
- 感染症が成立するためには，感染源，感染経路，感受性個体の存在が必要である．
- 感染抵抗性があるヒトは，免疫が成立しているか，感染に対する防御機構が正常に作動している．
- 院内感染の米国の疫学調査では，院内感染に関連した死亡者は年約10万人に及ぶ．
- 院内感染予防の基本は，標準予防策の励行である．
- 発生頻度の高い針刺し事故を避けるために，リキャップの禁止などの対策を考え実行する．

Column

咳エチケット

咳エチケットとは飛沫感染の予防法のひとつで，①咳をするヒトにマスクの着用を促す，②咳・くしゃみをする際は，ティッシュなどで口と鼻を押さえる．できれば，1m以上離れる．③鼻汁・痰などを含んだティッシュはすぐにフタ付きの専用のゴミ箱に捨てる，の3つからなる．ちなみに米国では，ティッシュなどを持ち歩く習慣がない．咳エチケットでは，手で口を覆うと手が汚染されるので，袖で口を覆うよう指導している．

2章 免疫

　われわれは，たくさんの微生物に囲まれて生活している．微生物のなかには腸内細菌のように消化を助ける共生微生物や，宿主に害を及ぼす病原微生物も存在する．われわれ宿主はそのような微生物からからだを守るために，進化の過程でさまざまな防御機構を獲得してきた．それらは，宿主をとりまく環境的要因と，宿主自身に備わった防御機構とに大別される．宿主自身の防御機構には，病原体自身の侵入を防御する物理的・化学的バリア機構と，病原体が宿主に侵入した後に機能する免疫システムとがある．免疫システムは，病原体の存在を感知する認識機構，病原体を殺す排除機構，免疫細胞による認識や排除活動を調節する情報伝達機構により構成されている．また，免疫システムには，マクロファージなどの食細胞が主役をなす自然免疫系と，Tリンパ球やBリンパ球と呼ばれるリンパ球が主役をなす適応免疫系とがあり，それらが協調して病原体の排除にあたっている．さらに免疫システムは，一度侵入してきた病原体を記憶し，再び同じ病原体が侵入してきたときに速やかに対応することで，病原体による脅威から宿主を守っている．

Keyword 自然免疫，適応免疫，抗原特異性，免疫記憶，免疫寛容，抗体，マクロファージ，リンパ球，サイトカイン

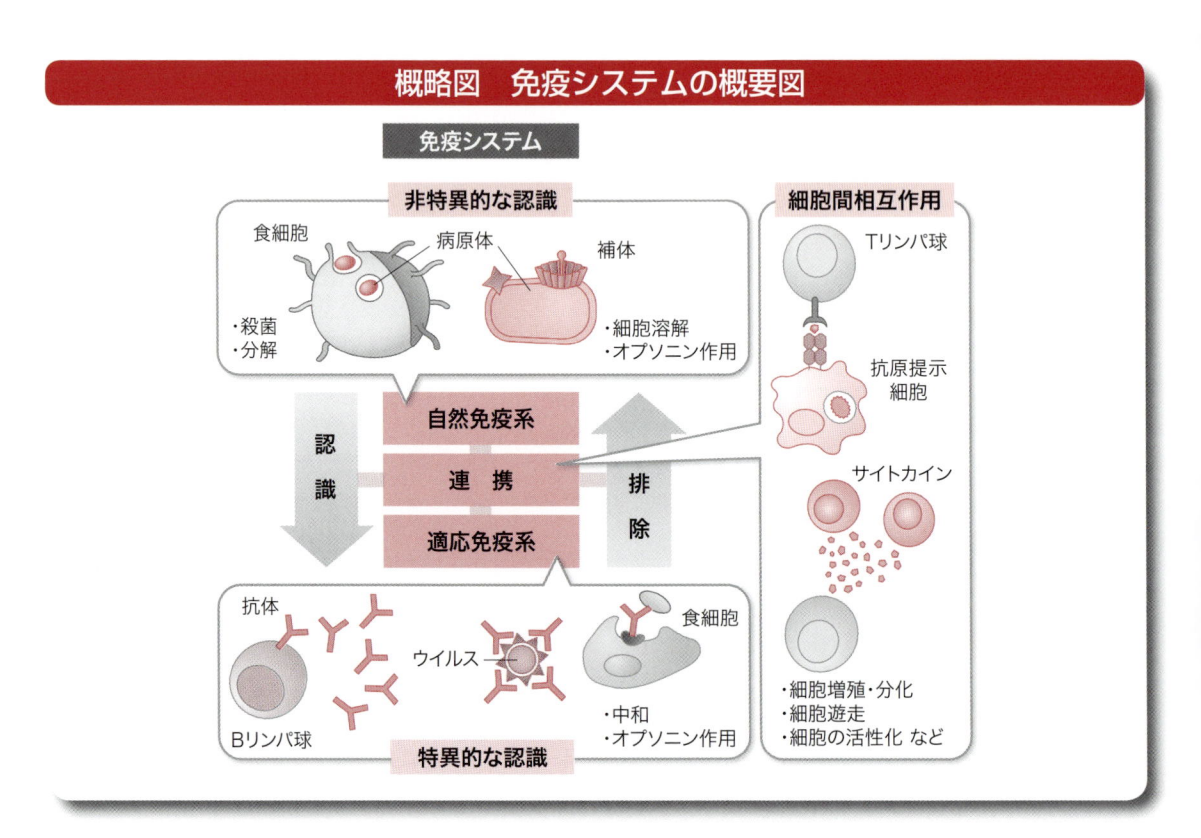

概略図　免疫システムの概要図

1 病原体から宿主を守る

われわれは，宿主をとりまく環境要因，宿主自身に備わった物理的・化学的バリア，そして免疫システムによって病原体から守られている．ここでは，その全体像について学習する．

1 環境的要因

腸にはたくさんの腸内細菌が存在している．それらは食物の消化吸収を助けたり，病原性の強い悪玉微生物が腸内で増殖するのを防いだりしている．抗生物質により腸内細菌叢が壊れると，ときに下痢や偽膜性腸炎といった病気になったりする．また，女性生殖器ではラクトバチルスという菌が常在している．それらは乳酸やプロピオン酸を分泌して膣内を酸性に保ち，子孫繁栄に大事な子宮を微生物から守っている．さらに，環境的要因として公衆衛生的環境も重要な役割を果たしている．衛生的な水や栄養，住環境の改善は，先進諸国における感染症による死亡率を著しく減少させ，平均寿命を延ばすなど，感染症からの防衛に大いに貢献してきた．また発展途上国における感染症対策として公衆衛生的な環境改善は特に重要である．

2 物理的・化学的バリア

宿主は微生物の進入を防ぐためにさまざまな防衛機構を備えている．たとえば皮膚などの上皮細胞は，細胞と細胞を堅く結合させて（タイトジャンクション），微生物の進入を防いでいる．また，粘膜上皮細胞は粘液を大量に分泌して微生物の上皮への付着を防ぎ，微生物に対する物理的バリアを形成している．気道には線毛構造を持った細胞が並び，病原体を喉の方へと掃き出すことで肺炎を防ぎ，尿は病原体を洗い流すことで尿路感染症から生体を守っている．物理的バリアの重要性は，たとえば，やけどなどにより皮膚の物理的バリアが傷害されると感染が起こりやすくなることや，遺伝性疾患で気道線毛運動が傷害された嚢胞性線維症の患者において，重篤な肺炎が繰り返し起こることがいい例である．また，マラリア原虫は蚊を媒介した"虫刺され"を利用して皮膚の物理的バリアをかいくぐり感染を成立させている．このような物理的なバリア機構に加え，化学的なバリアも宿主防衛に寄与している．例えば胃か

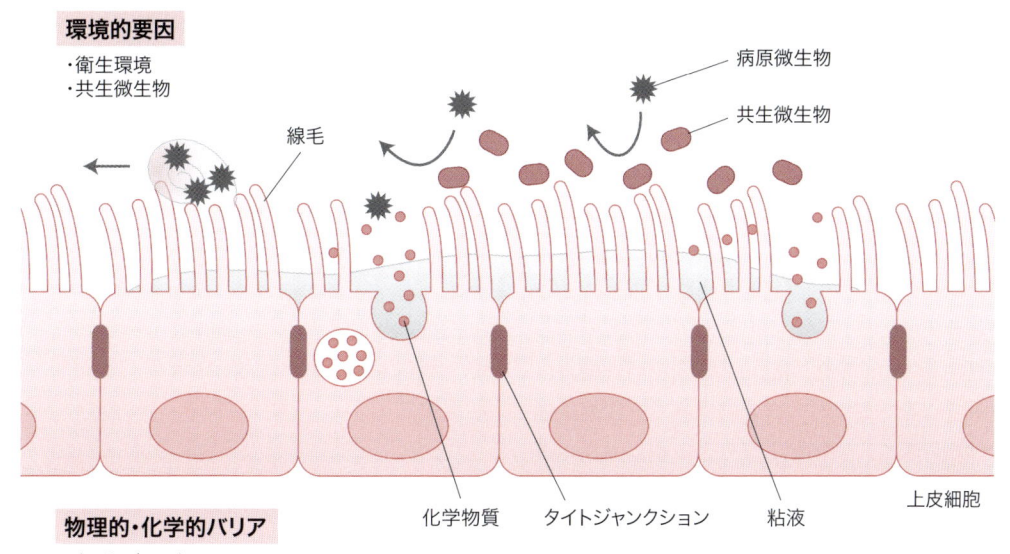

●図1　さまざまなバリア機構

環境的要因
・衛生環境
・共生微生物

物理的・化学的バリア
・タイトジャンクション
・線毛運動
・粘液分泌
・化学物質分泌

ら分泌される胃酸（塩酸）は多くの細菌にとって致死的で，食事を介した病原体の侵入を防いでいる．汗や涙に含まれるリゾチームは細菌の細胞壁を構成するペプチドグリカンを分解する．また，皮膚や粘膜からはディフェンシンなどの抗菌ペプチドが分泌され，細菌の増殖を抑制したり傷害したりしている（図1）．

3 免疫システム

このような物理的・化学的バリア機構をかいくぐって病原体が宿主に侵入すると，免疫システムが重要な役割を果たす．免疫システムとは，感染性微生物に対応するために体中に張りめぐらされた器官，細胞，分子からなる複雑なネットワークで，これらが効果的に機能するためには，①病原体の存在をみつけ出す認識機構，②病原体を殺す排除機構，③さまざまな認識や排除活動を調節する情報伝達機構，の3つの要素が不可欠である．

1）認識機構

免疫システムが作動するためにはまず，病原体の進入を"感知"しなければならない．そのためには宿主（自己）ではないよそ者（非自己）を識別する必要がある．このような認識機構は，"あいまいな非自己性"を感知する非特異的な認識と，無数のなかから"ただひとつだけを識別"する特異的な認識とがあり，非特異的な認識は食細胞などに代表される自然免疫系に特徴的で，特異的な認識はリンパ球などに代表される適応免疫系に特徴的である．

2）排除機構

免疫細胞に"非自己"と認識されると，生体の生存に脅威となる病原体を排除する機構が作動する．どのような武器を使って病原体を排除するかは，その病原体の種類に依存する．すなわち，細菌や真菌は食細胞により食べられ（貪食），酵素や活性酸素により殺菌される．しかし，食細胞は細胞質に直接感染するウイルスや，食細胞よりもはるかに大きい寄生虫には無力である．そのようなとき，ウイルス感染に対しては，ナチュラルキラー細胞や細胞傷害性Tリンパ球が，また寄生虫感染に対しては，好塩基球が体液性免疫を強く誘導し，産生された抗体が排除にかかわる．また，病原体が体内に侵入すると補体が活性化され，病原体を直接破壊したり，食作用を助けたりする．さらに食細胞は，貪食した病原体を小さなペプチド断片に分解し，リンパ球に"こんな病原体がいます"と知らせ（抗原提示），するとリンパ球は，提示された抗原を特異的に認識する．こうして，抗原特異的な抗体の産生を促し，適応免疫系を誘導する．産生された抗体は補体と協力して病原体を直接破壊したり，食作用を助けたりするなど，病原体の特異的な排除に重要な役割を担う．そして活性化されたリンパ球の一部は，再び同じ病原体が進入した際に迅速に対処できるように，記憶リンパ球として長期にわたり生存する．

3）情報伝達機構

ほとんどの免疫細胞はほかの細胞からの信号，すなわち"活性化せよ"，"移動せよ"，"産生せよ"，などの影響をうけて働く．また，免疫細胞は互いに連動し，協調しながら病原体の排除を行っている．このような免疫細胞間の信号を伝える分子を**サイトカイン**と呼ぶ．サイトカインにはさまざまなものが含まれ，インターロイキン（interleukin：IL），インターフェロン（interferon：IFN），腫瘍壊死因子（tumor necrosis factor：TNF），コロニー刺激因子（colony stimulating factor：CSF），ケモカイン（chemokine），成長因子（growth factor）があり，その機能も，細胞増殖・分化，細胞機能，遊走など多岐にわたる．遠くの組織に作用するホルモンとは異なり，サイトカインの多くは局所的な環境で機能する．また，複数のサイトカインが共同的に働いてひとつの反応を促進したり阻害したりしている．

以下，免役システムによる，「認識機構」，「排除機構」，「情報伝達機構」に焦点を当てながら，第2節で自然免疫系を，第3節で適応免疫系について概説する．また，第4節では，抗原認識の多様性獲得および自己免疫寛容の成立機序について触れ，第5節で，免疫システムの破綻により生じる病気について概説する．

2 自然免疫

地球上には多種多様な微生物が存在しているにも

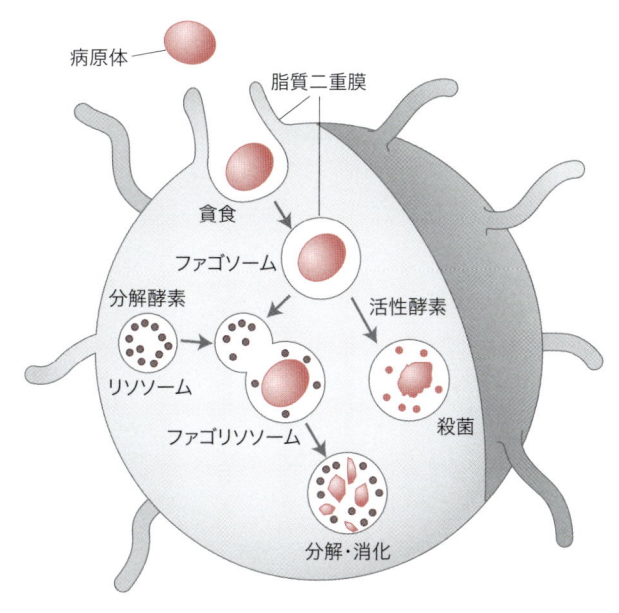

●図2　マクロファージの食作用

かかわらず，リンパ球を持たない昆虫などの下等生物でも，カビやウイルスなどの微生物から個体を防御している．では，多種多様な病原体をどのように認識し排除しているのだろうか．

ここでは，自然免疫系による病原体の認識機構，食細胞や補体系による病原体排除機構について学習する．

1 病原体の認識

自然免疫系がどのように寄生体を感知しているのか，そのメカニズムは長らく不明であった．ところが，近年，微生物に特異的に発現する分子と，免疫細胞の表面にある受容体が結合することにより，病原体の存在を"感知"していることがわかってきた．病原体由来分子を認識する受容体のひとつとしてtoll様受容体（toll-like receptor：TLR）が知られている．ヒトでは約10種類の受容体が同定され，それぞれの受容体が特異的に，グラム陰性菌の細胞壁由来のリポ多糖や，グラム陽性菌の細胞壁成分のペプチドグリカン，鞭毛細菌の鞭毛成分（フラジェリン），細菌やウイルス由来のDNAやRNAなどを認識している．また，toll様受容体のほかにも，微生物上の糖鎖を認識する**マンノース受容体**や，シアル酸を認識するスカベンジャー受容体なども関与し，これらは**パターン認識受容体**と呼ばれている．

2 食細胞

自然免疫系で最も重要な細胞は貪食専門細胞で，その代表が**マクロファージ**と**好中球**である．

1) マクロファージ

マクロファージは骨髄[*1]由来の細胞である単球が組織に浸潤して住み着いた細胞で，普段は，組織内を動き回ってからだから出る老廃物の収集・分解処理を行っている．細菌などの病原体が侵入すると，病原体上の糖鎖やリポ多糖とパターン認識受容体が結合し，マクロファージは速やかに活性化される．そして，マクロファージの主要な機能である，①**食作用**，②**抗原提示**，③**サイトカイン産生**が亢進する．

❶食作用

マクロファージは病原体が接着すると，偽足を伸ばしファゴソームと呼ばれる小胞に病原体を囲い込み，小胞もろとも細胞内に取込む．病原体を取込んだファゴソームは，殺菌性化合物が多く含まれるリソソームと融合してファゴリソソームとなり，殺菌性化合物により病原体は消化される（図2）．リソソームによる殺菌に加え，過酸化水素（H_2O_2），スー

[*1] **骨髄**：骨の中にある造血組織で，赤血球や白血球，血小板のもととなる造血幹細胞が存在する．

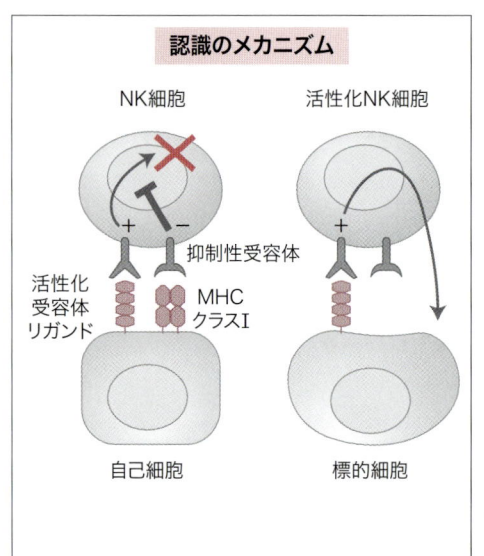

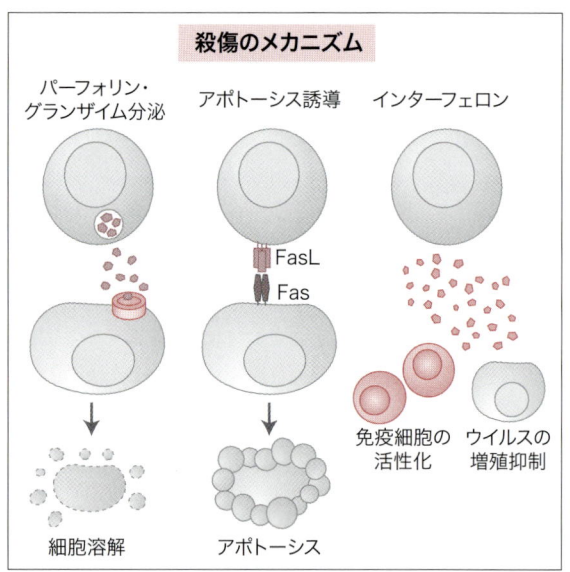

●図3　NK細胞による認識と殺傷のメカニズム

パーオキシドアニオン（O_2^-）などの活性酸素や一酸化窒素（NO）などによる殺菌も行われる．先天性免疫不全症として知られる慢性肉芽腫症の患者は，この殺菌物質を作れないため，病原体に対する抵抗力が弱いことが知られている．

❷抗原提示

貪食された病原体はマクロファージのエンドソーム[※2]内で細かく分解されてペプチド[※3]になる．その後，細胞表面上の組織適合抗原（major histocompatibility complex: MHC）クラスII分子に乗せられて，Tリンパ球に提示され，Tリンパ球を活性化する．

❸サイトカイン産生

活性化マクロファージは，TNFαやIL-1β，IL-6，IL-12などの炎症性サイトカインを大量につくって分泌する．これらのサイトカインはウイルス感染細胞やがん細胞を殺すほか，他の自然免疫系細胞の活性化や適応免疫系の活性化を促す．

2）好中球

好中球は骨髄でつくられる非常に短命な細胞で，血液中の白血球の約70％を占める．普段は血液中にいて組織中にはほとんど存在しないが，病原体が侵入すると血管内から組織へと浸潤し，速やかに病原体を貪食する．好中球はリソソーム内にミエロペルオキシダーゼという強力な殺菌物質を持ち，低酸素環境下でも強い殺菌能力を有している．しかし，マクロファージとは異なり好中球には抗原提示能力はない．

3 NK細胞

NK細胞はウイルス感染細胞や細菌，寄生虫，真菌あるいはがん細胞などをみつけ出し，殺すことを専門にする細胞である．NK細胞はマクロファージにより分泌されたサイトカインにより活性化され，好中球と同様に，直ちに血液から組織に動員される．

NK細胞は標的細胞をどのように認識しているのだろうか？　NK細胞の表面には，活性化受容体と抑制性受容体が発現している．抑制性受容体は，すべての細胞に発現しているMHCクラスI分子と相互作用し，NK細胞の活性を抑制している．しかしウイルス感染やがん化などによりMHCクラスI分子の発現が低下すると，抑制性受容体が働かずに活性化受容体のみが機能して，NK細胞はこの細胞を"異物"と認識する（図3）．

＊2　**エンドソーム**：細胞のエンドサイトーシス，すなわち飲作用や食作用によって細胞内に形成される小胞．飲み込む物質を形質膜が取り囲んで細胞内に取り込むことによって形成される．

＊3　**ペプチド**：アミノ酸が2個から10数個つながったもの．通常，タンパク質と異なり複雑な立体構造や修飾は伴わない．

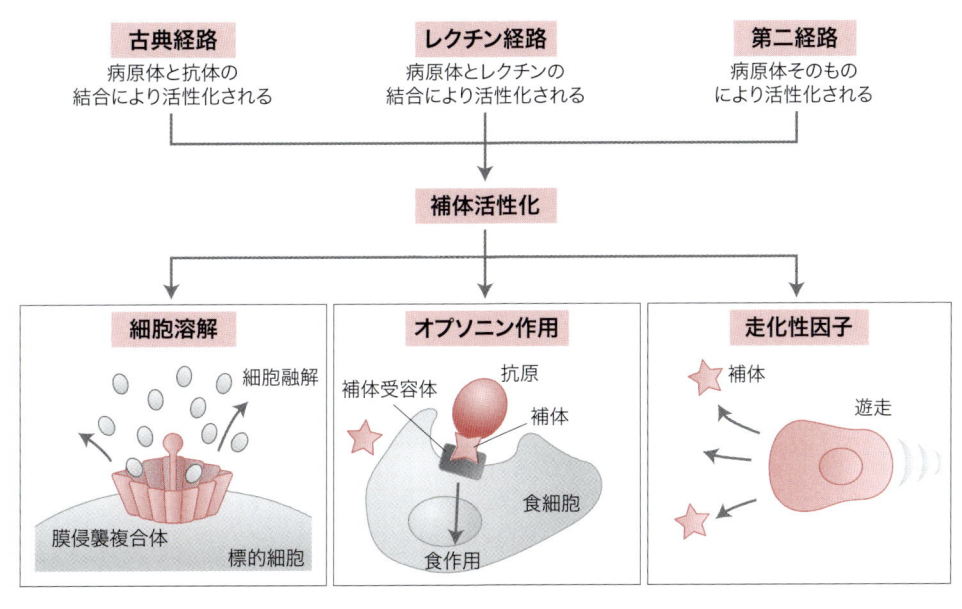

●図4　補体系の活性化

　NK細胞が標的細胞を殺傷する方法は主に3つある．すなわち，①パーフォリン／グランザイム分泌による膜侵襲複合体の形成，②標的細胞のアポトーシス[※4]誘導，③インターフェロン分泌，である．

❶パーフォリン／グランザイム分泌による膜侵襲複合体の形成

　パーフォリンはNK細胞や細胞傷害性Tリンパ球の細胞質の分泌顆粒に含まれ，標的細胞の細胞表面上に接着し**膜侵襲複合体**を形成して細胞膜に穴をあける．そこに，グランザイムが入り，標的細胞を殺傷する．

❷標的細胞のアポトーシス誘導

　活性化マクロファージなどが産生するTNF-αは，標的細胞にFas分子の発現を誘導する．NK細胞は細胞表面にFasリガンドを発現しており，この相互作用により，標的細胞は"死"のシグナルを送られて自殺，すなわち**アポトーシス**に追いやられる．

❸インターフェロン

　病原体に感染すると，細胞は速やかにインターフェロンを産生・分泌する．代表的なインターフェロンとして，マクロファージ，形質細胞様樹状細胞や内皮細胞などが産生するIFN-α，IFN-βと，リンパ球およびNK細胞が産生するIFN-γがある．IFN-γはウイルスの自己複製を阻害するほか，他の免疫細胞，特にマクロファージを活性化し，自然免疫系を増強させる．

4 補体系

　補体系は，病原体の破壊（細胞溶解），貪食の亢進（オプソニン作用），免疫細胞の感染巣への動員作用（走化性）を持った一群の血清因子である．通常は不活性化状態で存在しているが，病原体の存在を"感知"すると活性化される．その活性化機序は，①**古典経路**[※5]，②**レクチン経路**[※6]，③**第二経路**[※7]，の3経路がある．いずれの経路で活性化されるにせよ，一連の補体系カスケードが活性化され，以下の3通りの機序で感染防御に働く．（図4）．

---

*4　**アポトーシス**：細胞の死に方のひとつで，虚血や傷害などにより引き起こされるネクローシス（壊死）と異なり，プログラムされた細胞死をいう．
*5　**古典経路**：病原体に結合した抗体（抗原抗体複合体）に補体成分が結合し，補体系カスケードが活性化される．
*6　**レクチン経路**：血清中に存在しているマンノース結合タンパク質が微生物表面のマンノースと結合することで，補体系カスケードが活性化される．
*7　**第二経路**：通常補体系は，細胞膜上に存在する制御タンパク質によって不活性化されているが，制御タンパク質を持たない微生物上では抑制機構が働かず，補体系カスケードが活性化される．

❶細胞溶解

補体成分C3が活性化されると，続いてC5が活性化され，ほかの補体成分（C6，C7，C8，C9）と結合して**膜侵襲複合体**を形成し，細胞に穴をあける．

❷オプソニン作用

食細胞は細胞表面上に補体に対する受容体を持っている．微生物の表面に結合した補体は，食細胞上に発現している補体受容体と結合し，食細胞により捕捉され貪食される．このように微生物に結合して目印となり，貪食を助ける作用を**オプソニン作用**という．

❸走化性因子

不活性化型の前駆体タンパク質から切断された補体断片は，細胞を炎症部位に動員する走化性活性を持つ．特にC5の断片であるC5aは好中球や単球を炎症部位に遊走させる．

宿主の補体系制御機構に破綻を来すと，自己攻撃を受けることになる．たとえばC3転換酵素の制御分子である崩壊促進因子は，補体系が自己の細胞に傷害を起こすのを防いでいるが，これらの活性が失われると，赤血球の細胞膜が補体の攻撃にさらされ，

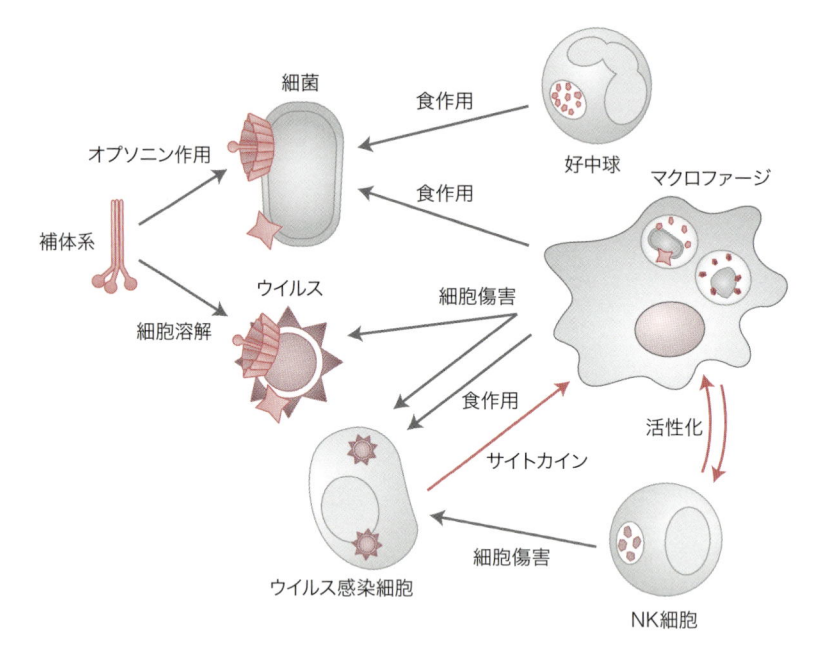

●図5　自然免疫系の要約図

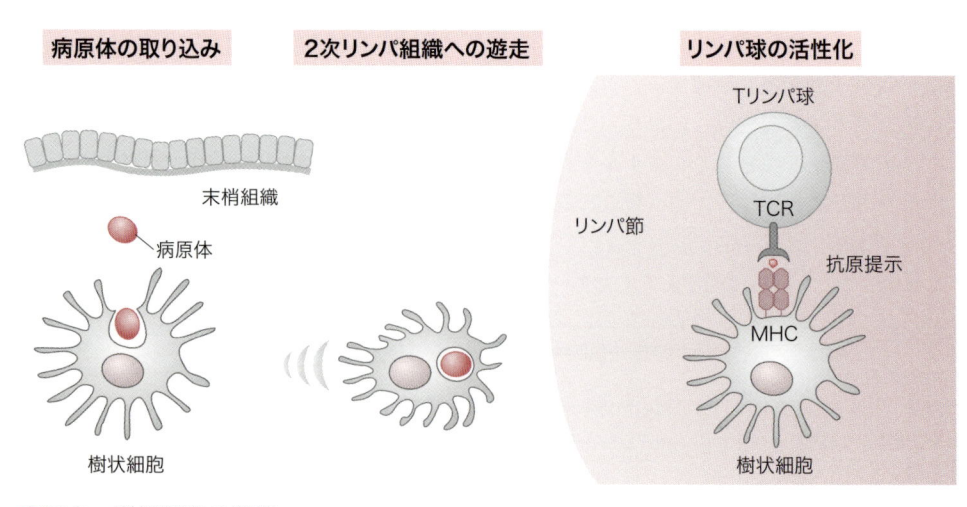

●図6　樹状細胞の機能

発作性夜間血色素尿症と呼ばれる溶血発作が引き起こされる．

5 自然免疫系による適応免疫系の誘導

自然免疫系の活性化により，食細胞，NK細胞，補体系が働いて，病原体の排除が行われる（図5）．そして，自然免疫系に引き続いて適応免疫系が働きはじめるが，その橋渡しをする細胞が**樹状細胞**である（図6）．樹状細胞は骨髄細胞由来の**単球**が組織に浸潤して分化した，樹状の突起を持った細胞である．普段は組織中を動き回り病原体の侵入がないかパトロールしているが，ひとたび病原体が侵入すると，マクロファージと同様にパターン認識受容体により病原体の存在を"感知"して活性化される．活性化された樹状細胞は病原体を食作用にて取り込み，エンドソームにて細かく分解する．抗原を取り込んだ樹状細胞は，適応免疫系が誘導される場である2次リンパ器官に遊走する．そこで，樹状細胞はMHC分子上に病原体由来のペプチドを提示して，抗原特異的なTリンパ球を活性化する．このようにして，適応免疫系が誘導される．

3 適応免疫

免疫とは病原体から宿主を守るシステムで，三重のバリアによって構築されている．ひとつは物理・化学的バリアで，二つ目が自然免疫系である．この二つのバリアにより病原体の侵入の95％以上が防がれている．にもかかわらず，それらをかいくぐって侵入してくる病原体には，三つ目のバリアである適応免疫系が対応する．適応免疫系はリンパ球がその主役を担う．リンパ球にはBリンパ球とTリンパ球が存在し，Tリンパ球にはCD4Tリンパ球とCD8Tリンパ球が存在する．ここでは，リンパ球がどのように病原体を認識し，活性化され，病原体の排除にかかわるのか，そのメカニズムについて学習する．

1 リンパ系器官の組織学的特徴

適応免疫系におけるリンパ球の抗原認識や活性化は，リンパ節や脾臓，腸管のパイエル板などの2次リンパ器官と呼ばれる場所で起こる（図7）．

❶リンパ節

リンパ節は，皮膚などの末梢組織からリンパ液により運ばれた抗原の濾過器として機能する．ヒトでは，約数mmから2cmほどの大きさで，リンパ管を介して数珠状に連なり，全身に広く分布している．リンパ液は**輸入リンパ管**を通じてリンパ節に入り，その開口部には，マクロファージが多数局在している．リンパ液やリンパ球は**輸出リンパ管**より出て，**胸管**を経て左鎖骨下静脈より血管に戻る．リンパ節は皮質と髄質に分けられ，髄質には主に抗体を産生する形質細胞が局在する．皮質はBリンパ球が**一次リンパ濾胞**を形成し，その中心にはBリンパ球の増殖に伴い形成される**胚中心**が存在する．皮質と髄質の間には，樹状細胞やTリンパ球が存在する傍皮質があり，そこには背の高い円柱の内皮細胞よりなる**高内皮性小静脈**（high endothelial venule: HEV）が存在し，リンパ球の血管からリンパ節への入口となっている（図8）．

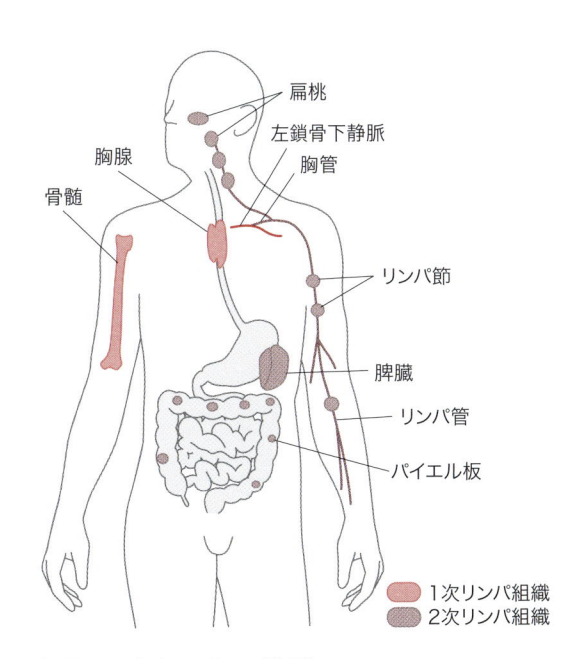

●図7　全身のリンパ組織

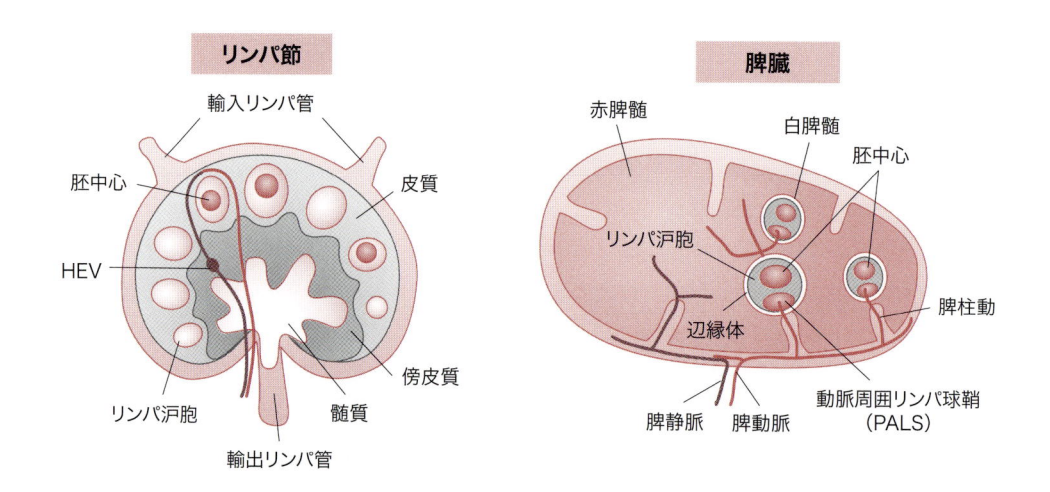

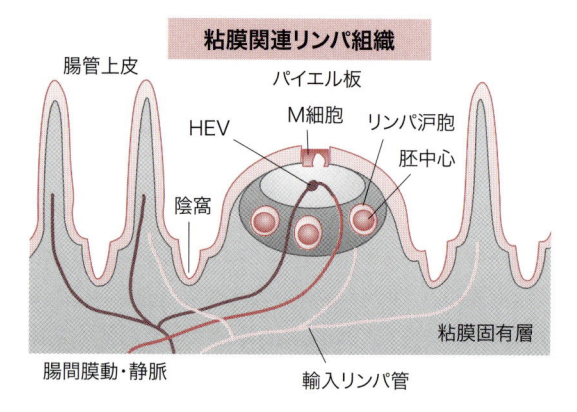

●図8 2次リンパ組織の構造

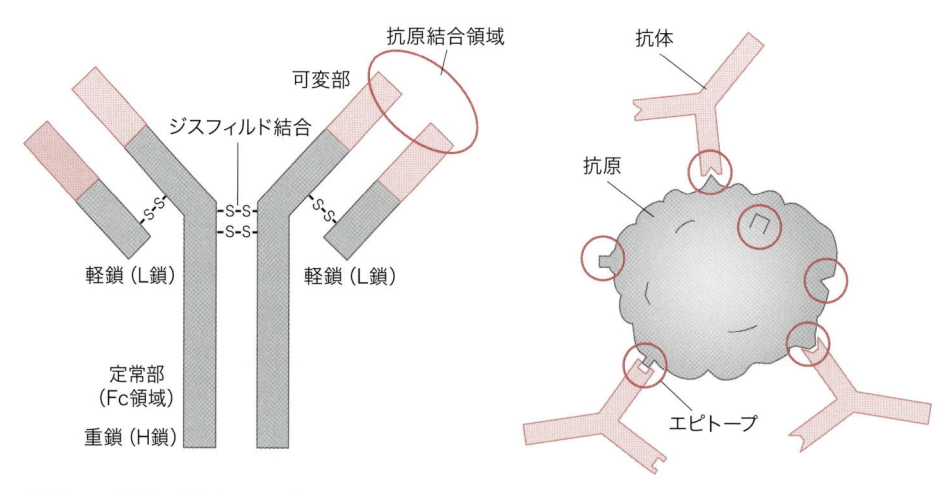

●図9 抗体の構造とエピトープ

❷ 脾臓

　脾臓は古くなった赤血球を処理する赤脾髄とリンパ球が存在する白脾髄からなる．脾臓には輸入リンパ管がなく，血液に乗って運ばれる抗原の濾過器として機能する．Tリンパ球や樹状細胞は中心動脈を囲む**動脈周囲リンパ鞘**と呼ばれる領域に局在し，その周囲にBリンパ球が存在して，リンパ節と同様に一次リンパ小胞と胚中心を形成する（図8）．

❸ 粘膜関連リンパ組織

　パイエル板などの粘膜関連リンパ組織は粘膜経由で侵入する外来抗原に対処している．粘膜関連リンパ組織には輸入リンパ管はなく，粘膜上皮中に存在する**M細胞**が管腔側で抗原を取り込み，粘膜固有層へ吐き出すことで外来抗原を供給している．また，微生物からの刺激を絶えず受けているため胚中心が非常に発達している（図8）．

2 特異的な抗原認識—抗体およびBリンパ球

1）抗体

　特異的に病原体を認識する代表は**免疫グロブリン**（immunoglobulin）である．免疫グロブリンは**抗体**（antibody）とも呼ばれ，4つのサブユニットからなるY字型の構造をしている（図9）．H鎖と呼ばれる同一の2本の長鎖サブユニットとL鎖と呼ばれるこれも同一の2本の短鎖サブユニットから構成され，H鎖同士，あるいはH鎖とL鎖は，ともにジスフィルド結合によって繋がっている．抗体が結合する分子を**抗原**（antigen）といい，Y字型の2本の先端部（**抗原結合部位**）は1対のH鎖とL鎖によって小さな"くぼみ"がつくられ，抗原の一部分（**エピトープ**）と結合する．抗原結合部位は可変部で個々の抗体でアミノ酸配列が異なり，抗原の特異的な認識を担っている．Yの幹の部分は定常部（Fc領域）と呼ばれ，抗体のクラスによりその構造が異なる．抗体にはIgG，IgM，IgA，IgE，IgDの5つのクラスがあり，それぞれのクラスにより抗体の機能に違いがある．

❶ IgG

　血中に最も多く存在し，血中に存在する抗体全体の約70％を占める．IgGは抗原に対するアフィニティー[※8]が高く，血管外への到達性も高いため，ウイルス感染における中和作用に優れている．また，オプソニン作用や抗体依存性細胞傷害活性も高い．さらに胎盤通過性[※9]もよく，母親由来のIgGが免疫システムの発達していない新生児を病原体から保護している．

❷ IgM

　感染初期に分泌され，5つのIgM抗体が結合した五量体として存在する．たくさんの抗原結合部位が存在するため，病原体の凝集に関与し，その拡散を防いでいる．また，補体の古典経路を活性化し，適応免疫が作動するまでの間の感染防御に貢献している．

❸ IgA

　粘膜表面に二量体として大量に存在し，粘膜を超えて侵入する病原体の凝集に関与する．また，母乳中にも分泌され，乳幼児の感染防御に寄与している．しかし，補体の活性化はできない．

❹ IgE

　肥満細胞[※10]や好塩基球[※11]を活性化する．寄生虫の排除に関与するほか，アレルギー反応を引き起こす．

❺ IgD

　すぐに分解されてしまうため非常に血中濃度は低く，その機能も不明である．

2）Bリンパ球受容体とBリンパ球の活性化

　抗体を産生する細胞を**形質細胞**といい，Bリンパ球が分化した細胞である．Bリンパ球は細胞表面上に膜型のIgMとIgDを発現していて，それらは**Bリンパ球受容体**（B cell receptor：BCR）として機能している．BCRの細胞外領域が，いわゆる抗体である．だから，Bリンパ球もおのおの異なった抗原特異性を持つ．

[※8] **アフィニティー**：抗原と抗体の結合力の強さ．親和性ともいう．
[※9] **胎盤通過性**：胎児に栄養や酸素を供給している胎盤には，有害な物質が胎児に移行しないように血液胎盤関門が存在する．血液胎盤関門を越えて胎児へ物質が移行することをいう．
[※10] **肥満細胞**：皮下あるいは粘膜下組織にいる造血幹細胞由来の細胞で，細胞内にヒスタミンなどの顆粒を内包し，I型アレルギー反応の主体をなす．
[※11] **好塩基球**：白血球の一種で，寄生虫感染やTh2反応への関与が示唆されている．

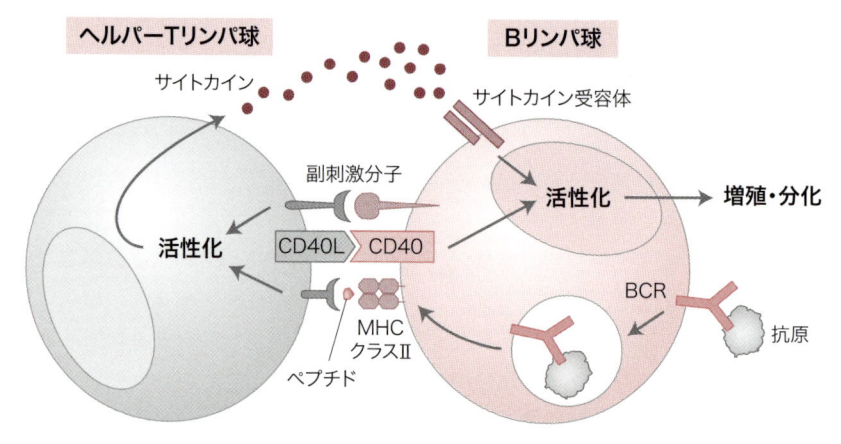

●図10　Tリンパ球によるBリンパ球の活性化

　Bリンパ球が活性化して抗体を産生するには，抗原とBCRの結合のほかに，ヘルパーTリンパ球からの**共刺激**と呼ばれるシグナルを必要とする．最も重要な共刺激シグナルは，T細胞に発現するCD40リガンドとB細胞上のCD40による相互作用である（図10）．

　また，Tリンパ球の助けがなくてもBリンパ球を活性化できる抗原をマイトジェン[*12]といい，活性化マクロファージより産生されるサイトカインと共同して，感染初期のIgM産生を促す．

3）Bリンパ球の成熟―クローン選択

　Bリンパ球が活性化されると，同じ抗原特異性を持ったBリンパ球が増殖する（クローン増殖[*13]）．クローン増殖の過程で，Bリンパ球はBCRの可変領域に変異を加え，抗原との結合力の高いBリンパ球を生み出す．この過程を**親和性成熟**という．また，抗体のクラスをIgMからほかのクラス，すなわちIgG, IgA, IgEに変える．この過程を**クラススイッチ**という．こうしてBリンパ球は，より抗原親和性の高い抗体を産生するクローンが選択され，かつ，病原体の排除に適した抗体をつくるBリンパ球に成熟していく．

　成熟したBリンパ球は，一部は抗体を大量に産生する形質細胞となり，一部は，**記憶Bリンパ球**として，再度病原体に侵された際，瞬時に大量に効果的な抗体を産生できるよう長期にわたって生存する．

❸ 特異的な抗原認識―Tリンパ球とMHC分子

　Tリンパ球はTリンパ球受容体（T cell receptor：TCR）により抗原認識を行う．BCRは直接抗原のエピトープを認識するのに対し，TCRは**抗原提示細胞上のMHC分子により提示された抗原ペプチドを認識**する．

1）MHC分子

　MHC分子には，MHCクラスⅠ分子とMHCクラスⅡ分子の2種類がある．MHCクラスⅠ分子はほとんどの体細胞が持っていて，ウイルスに感染したときに，ウイルスのタンパク質をCD8 Tリンパ球に提示する働きがある．一方，MHCクラスⅡ分子は，食作用で取り込んだ病原体をCD4 Tリンパ球に提示する．つまりMHCクラスⅡ分子はマクロファージや樹状細胞，Bリンパ球などの食細胞だけが持っている分子である（図11）．MHCはヒトではHLA（human leukocyte antigen）とも呼ばれる．HLAに

[*12]　**マイトジェン**：リポ多糖や細菌の細胞表面に存在する糖鎖が代表的である．BCR以外の受容体を介してBリンパ球を活性化するか，抗原の繰り返し構造により，たくさんのBCRを架橋することにより活性化を促す．
[*13]　**クローン**：同じ起源から発生し，同じ遺伝情報を持つ細胞あるいは個体．
[*14]　**対立遺伝子**：同じ遺伝子座にある遺伝子のことで，通常，父方由来と母方由来の2種類の対立遺伝子が存在する．病原体の変異により免疫系による監視を逃れ，宿主が絶滅するのを防ぐため，HLA遺伝子には多くの対立遺伝子が存在しているものと考えられている．

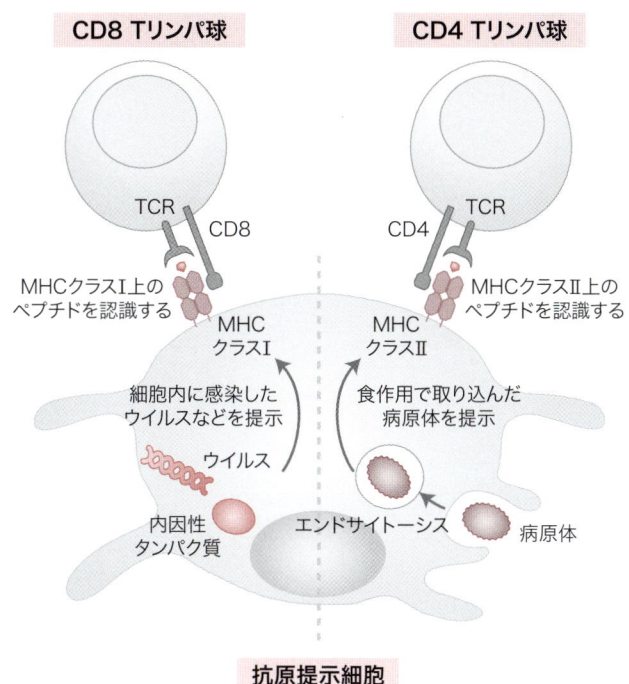

●図11　Tリンパ球による抗原認識

は多くの対立遺伝子※14が存在し，ヒトそれぞれにHLAの形が異なる．骨髄移植等において，このHLAの形が違うと，重篤な拒絶反応が生じてしまう．

2）Tリンパ球の活性化

Tリンパ球は，特定のMHC分子とそれに結合したペプチド抗原のみを認識する．すなわち，同じペプチド抗原であっても，違うMHC分子に提示された場合は，別のTCRを持ったTリンパ球によって認識される．これを，抗原認識における**MHC拘束性**という．

Tリンパ球は，TCRによるMHC上のペプチドの認識に加え，抗原提示細胞上の**副刺激分子**によって活性化される．さらに，Tリンパ球と抗原提示細胞の接着面には，TCR，MHC，副刺激分子やインテグリン※15などの分子が集まって**免疫シナプス**を形成し，さまざまなシグナル分子を集積させて，わずかな抗原量でもTリンパ球が活性化するのを可能にし

ている．一方，細菌などが産生する毒素は，MHCを介さずともTリンパ球を活性化でき，このような抗原は**スーパー抗原**と呼ばれている．

3）Tリンパ球の分化

抗原提示細胞により活性化されたCD4Tリンパ球はIL-2を産生して，専門的な役割をする細胞へと分化する（図12）．すなわち，①IFNγを産生して，マクロファージを活性化する1型ヘルパーTリンパ球（**Th1細胞**），②IL-4を産生して，Bリンパ球に抗体産生やクラススイッチを促す2型ヘルパーTリンパ球（**Th2細胞**）になる．また，IL-17を産生して，真菌などの排除や自己免疫疾患の発症に関与するヘルパーTリンパ球（**Th17細胞**），免疫の活性を抑える機能を持つ**制御性Tリンパ球**にも分化する．

一方，CD8Tリンパ球は**細胞傷害性Tリンパ球**となり，感染部位に遊走し，そこで感染細胞をみつけ出して，その細胞もろとも殺傷する．

＊15　**インテグリン**：　細胞外マトリックスや細胞との接着を担う膜タンパク質．細胞外マトリックスなどからのシグナルを伝え，細胞骨格の制御に関与する．

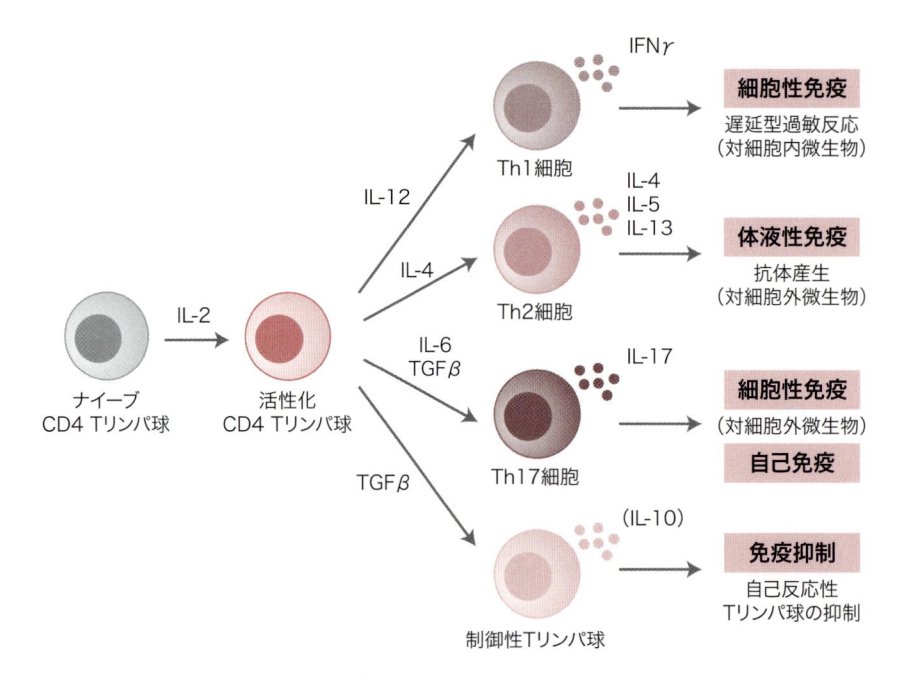

●図12　Tリンパ球の分化

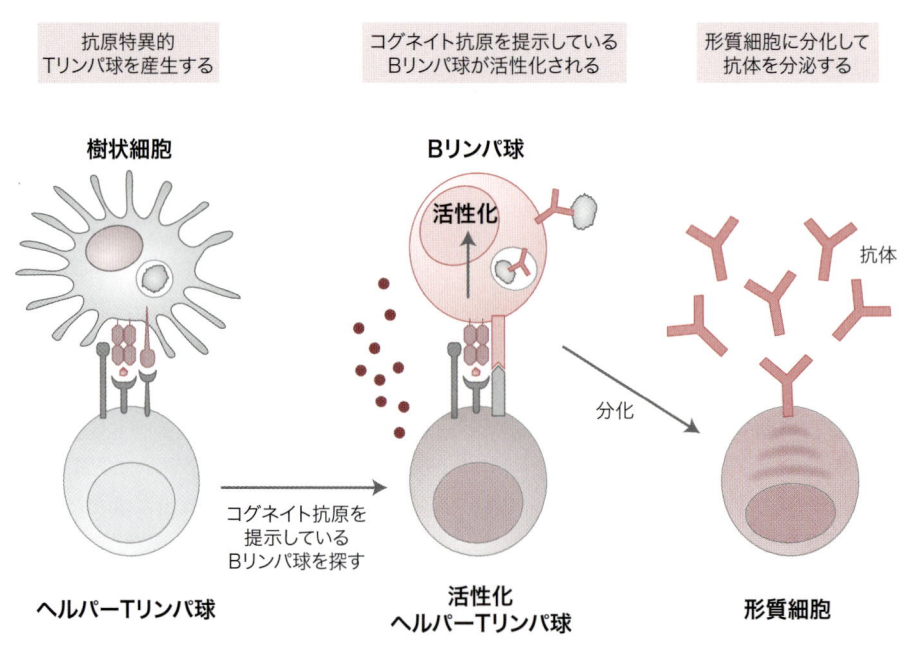

●図13　抗原特異的抗体が産生される機序

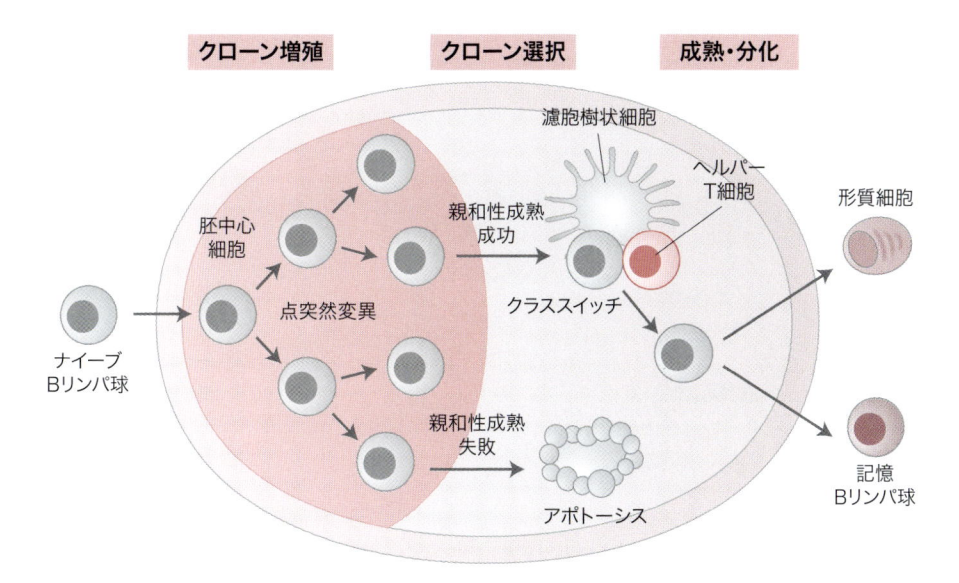

●図14　胚中心におけるBリンパ球の成熟

4 免疫細胞の連携による抗体産生

免疫細胞は全身をダイナミックに移動し，細胞同士が相互に作用しあう．ここでは，免疫細胞がどこに移動し，どの細胞と相互作用して機能するのかという観点で整理する．

1）定常状態

Tリンパ球は骨髄で**多能性造血幹細胞**から**Tリンパ球系前駆細胞**に分化した後，**胸腺**に移動してCD4 Tリンパ球，あるいはCD8Tリンパ球に分化する．Bリンパ球も骨髄で**Bリンパ球系前駆細胞**から分化する．リンパ球は血中に出た後，2次リンパ器官に入り，Tリンパ球は，Tリンパ球領域で抗原提示細胞と接触を繰り返し，認識可能な抗原（コグネイト抗原）がないかサーベイして回り，Bリンパ球はBリンパ球領域に移動して，コグネイト抗原がないかサーベイして回る．いずれもコグネイト抗原との出会いがないと，血中に戻り再び別の2次リンパ器官へと再循環を繰り返す．

2）感染時―抗体産生の初期反応

感染が起こると，抗原を取り込んだ樹状細胞がTリンパ球領域に分布し，細胞遊走因子である**ケモカ**インを分泌してリンパ球を呼び寄せ，抗原をTリンパ球に提示する．Bリンパ球領域では，上皮系細胞である**濾胞樹状細胞**が，補体や抗体によるオプソニン作用により抗原を細胞表面上に提示する．2次リンパ器官でコグネイト抗原と出会ったTリンパ球は，そこでクローン増殖して仲間を増やす．その後血流を介して全身の二次リンパ器官に散らばり，リンパ濾胞内にコグネイト抗原を提示しているBリンパ球がいないかサーベイして回る．一方，コグネイト抗原と出会ったBリンパ球は，抗原を取り込んでMHCクラスⅡ分子に抗原ペプチドを提示する．こうして同じ抗原を認識するTリンパ球とBリンパ球が出会い，Tリンパ球とBリンパ球は相互に活性化しあう（図13）．

3）感染時―抗体産生の後期反応

活性化されたBリンパ球は一次リンパ濾胞へ移動し，そこで急激に増殖して**胚中心**を形成する（図14）．その過程で**親和性成熟**が起こる．すなわち，BCRの可変部をコードする遺伝子に**体細胞突然変異**[※16]と呼ばれる変異が頻繁に起こり，抗原との親和性の高いBCRを持つBリンパ球が選択され，親和性成熟に失敗したBリンパ球はアポトーシスにより除去される．こうして抗体の親和性は1万倍以上にも上昇

[※16] **体細胞突然変異**：生殖細胞以外の体細胞に起こる変異で子孫に伝わることはない．BCRの親和性成熟や，がん化の原因になる．

①中和	②凝集	③オプソニン作用	④補体活性化	⑤抗体依存性細胞傷害
ウイルス毒素など	細菌など	抗原／Fc受容体	補体／膜侵襲複合体／標的細胞	エフェクター細胞／Fc受容体／標的細胞

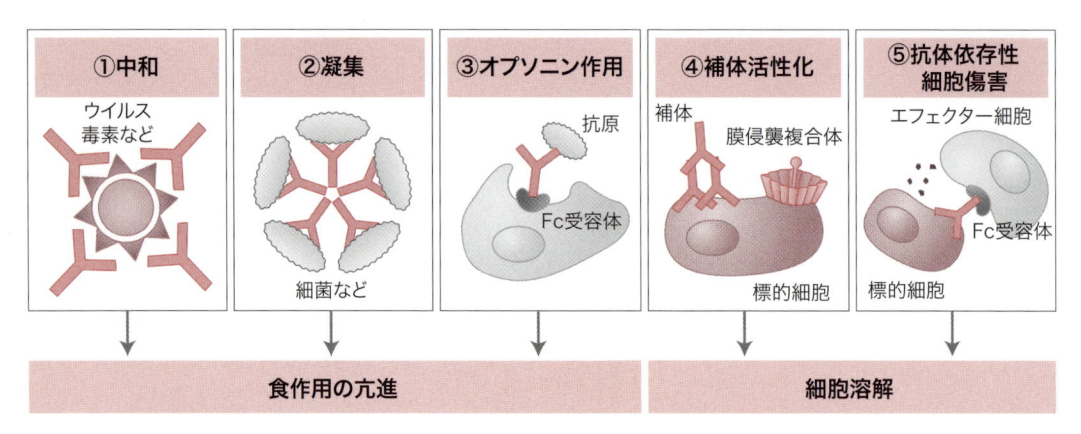

食作用の亢進（③オプソニン作用） ／ 細胞溶解（④補体活性化）

●図15　抗体の機能

する．

　胚中心で進行するもうひとつの現象が，抗体の定常部がIgG，IgA，IgEに変化する**クラススイッチ**である．どのクラスにスイッチするかは，B細胞を活性化するサイトカインによって決定される．すなわち，細菌やウイルス感染で誘導されるIFNγはIgG2aやIgG3といった中和作用やオプソニン作用の強いクラスに，寄生虫感染やアレルギーで誘導されるIL-4はIgG1やIgEといったクラスに，粘膜組織で多く産生されるTGFβはIgAにクラススイッチを促す．そして，成熟したBリンパ球は，**形質細胞**や**記憶B細胞**へと分化する．

5 病原体の特異的な排除機構

　これまで抗原特異的なリンパ球が活性化され抗体ができる機序を学習してきたが，ここでは適応免疫系による排除機構（エフェクター反応）について整理する．

　抗原特異的なエフェクター反応には，抗体反応，細胞傷害反応，遅延型過敏反応がある．なかでも，抗体反応は**体液性免疫**といわれ，細胞傷害反応や遅延型過敏反応は**細胞性免疫**といわれている．

1）体液性免疫

　抗体を介したエフェクター反応には，①中和，②凝集，③オプソニン作用，④補体の活性化，⑤抗体依存性細胞傷害がある（図15）．

❶中和

　病原体は毒素を産生して自然免疫系からの排除をかいくぐるが，抗体は毒素に結合してその作用を中和することができる．また，ウイルスの表面分子に結合して粘膜上皮への接着を阻止する．

❷凝集

　抗体は多価であるため複数の微生物に同時に結合することができる．これにより病原体の凝集を促し，病原体の拡散を防いでいる．

❸オプソニン作用

　病原体によっては食細胞による貪食からエスケープできるものもいる．抗体は特異的に病原体に目印をつけることが可能で，食細胞は目印のついた病原体をみつけると，食作用により殺菌する．

❹補体の活性化

　3つある補体の活性化経路の中で，古典経路は抗体が活性化の引き金を引く経路である．抗体に補体が結合することで一連のカスケードが活性化される．

❺抗体依存性細胞傷害

　多くの免疫細胞は細胞表面にFc受容体を持っている．そこに抗体のFc部分が結合すると，細胞は活性化され，細胞内顆粒やサイトカインを分泌して細胞を傷害する．このような反応を**抗体依存性細胞傷害**という．好中球，マクロファージ，NK細胞は主にIgGが，好酸球[※17]，好塩基球，肥満細胞はIgEが抗体依存性細胞傷害を誘導する．

　このような抗体を介したエフェクター反応を**Th2反応**といい，Th2反応を誘導するエフェクターヘルパーTリンパ球を**Th2細胞**という．Th2細胞は，寄生虫感染やダニ抗原，アレルギーなどによって産生

---

*17　**好酸球**：白血球のひとつで，喘息やI型アレルギー，寄生虫感染などで増加する．

されるIL-4などのサイトカインにより誘導される．

2）細胞性免疫

感染初期には特異的な抗体はまだ産生されていないため，ウイルスや結核菌などによる細胞内への寄生を許してしまう．また，抗体は細胞内に潜む病原体には無力なため，そのような病原体を排除する機構が別途必要である．それを担うのがCD8 Tリンパ球による①**細胞傷害反応**と，CD4 Tリンパ球による②**遅延型過敏反応**である．

❶細胞傷害反応

細胞傷害性Tリンパ球は，CD8を発現したTリンパ球で，MHCクラスⅠ分子上に提示された抗原ペプチドを認識する．CD8 Tリンパ球は，CD4 Tリンパ球の分泌するIL-2や，抗原提示細胞による共刺激シグナルにより活性化する．活性化したCD8 Tリンパ球は増殖・成熟し，細胞内に殺菌作用を持った顆粒を蓄えて，**細胞傷害性Tリンパ球**になる．細胞傷害性Tリンパ球は，血管内を循環して感染巣に運ばれ，炎症巣から分泌されるケモカインの作用により組織に出る．MHCクラスⅠ分子に提示されたコグネイト抗原をみつけ出すと，パーフォリンやグランザイムなどの顆粒を放出して細胞膜に穴を開けたり，Fasを介して標的細胞にアポトーシスを誘導して，感染細胞もろとも殺傷する（図16）．

❷遅延型過敏反応

結核菌はマクロファージによる食作用を逃れて細胞質内で生存する．そのような場合は，CD4 Tリンパ球による遅延型過敏反応が作動する（図17）．まず，2次リンパ器官において抗原提示細胞により抗原特異的CD4Tリンパ球が活性化され，**エフェクターヘルパーTリンパ球**となる．エフェクターヘルパーTリンパ球は血流によって感染巣に運ばれ，MHCクラスⅡに抗原を提示しているマクロファージとの相互作用により活性化する．すると，ケモカインを分泌して単球を血中から呼び寄せて食細胞を動員したり，IFNγなどのサイトカインを分泌してマクロファージをさらに活性化したりする．活性化されたマクロファージはエフェクターヘルパーTリンパ球をさらに活性化し，正のフィードバック機構が働いて，病原体は排除される．

このような細胞傷害性Tリンパ球やエフェクターヘルパーTリンパ球を介したエフェクター反応を

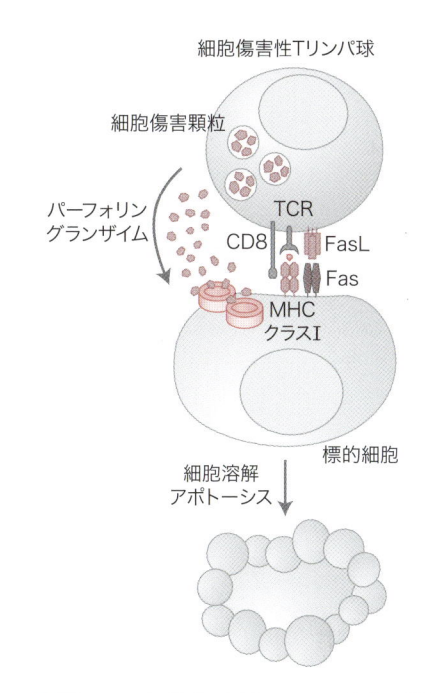

●図16　細胞傷害性Tリンパ球の機能

Th1反応といい，Th1反応を誘導するエフェクターヘルパーTリンパ球を**Th1細胞**という．Th1細胞は，細菌や真菌，ウイルス感染などで誘導され，抗原提示細胞が分泌するIL-12やNK細胞やT細胞自身が分泌するIFNγなどのサイトカインによって誘導される．

こうして，2つのバリアを超えて侵入してきた病原体に対し，自然免疫系と適応免疫系による連携作用によって，最終的に病原体は排除される．

6 免疫記憶

はじめて感染した場合（1次免疫応答），約1週間以内にIgMが産生され，その後しばらくしてから抗原特異的IgGが産生される．一方，2回目以降の感染時（2次免疫応答）には，IgMは1回目と同じように産生されるが，抗原特異的IgGは数日以内に大量に産生される（図18）．このように2次免疫応答時に，より迅速に，より大きく，抗原特異的に起こる反応を**免疫記憶**という．

はしかやみずぼうそうに2度かからないのは，この免疫記憶のおかげである．1回目の感染時に，病原体を特異的に認識できる免疫細胞が，一部記憶細

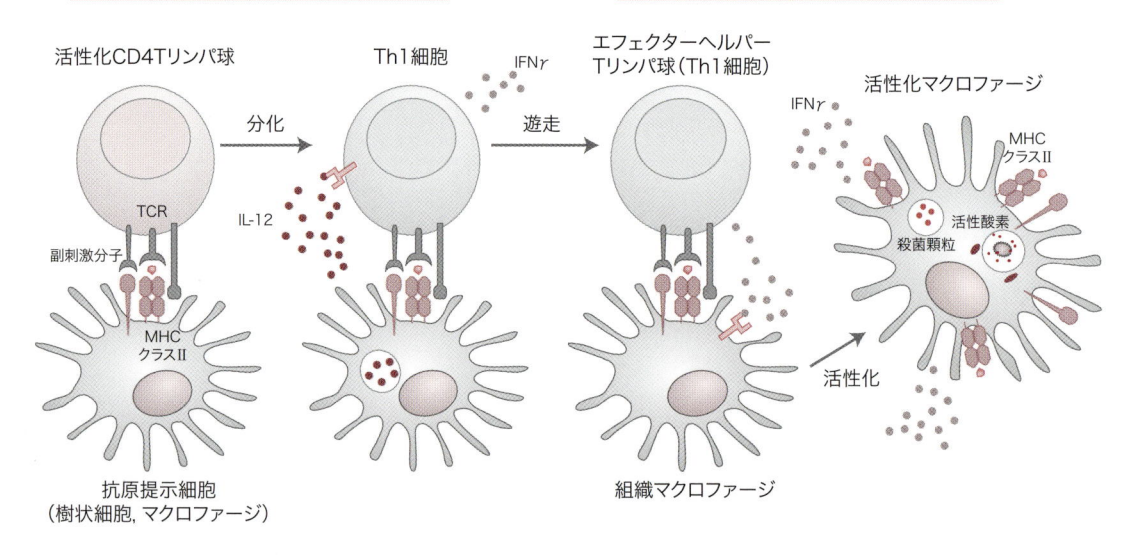

●図17 遅延型過敏反応の機序

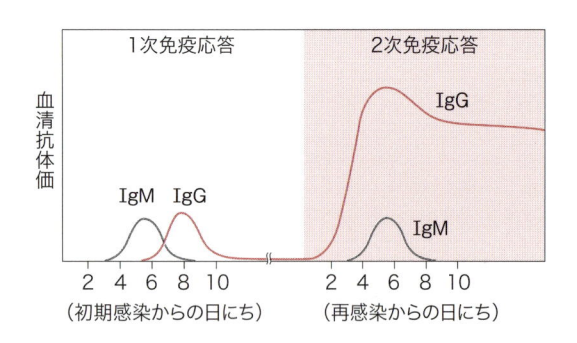

●図18 1次免疫応答と2次免疫応答

胞となってからだに残っているため，次に病原体が侵入したときに迅速に免疫反応が起き，病原体が駆除される．記憶Bリンパ球は病原体を認識すると速やかに形質細胞に分化し，親和性の高い抗体を産生する．記憶CD4Tリンパ球については，その存在は示唆されているものの未だ同定されておらず，その詳細は不明である．記憶CD8Tリンパ球は，2次免疫応答時により大量のIFNγを分泌することが知られているが，詳細についてはやはり不明である．また免疫記憶は，終生維持され続けることから，記憶リンパ球が長期にわたって存在していることが示唆されるが，どこでどのように生息しているのか，そ

の詳細についてはまだわかっていない．

4 多様性の獲得と免疫寛容

感染防御の観点から，免疫システムによる病原体の認識，排除，情報伝達機構について概説してきた．しかし，われわれの周囲には無数の微生物が存在する．それでは，いったい適応免疫系はどのようにして無数の病原体を特異的に認識できるのだろうか？ここでは，適応免疫系の多様性獲得の機序と，宿主自身には攻撃しない自己免疫寛容の成立機序について学習する．

1 多様性の獲得

たとえば免疫グロブリンの場合を例に考えてみよう．BCR（抗体）はH鎖とL鎖の二つのサブユニットからなり，L鎖にはκ鎖とλ鎖がある．それぞれのサブユニットには定常部（C領域）と可変部（V領域）があり，H鎖の可変部をコードする遺伝子断片はV_H, D_H, J_Hといい，L鎖の可変部をコードする

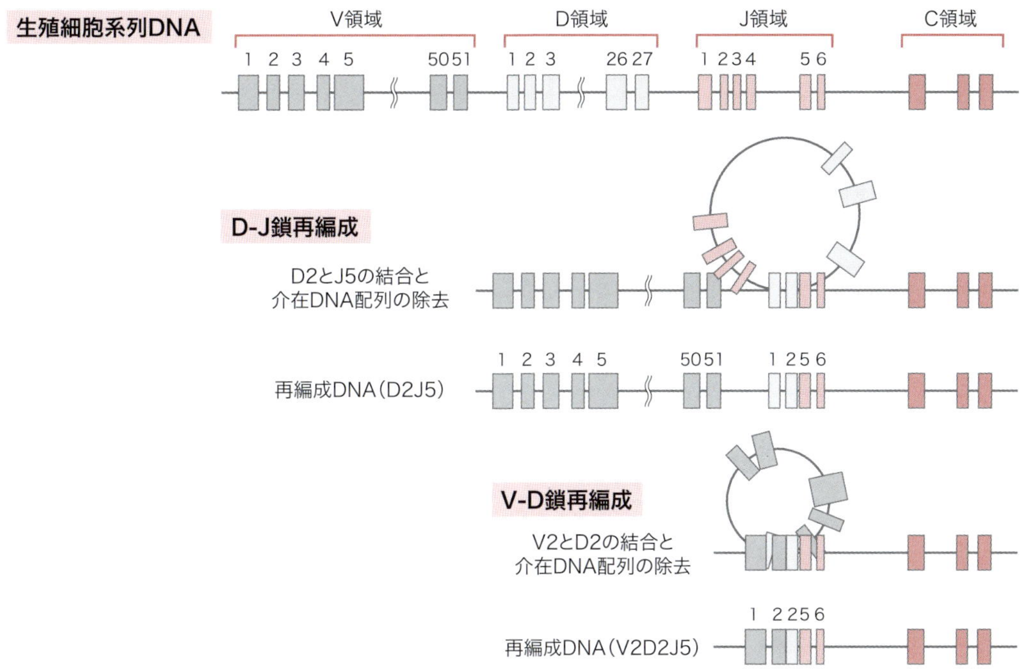

●図19　免疫グロブリンH鎖の遺伝子再構成

遺伝子断片はVκ，Jκ，Vλ，Jλという．Bリンパ球はそれぞれ，κ鎖あるいはλ鎖のどちらか一方のL鎖を用いている．H鎖とL鎖はともに，複数の遺伝子断片がランダムに選択され，つなぎ合わされてつくられ，この過程を**遺伝子再構成**という（図19）．

たとえば，V_Hには51種類，D_Hは27種類，J_Hは6種類の遺伝子断片があり，V_H，D_H，J_Hからそれぞれひとつずつ遺伝子断片がランダムに選択されてH鎖がつくられる．また，Vκには40種類，J_Hは5種類，Vλは30種類，Jλは4種類の遺伝子断片が存在する．よって，それぞれの遺伝子断片からひとつずつ遺伝子断片が選択され，ひとつのBCR（抗体）ができる組み合わせは，$(51 \times 27 \times 6) \times \{(40 \times 5) + (30 \times 4)\}$で$2.6 \times 10^6$通りにも昇る．

では，遺伝子断片はどのように再編成されているのだろうか？　たとえば，免疫グロブリンのH鎖の場合，生殖細胞系列DNAの5′側からV，D，J遺伝子が並んでいる．まず，DとJからそれぞれひとつの遺伝子断片が選び出され，選ばれたD遺伝子断片の3′末端と，J遺伝子断片の5′末端が結合する．すると，その間にあるDNA配列が環状となり除かれる．

そしてD遺伝子断片とJ遺伝子断片が結合してDJ配列ができる．さらに，Vからひとつの遺伝子断片を選択され，これまたDJ配列との間にあるDNA配列を除くことによりVDJ配列ができ上がる．この"つなぎ合わせ"の過程でも，DNAの修復にさまざまな塩基配列のバリエーションが加わり，多様性がさらに増す．こうして，どんな抗原に対しても対応しうるだけの多様性が生まれる．

2　Bリンパ球への分化

リンパ球は，骨髄において多能性造血系幹細胞から分化した，リンパ球系共通前駆細胞から分化する．Bリンパ球系前駆細胞は，BCRの遺伝子再構成を行い，細胞表面にIgM型のBCRを発現して，未成熟Bリンパ球となる．この段階で自己抗原と出会うと，アポトーシスや，抗原刺激に対して応答しない**アネルギー**が誘導される．そして，1次リンパ器官である骨髄から出て2次リンパ器官へ移動する．

3　Tリンパ球への分化

骨髄で分化したTリンパ球系前駆細胞は胸腺に移動し，そこでTリンパ球に分化する．胸腺は心臓の

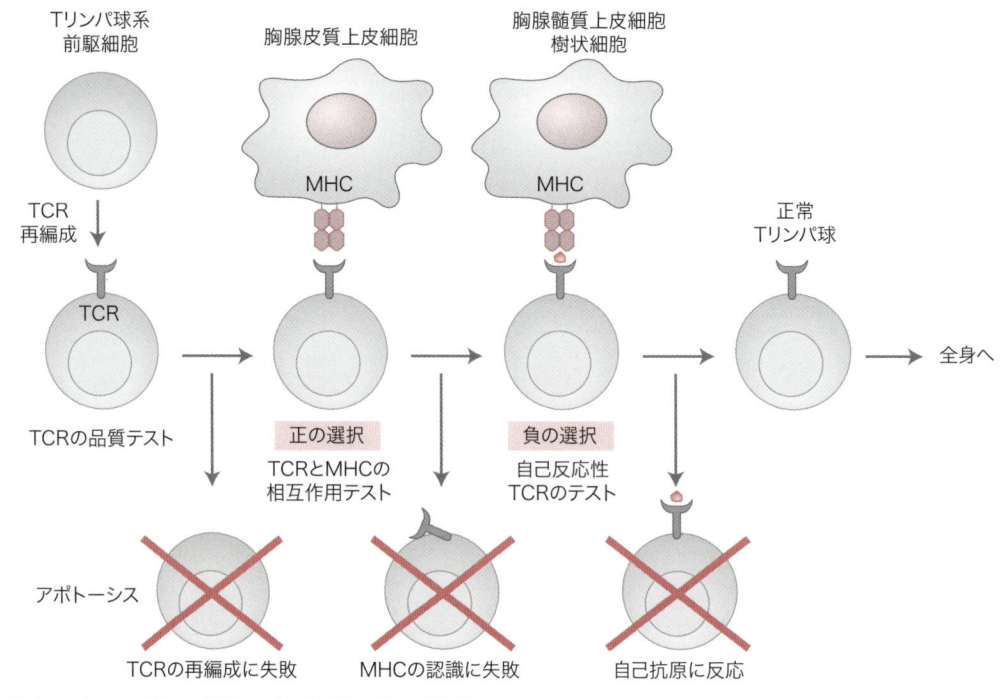

●図20 Tリンパ球の正の選択，負の選択

手前にある1次リンパ器官で，組織学的に皮質と髄質よりなり，皮質には分化途上の胸腺細胞や皮質上皮細胞が，髄質にはマクロファージ，樹状細胞，髄質上皮細胞が存在する．胸腺におけるTリンパ球の分化には2つの側面がある．すなわち，①CD4Tリンパ球，CD8Tリンパ球への分化，と②正の選択・負の選択によるMHC拘束性の確立と自己反応性クローンの除去である．

1) CD4Tリンパ球，CD8Tリンパ球への分化

Tリンパ球系前駆細胞は，胸腺に入ると皮質に移動する．この段階の胸腺細胞は，まだTCRおよび，CD4分子やCD8分子は発現していない．その後，TCR β鎖の遺伝子再構成を行い，再編成に成功した細胞は，クローン増殖する．この段階で胸腺細胞はCD4，CD8の両方を発現した細胞になる．これらの細胞は，皮質からさらに髄質へ移動し，CD4あるいはCD8のどちらか一方の発現がなくなり，CD4Tリンパ球あるいはCD8Tリンパ球となり胸腺から出ていく．

2) 正の選択・負の選択—MHC拘束性の確立と自己反応性クローンの除去

遺伝子再構成を終えてTCRを発現するCD4$^+$CD8$^+$T細胞は，皮質上皮細胞が発現するMHC分子と出会う（図20）．MHC分子と結合できるTCRを持つ胸腺細胞は，生存シグナルを得て次の段階に分化できるが，そうでない胸腺細胞はアポトーシスを起こして死滅する．この過程を"**正の選択**"といい，これにより，T細胞が抗原を認識する際の**MHC拘束性**が確立する．胸腺の皮髄境界部には樹状細胞が多数存在し，それらは自己抗原由来ペプチドをMHC分子上に提示している．また，髄質上皮細胞はMHC分子と胸腺外のタンパク質を多数発現していることが知られている．分化途中の胸腺細胞がこれらの細胞と出会い，TCRがMHC上の自己抗原由来ペプチドと強く結合するとアポトーシスが誘導され死滅する．この過程を"**負の選択**"といい，この過程により，自己反応性のT細胞が除去される．これを**中枢性免疫寛容**という．

4 末梢性免疫寛容

胸腺において自己反応性クローンの除去が行われても，あらゆる自己抗原が胸腺に発現しているとは限らないため，末梢に一部の自己反応性Tリンパ球が出現してしまう．それでも自己を攻撃しないよう，

免疫の活性を負に制御する**末梢性免疫寛容**の機構がある．

❶アネルギー
CD4Tリンパ球は，副刺激分子によるシグナルなしにMHC上の抗原ペプチドを認識すると，活性化されないばかりか抗原に反応できない**アネルギー**の状態になる．末梢組織の多くの細胞には副刺激分子の発現が認められないため，自己反応性Tリンパ球は自己抗原と出会ってもアネルギーとなり，自己反応性が抑制される．

❷制御性Tリンパ球
CD4Tリンパ球の中に，免疫反応が行き過ぎないよう負に制御する，**制御性Tリンパ球**という細胞がいる．制御性Tリンパ球が先天的に欠損した患者は，重篤な自己免疫疾患を発症することが知られている．また，CD4Tリンパ球の中には，TGFβやIL-10などの強力な抑制性サイトカインを分泌する細胞も存在する．

このような機構により，免疫が自己に対して攻撃しないよう制御されている．

5 免疫と病気

免疫システムは，病原体と自己を識別し，病原体は排除し，自己に対しては寛容にふるまわなくてはいけない．このシステムに異常を来たすと，さまざま病気が起こる．

自己免疫寛容に破綻を来たすと，自己の成分に対し攻撃が起こり，自己免疫疾患となる．

本来，宿主の脅威とはならない花粉などに対し過剰に反応し，宿主を困らせてしまうのがアレルギー疾患である．

一方，免疫システムの認識・排除機構に障害を認め，慢性的な感染症や日和見感染症[※18]にかかりやすくなるのが，免疫不全症である．ここでは，免疫と病気の関係について学習する．

1 自己を攻撃する自己免疫疾患

自己免疫寛容が破綻して，自己由来の成分（自己抗原）に対して免疫応答してしまう疾患を自己免疫疾患という．抗原は，通常自己のタンパク質であるが，DNAやリン脂質[※19]などの場合もある．自己抗原に対する抗体を自己抗体といい，自己免疫疾患では，血清中にしばしば自己抗体を認め，自己抗体や補体が標的組織に沈着しており，標的組織や臓器にはしばしば免疫細胞の浸潤が認められる．自己免疫疾患の臨床像は，標的組織や臓器の破壊という1次病変と，それに伴う組織や臓器の機能喪失による2次病変により決まる．

1）自己免疫疾患の病態
自己抗体を介した自己免疫疾患は，抗体による中和（アンタゴニスト），刺激（アゴニスト），オプソニン作用，補体の活性化などが発症に関与する．たとえば，**重症筋無力症**では，アセチルコリン受容体に対する中和抗体により，アセチルコリンによる神経-筋接合部における情報伝達が遮断され，脱力が起こる．**バセドウ病**では，甲状腺刺激ホルモン受容体に対する刺激抗体により，甲状腺ホルモンの産生が亢進し，動悸などが起こる．**自己免疫性溶血性貧血**や**特発性血小板減少性紫斑病**は，赤血球や血小板に対する自己抗体によるオプソニン作用や補体の活性化により，標的細胞が破壊される．しかし，自己免疫疾患の多くは，自己抗体の作用のみでは病状を説明できない場合が多く，自己反応性ヘルパーTリンパ球を介した炎症性サイトカインや遅延型過敏反応，あるいは，抗体依存性細胞傷害や自己反応性細胞傷害性Tリンパ球などが原因で組織破壊が生じている可能性もある．

2）自己免疫疾患の病因
自己免疫疾患の病因として，遺伝的要因と環境的要因の両方が関係しており，いずれも複数の遺伝子異常や環境的要因が絡み合って，自己免疫疾患が発症するものと考えられている．

❶遺伝的要因
自己免疫疾患にかかわると考えられている遺伝子

[※18] **日和見感染症**：普段は免疫力により制圧されている病原体が，免疫能の低下に伴い暴れだし，重篤な症状を呈する感染症．

[※19] **リン脂質**：細胞の脂質二重膜を構成する主要成分で，リン酸を含む複合脂質．

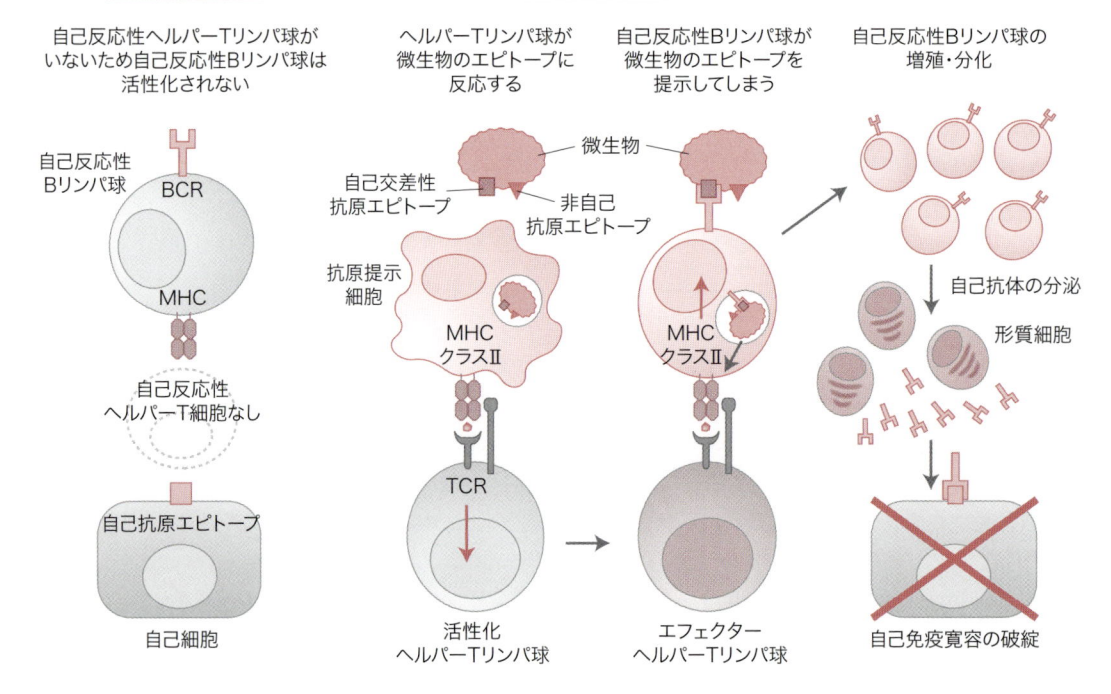

●図21　交差反応のしくみ

としては，MHC分子がよく知られている．MHC分子の構造が変化することで，自己抗原に対するTCRの親和性が変化して，自己反応性ヘルパーTリンパ球を活性化してしまうのかもしれない．非MHC分子としては，副刺激分子や，自己免疫疾患が女性に多いことから性関連遺伝子の関与が示唆されている．

❷環境的要因

環境要因としては，感染性病原体，薬物，食事などとの関連が示唆されている．特に，腸内細菌などの共生微生物が宿主の免疫システムに影響を与えていることが明らかにされ，腸内細菌叢と自己免疫疾患との関連が示唆されている．

3）自己免疫寛容の破綻

Bリンパ球は，自己も含めたさまざまなエピトープに対するレパートリーを，あらかじめ準備している．しかし，自己反応性Tリンパ球は，胸腺における"負の選択"により消去されるため，自己反応性Bリンパ球が活性化されることはない．では，どのようにして自己免疫寛容が破綻して，自己に対する攻撃が生じてしまうのだろうか？

たとえば，マイトジェンによりTリンパ球非依存的にBリンパ球が活性化されると，自己反応性Bリンパ球も活性化されて，自己抗体が産生されてしまう可能性がある．

あるいは，病原体の中には，自己抗原と類似したエピトープを持つものがいる．そのような病原体が感染すると，ヘルパーTリンパ球はそれらを外来抗原と認識し，Bリンパ球を活性化する．しかし，産生された抗体は病原体のみならず自己抗原に対しても**交差反応**してしまい，自己に対して攻撃してしまう（図21）．

2 免疫が過剰に反応するアレルギー

無害な抗原に対して過剰な反応が起こり，逆に病気を引き起こす反応を**過敏症**，あるいは**アレルギー**という．アレルギーの原因となる物質を**アレルゲン**といい，アレルゲンと接触してから発症するまでの時間によって**即時型過敏症**と**遅延型過敏症**に分類される．即時型過敏症は抗体が関与し，遅延型過敏症はおもにエフェクターヘルパーTリンパ球が関与する．

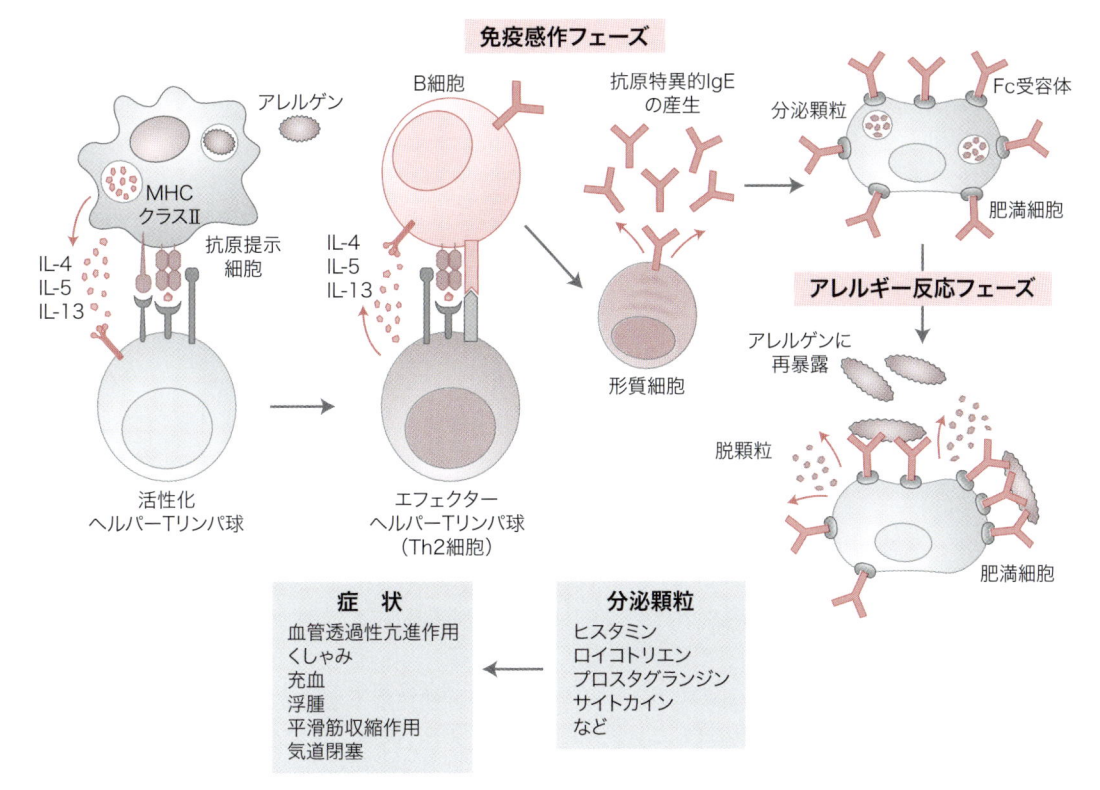

●図22　I型アレルギー反応の機序

1）即時型過敏症

即時型過敏症は関与する抗体のクラスとそれに伴う病態の違いにより3つに分類される．

❶ I型過敏症

I型過敏症は，喘息，花粉症，ハチアレルギーに代表される，われわれが一般的にアレルギーと呼んでいるものである．I型過敏症は以下の機序により誘導される（図22）．まず，宿主がアレルゲンに暴露されると，ヘルパーTリンパ球はTh2細胞へと分化しIL-4を産生する．IL-4はIgEへのクラススイッチを促し，産生されたIgEは**肥満細胞**に結合する．ここで再びアレルゲンにさらされると，アレルゲンと抗体が結合し，肥満細胞からヒスタミンなどが分泌される．これらは，血管拡張，血管透過，平滑筋収縮，細胞遊走などの作用があるため，炎症局所には細胞外液の増加や好酸球や好中球の浸潤が認められ，咳，鼻水，浮腫，呼吸困難などの症状が引き起こされる．一般に過敏症反応は局所的であるが，ハチアレルギーのように全身性に起こることもある．

このような全身性アレルギー反応を**アナフィラキシー**と呼び，血管拡張と血管透過作用により，粘膜浮腫，血圧低下，気道閉塞などの重篤な症状に陥ることもある．

❷ II型過敏症

II型過敏症は，細胞あるいは組織上の抗原に反応するIgGおよびIgMが関与する過敏症で，代表例が**血液型不適合輸血**である．A型の赤血球をA型以外の血液型のヒトに輸血すると，輸血されたヒトでは，あらかじめ血清中に存在している抗A抗体が，ドナー赤血球上のA型抗原と結合し溶血が起こる．一方，A抗原もB抗原もないO型赤血球を輸血した場合は，抗体により認識されないため溶血は起こらない．このような反応をII型過敏症という．

❸ III型過敏症

III型過敏症は，細胞抗原以外の抗原に対し，主にIgG抗体が結合して起こる過敏症である．免疫複合体が腎臓などの組織に沈着し，組織に傷害を引き起こす反応である．

2）遅延型過敏症

遅延型過敏症はエフェクターヘルパーTリンパ球によって起こる反応で，**接触過敏症**がその代表である．うるし，化粧品，ニッケルなどの金属と接触した数日後に，発赤，腫脹，痒みを伴う湿疹が生ずる．接触過敏症を引き起こす原因物質は非常に低分子で，それ自体では免疫反応を誘導することはできないが，宿主のタンパク質と結合して新たなエピトープを獲得すると，免疫反応を誘導する．そのような物質は**ハプテン**と呼ばれている．ふたたび原因物質に接触すると，免疫細胞が活性化されて過敏症を引き起こす．

アレルギーは，近年ますます増加し社会問題化しているが，その背景として衛生環境の変化が挙げられる．IgEは本来，寄生虫感染時に産生され，寄生虫排除の役割を担っていた．しかし，上下水道などの衛生環境が改善され，寄生虫感染症自体が少なくなり，寄生虫対策にIgEが消費されなくなってしまった．また，抗生物質の普及により，Th1反応を誘導する細菌感染も少なくなり，ヘルパーTリンパ球がTh2細胞に偏って分化してしまっているのではないかと考えられている．このように免疫システムは，われわれを取り囲む社会環境や自然環境からも大きな影響を受けている．

3 免疫が機能しない免疫不全

免疫不全症には，遺伝子異常による先天性免疫不全症と，後天的に免疫不全になるものとがある．後天性免疫不全は，栄養失調，糖尿病などによる主に免疫系以外が原因のものと，急性白血病，免疫抑制剤や抗がん剤による治療，骨髄移植などによる免疫系が原因のもの，そして，HIVウイルスによる**後天性免疫不全症候群**（acquired immunodeficiency syndrome：AIDS）に大別される．いずれの免疫不全症も，免疫システムにおける排除機構の障害，あるいは免疫記憶に関する障害のため，慢性的な感染症や**日和見感染**を発症しやすくなる．

1）先天性免疫不全症

免疫システムにかかわる分子に遺伝的欠損があると，先天的に免疫不全症が発症する．比較的稀な疾患であるが，原因遺伝子の機能に応じてさまざまな病態を呈する．たとえば，自然免疫系では，補体異常により細胞傷害活性や食細胞による貪食活性の低下を認める**先天性補体異常症**，食細胞による殺菌作用に障害を認める**慢性肉芽腫症**などがあり，いずれも細菌に対して易感染性である．適応免疫系でも，造血幹細胞からリンパ球系前駆細胞への分化に障害を認める**重症免疫不全症**は，リンパ球が存在しないため重度の免疫不全を呈する．また，B細胞系への分化障害を認める**X染色体性無γグロブリン血症**は体液性免疫に障害を，T細胞系への分化障害を認める**複合免疫不全症**，胸腺の形成が不完全である**胸腺無形成症**は細胞性免疫に障害を認める．

2）後天性免疫不全症候群（AIDS）

1981年に，従来，免疫不全症患者にしか認められない，カリニ肺炎やカポジ肉腫という稀な病気を発症する集団が報告され，後天性免疫不全症候群（AIDS）という病名がつけられた．1983年，AIDS患者から**ヒト免疫不全ウイルス**（human immunodeficiency virus：HIV）というウイルスが単離され，これがAIDSの原因であることが判明した．HIVはレトロウイルス[20]の仲間で，セックスや，血液を介して感染する．発展途上国では異性間セックスにより，生殖年齢の20％以上がHIVに感染している国もあり，母子感染[21]も深刻な問題となっている．先進諸国では，同性愛者，麻薬乱用者，HIVに感染した汚染血液製剤を投与された患者に，HIV感染者は比較的限局していたが，近年異性間セックスを介したHIV感染が増えている．

HIV感染の臨床経過は，①感染期，②潜伏期，③AIDS期の3つの病期に区分することができる．

❶感染期

HIVの膜表面分子がTリンパ球のCD4分子と結合し，細胞膜融合することにより感染する．感染の直

---

* [20] **レトロウイルス**：RNAを遺伝情報とするウイルスで，宿主の細胞内で逆転写酵素によってDNAを合成し，宿主のDNAにウイルス由来DNAを挿入して増殖する．
* [21] **母子感染**：妊娠期に胎盤を通じて（経胎盤感染），出産時に産道を通じて（経産道感染），母乳を通じて（経母乳感染），子供に感染すること．HIVはいずれの経路でも感染が起こり，予防手段を講じないと，約30％の子供に感染する．

●図23 AIDSの発症

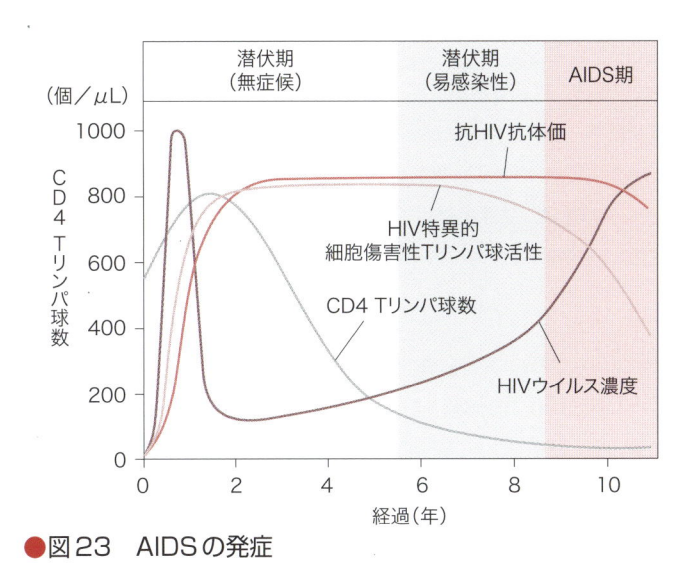

後は，インフルエンザのような発熱，倦怠感，咽頭痛などを認める．ほかのウイルス感染と同じようにHIVに対する抗体が産生され，細胞傷害性Tリンパ球も誘導されて，大部分のウイルスは排除される．

❷潜伏期

感染したウイルスは，宿主の細胞内で逆転写酵素を用いてウイルスDNAをつくる．HIVウイルスは変異を起こす頻度が非常に高く，免疫システムによる排除から逃れ潜伏する．潜伏期間は個人差があるが，平均10年程で，HIV感染者はその間ほとんど自覚症状を認めない．潜伏期間中，免疫システムはウイルスとの激しい攻防を続けるが，徐々にCD4ヘルパーTリンパ球の数および機能が低下し免疫不全状態になり，AIDSが発症する．それによりHIVウイルスも再活性化する（図23）．

❸AIDS期

AIDSが発症すると，市中感染症に罹患しやすくなるほか，カンジタ症，カリニ肺炎などの日和見感染に罹患しやすくなる．結核の再燃もしばしば認められる．AIDS患者では免疫不全のみならず，自己免疫疾患や薬剤アレルギーなど，免疫系の異常を伴うことも多い．

HIVに対する治療は，HIVウイルスの複製を阻害する**逆転写酵素阻害剤**やHIVプロテアーゼの活性を阻害する**プロテアーゼ阻害剤**による，多剤併用療法[※22]が行われる．HIVワクチン[※23]の実用化に向けた研究が進められているが，HIVが非常に変異しやすい点，潜伏期間が長く有効性の評価が難しい点などから，まだ実用化には至っていない．

まとめ

- 病原体からの生体防御は，宿主をとりまく環境，宿主の物理的・化学的バリアと免疫システムにより担われている．
- 免疫システムは，自然免疫系と適応免疫系に大別される．
- 免疫システムは，認識システム，排除システムが情報伝達システムにより有機的に繋がった生体防御システムである．

※22 **多剤併用療法**：HIVは非常に変異しやすいため，単剤治療ではすぐに薬剤耐性ウイルスが生じやすく，副作用も強い．作用機序の違う複数の薬剤を併用することで，治療効果の向上，薬剤耐性や副作用の軽減を可能にしている．

※23 **ワクチン**：弱毒化した病原体（生ワクチン），あるいは殺菌した病原体成分（不活化ワクチン）をあらかじめ接種し，宿主に病原体に対する免疫記憶を誘導することで感染予防を行う医療技術．

- 病原体が宿主に侵入すると，自然免疫系は病原体に共通する構造を認識することで病原体の侵入を感知し，食細胞による食作用，NK細胞や補体系による細胞傷害作用により病原体の排除を行う．
- 自然免疫系による免疫反応は，リンパ球が主役を担う適応免疫系を誘導する．
- Tリンパ球は，抗原提示細胞のMHC分子に提示された抗原を認識して，活性化される．
- CD4陽性のヘルパーTリンパ球は，抗原特異的にBリンパ球を活性化する．
- Bリンパ球は抗体を産生し，抗体は特異的に抗原と結合して，中和やオプソニン作用により特異的に病原体を排除する．
- 活性化されたエフェクターヘルパーTリンパ球は，マクロファージによる病原体の排除を増強する．
- CD8陽性の細胞傷害性Tリンパ球は，抗原特異的に細胞を殺傷する．
- 免疫は記憶され，再び同じ病原体による感染を防いでいる．
- Bリンパ球受容体（抗体）およびTリンパ球受容体は，遺伝子再構成により，抗原に対する多様性を獲得する．
- 胸腺におけるTリンパ球の正・負の選択により自己に対する免疫寛容が確立する．
- 自己免疫寛容が破綻すると，自己免疫疾患になる．
- アレルギーは主にIgEと肥満細胞による免疫系の過剰反応により引き起こされる．
- 免疫不全症は免疫システムの障害により，病原体を排除できない疾患である．
- AIDSはHIV感染によって発症する後天性の免疫不全症である．

3章 細菌

細菌は生命を持つ生き物のひとつであり，地球に生命が誕生した頃の"原始生命体"に近い生命体と考えられる．核膜を持ち染色体を核一カ所に整理されたヒト細胞（真核生物）と異なり，細菌は核膜を持たず原核生物と呼ばれる点や個体が二分裂増殖するなどの点で異なるものの，全体的には細菌はヒト細胞と類似している点も多い．本章では，細菌の形態・生理・構造と機能相関を簡単に学ぶ．非病原菌と病原菌の違いはさまざまな病原因子をつくるか否か（したがって病原因子遺伝子を持つか否か）の点であり，基本的な生物としての特徴は変わらない．細菌の遺伝子交換の巧妙な仕組みが病原菌の病原因子遺伝子獲得に関与している可能性がある．

Keyword コッホの3（4）原則，グラム染色，病原因子，遺伝子伝達法

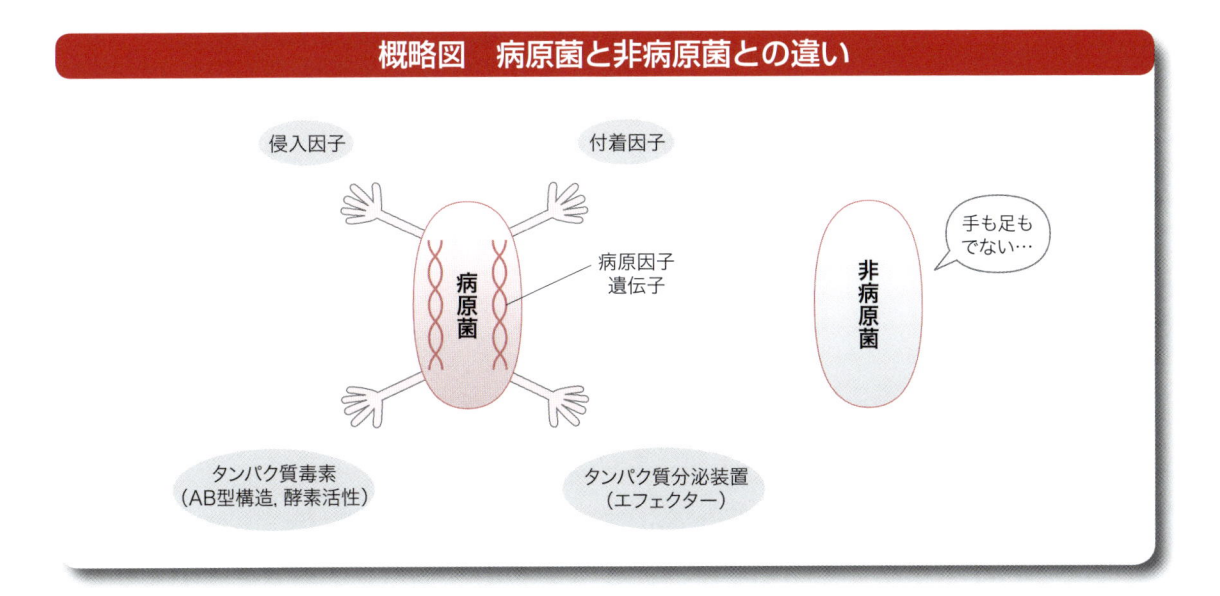

概略図　病原菌と非病原菌との違い

侵入因子　付着因子

病原菌　病原因子遺伝子

タンパク質毒素（AB型構造，酵素活性）　タンパク質分泌装置（エフェクター）

非病原菌「手も足もでない…」

1 細菌とは―原始生命体の生き残り；生き続ける化石

　おおよそ46億年前に地球は誕生したが，その地球に生命が誕生したのは今から38億年ほど前と考えられている．当時の地球には酸素がなく，大気は炭酸ガスや窒素ガスで満ち，あちこちで火山から溶岩が噴火し，灼熱の星であったと考えられている．とうぜん生命体は皆無で，岩石や砂・泥でおおわれた死んだ星であった．このなかでさまざまな化学反応が起こりアミノ酸やRNAのような核酸が合成され蓄積されていった．そして，地球の極めて特殊な条件下にあったどこかの1カ所で，偶然，現在の微生物に近い単細胞の**原始生命体**が誕生したと考えられている．以後20億年ほどの長い間地球は単細胞の微生物に近い生物（原始生命体）が支配していた（図1），といえる．

　なぜ，偶然に地球のどこか1カ所で生命が誕生したと考えられるか？　それは現存する生物の持つ生命の仕組みを考えてみることでわかる．どの生物をみても生命の基本的な仕組み，たとえば，ATPの形でエネルギーを蓄え，リボソーム（ヒトと細菌のものでは多少大きさが異なるが）でタンパク質を合成し，遺伝情報をDNA，RNAが担う，などは動植物を問わず基本的に同じ仕組みであるからである．したがって，どこか1カ所で偶然に偶然を重ねて地球上に生命が誕生し，それが長い年月をかけて広がりいろいろな進化をとげ，地球の最も進化した生物としてヒトは今地球に君臨している．一方，原始生命体のまま現在までほとんど進化せず生きながらえている生物集団があり，これが微生物と考えられる．このことを考えると，微生物はまるで生きた化石のように思える．この単細胞生物である細菌は，誕生後約20億年間多細胞生物が出現するまで，地球の先住者として地球を守ってきた．ヒトが地球の支配者となったのは，せいぜい数百万年前のごく最近のことである．

2 ヒトの誕生と微生物―人類の誕生

　生命誕生―多細胞生物―人類の誕生，と生命は進んで行く．人類は原始生命体から直接生まれたので

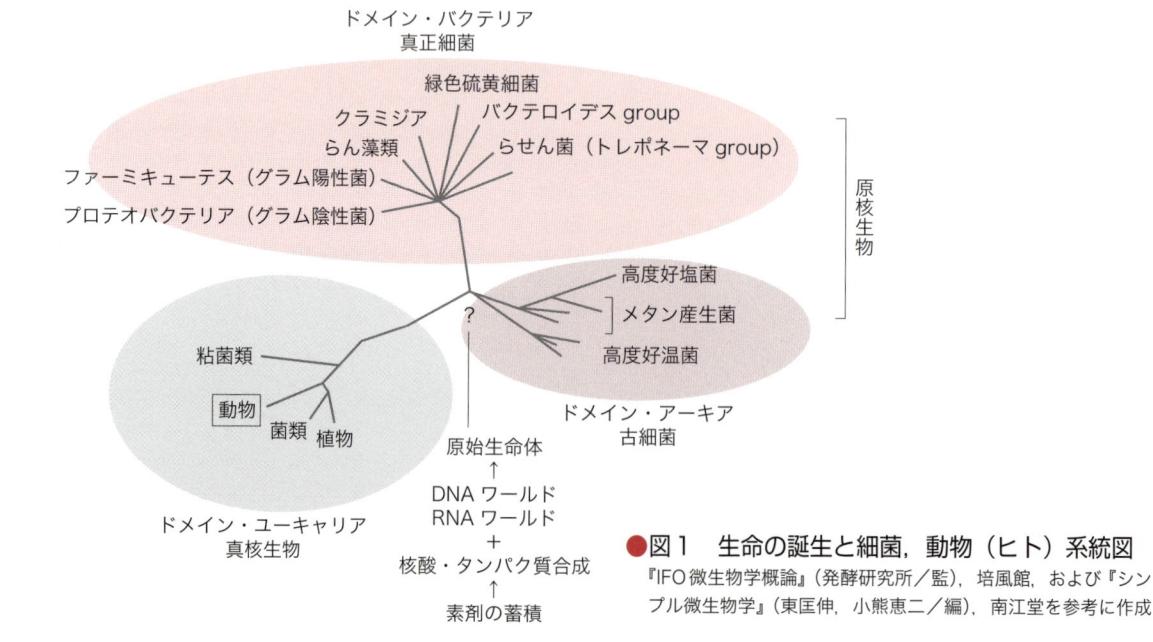

●図1　生命の誕生と細菌，動物（ヒト）系統図
『IFO微生物学概論』（発酵研究所／監），培風館，および『シンプル微生物学』（東匡伸，小熊恵二／編），南江堂を参考に作成

はない．長い年月をかけ，おそらく錯誤を繰り返しながら，生命の進化はサルに至る．そしておよそ1,000万年前，アフリカの一部のサルが食物を求めて森から草原にすみかを移した．樹木をつかむ手の必要性がなくなり，代わりに移動には足を使い，手は道具や武器を使うように変化していった．また二足歩行の体形は重い頭脳を支えるのに向いていた．こうして，約600万年前に猿人としてヒトへの進化がはじまった．原人そしてついに現代人ホモサピエンスがおそらくアフリカ大陸で誕生した．今から約30万年前と推定される．原始生命体の誕生からヒトに進化するのに38億年かかったことになる．

もちろん人類はその誕生以来30万年間以上さまざまな微生物に取り囲まれて生き抜いてきた．幸い，多くの微生物はヒトに興味を示さず，互いに違う世界で生きて来たのであろう．では，これらの微生物は一体何をしてきたのであろうか？ 簡単にいえば自然の浄化，清掃係りである．自然界にいるほとんどの微生物は黙々と動物・植物を分解して土に戻してくれているのである．なかにはヒトに友好的で，たとえば腸管内でビフィダス菌や乳酸菌のように健常な腸管を守るため常在フローラの一員として**共生**する微生物も存在する．しかし，一部の微生物はヒトに敵対する武器を手にし，病気を起こすようになったと思われる．この中には**人畜共通感染症**の原因となる微生物が多い．このタイプの微生物は，動物→猿人・原人→ヒトというヒトの進化に合わせて自らも進化・適応してきたと考えられる．14世紀の**ペスト**，16世紀の**梅毒**，17〜18世紀の**天然痘**，19世紀の**コレラ**の世界的流行（**パンデミック**という）など，人類の繁栄を脅かす感染症に遭遇してきた．考えてみると，人類がこのみえない敵に翻弄されながらも現在まで生き延びて来たのは幸運か奇跡に近い．

3 ヒトは細菌の存在と病気との関係にようやく気付いた

微生物の観察に顕微鏡が使われることは，今や誰でも知っている．この顕微鏡をはじめてつくったのはレンズ作りを趣味としていた**リューエンフック**で，17世紀のことである．一市民であった彼は自作の顕微鏡で池の水などを観察し，動き回る小生物を観察しスケッチを楽しんでいた（図2）．人類が微生物の存在を知った瞬間である．しかし，この微生物が病気を引き起こすとは，想像すらしなかった．ヒトがこの小さな生き物が病気を起こすことに気付くのにさらに200年を要した．つまり，**パスツール**や**コッ**

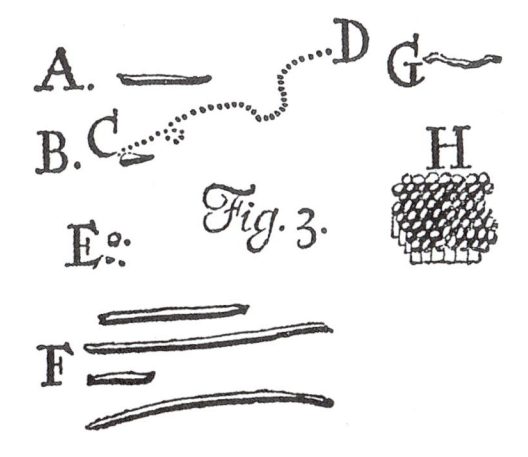

● 図2　リューエンフックの観察した微生物（17世紀）のスケッチ
(Philosophical Transactions of the Royal Society of London 14：568-574，1684年より)
A，Fは桿菌，B，Cはレンサ球菌，Eは双球菌，Gはラセン状菌，Hはブドウ球菌と思われる

Column

古細菌

かつて真正細菌と呼ばれた一群の細菌（現在はドメイン・バクテリア）と異なる独自の生物界であるアーキア（ドメイン・アーキア）に分類される微生物のこと．メタン生成菌，海底火山から分離された超高温菌，高度好塩菌などを含む菌に付けられたが，分子遺伝学的解析結果や膜脂質・代謝などの解析から，独自の（むしろドメイン・ユーキャリアに近い）進化を遂げている生物であるらしい．このドメインに属する病原菌はいない．

ホらが活躍する19世紀になって，顕微鏡の改良が進み，菌の単離技術も確立されて，ようやく微生物が病気（感染症）の原因となるという画期的な考えが確立された．

では，どのような条件が満たされれば，ある微生物が特定の病気の原因であると結論できるだろうか？正解は次のような条件を満たすこと，つまり，①その病気・病変部には特定の微生物がいること（その病気以外の病気ではみつからないこと），②その微生物を病変部から単離[*1]できること．③動物への投与でその病気を再現できること．④その動物の病変部からその原因微生物が再分離できること．これらを，19世紀後半にコッホらが提唱した「**コッホの3原則（④を入れて4原則）**」といい，病原菌特定の際の証明法としてしばしば用いられてきた．しかし，これに当てはまらない場合もある．その理由は，動物での再現が困難な場合が多いからである．いずれにしても，19世紀末から20世紀の初頭にかけてこのコッホの原則を満たした病原菌の発見が相次ぎ，この頃は細菌学の黄金期といえたが，やがて主な病原菌の発見の時代は終わったかと思われた．しかし，その後もHIV（エイズウイルス）やマールブルグ出血熱ウイルスなど新しい微生物（これらは**新興感染症**と呼ばれる）の発見があることを考えると，人類の存続を危うくしかねないほど危険な病原体が今もどこかに潜んでいるかもしれない．

4 細菌の構造

今から200年も前のリューエンフックは，手作りの顕微鏡で現在の細菌学でも通用する微生物の基本的な形をスケッチに残していたのには驚く．では，その細菌とはどのような形や構造をしているのか？

1）形・大きさ・数

多くの細菌の大きさは1μm前後である．形は基本的に，ボール状の**球菌**（図3），ソーセージ状の**桿菌**（かんきん；桿に似た，に由来する）（図4），**ラセン菌**（図5）がある．さらに例外的に，たとえば，ビフィダス菌は分岐し，テトラポットようにみえる．

1個の菌が単独で散らばっている場合が多いが，2個がペア（たとえば双球菌）で存在するもの，多数の球菌がブドウの房状に集合（たとえばブドウ球菌）するもの，菌が1列に鎖状につながったもの（たとえばレンサ球菌）などがある．これらは，それぞれの細菌の2分裂の仕方（方向や位置）によって決まるので，個々の菌にとって特有な性状となる．炭疽菌（1〜2×5μm）のような大型の菌とブドウ球菌（1μm弱）のような小型の菌については菌の大きさや特徴的な形で区別はつくが，菌の形態だけからの同定は一般には難しい．そこで，鞭毛や莢膜，芽胞の有無などを染色してみやすくする方法がとられる．

Column

細菌の染色法

顕微鏡でも見分けることの困難な細菌の構造的特徴を観察しやすくするために，いろんな色素で菌を染めること．次のようなものがある．

- グラム染色：グラム陽性菌は青紫色，陰性菌は赤橙色．
- 抗酸性染色法：チール・ネールセン染色法ともいう．結核菌など抗酸菌が特異的に赤く染まる．
- 鞭毛染色法：鞭毛が染色され，染色しないと顕微鏡では観察できない鞭毛の位置や数が観察できる．
- 芽胞染色法：クロストリジウムなどの芽胞のありなしとその位置を調べる．
- 莢膜染色法：莢膜の有無を判定する．
- 異染小体染色法：ジフテリア菌の持つ異染小体を染める．

[*1] **単離**：コッホによるジャガイモあるいはゼラチンを用いた固形（現在の寒天平板）培地の創成による細菌の単離技術の確立は病原菌発見の原動力になった．それ以前は液体培養しかなく，ほとんどの培養が複数の細菌を含んだもので，病原菌と非病原菌の区別が付けられなかった．なお今使われている寒天を用いた細菌培養法はヘッセ（1881年）によるものである．

2）染色法

　光学顕微鏡の拡大率の限界は1,000倍である．1μmの細菌は1mmに拡大して観察できることになるが，いろいろな菌を見分けるには十分ではない．そこで多くの学者がさまざまな色素（染料）を用いて，細菌の染め分けを試みた．クリスタル紫を用いる**グラム染色法**は現在も頻用されている．すべての細菌は，グラム染色で陰性（**赤橙色**）か陽性（**青紫色**）のいずれかに染まる．グラム染色は，菌の分類・同定に重要で，菌の同定を犯人捜しにたとえると，まず犯人は男か，女かを区別するのに近い．この他にも，それぞれの細菌が持つ特殊な小器官を染めだす特殊な染色法が工夫されている（ジフテリア菌の異染小体など）．これにより，特定の菌のみを染めだすことができる．

3）細胞壁と細胞膜（図6）

　細菌の最外層には強固で硬い**細胞壁**があり，細菌の形を特徴づけるので，動物の骨格に相当するといえる．また細菌は多くのものを小さな菌体内に取り込むために，浸透圧が5〜20気圧と高く，これに耐えるのも強固な細胞壁のためである．細胞壁はグラム染色性と関連し，**グラム陽性菌**はペプチドグリカンを多量に持っているのに対し，**グラム陰性菌**ではリポポリサッカライド（lipopolysaccharide：LPS）を多量に持つ．またこのLPSは**O抗原性**[*2]を担っている．さらに，細胞壁の内側には薄く半透膜の機能を持った**細胞膜**が存在し，細胞質が中に包み込まれている．細胞膜は，必要な栄養素を取り込み，不要なものを放出しており，高等動物の消化管と腎臓のような働きをしている．細胞質には，遺伝子の多い領域である核様体やタンパク質合成の場であるリボソームなどが存在する．なお，細胞壁は細菌の他真菌にはあるが，原虫や寄生虫細胞にはない．**L型菌**[*3]は細胞壁を人工的に欠いた細菌である．

4）核様体

　原核生物である細菌は，真核細胞の核のようにDNA（アデニンとチミン，グアニンとシトシン間の

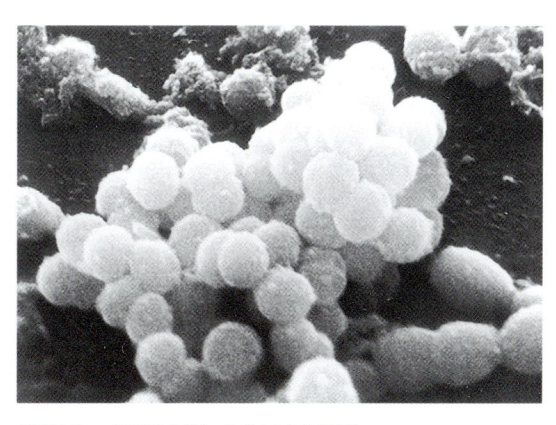

●図3　球菌の例（ブドウ球菌）

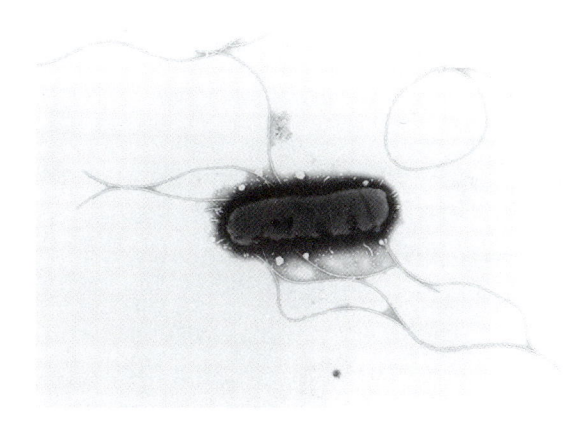

●図4　桿菌の例（鞭毛を有するサルモネラ属菌）

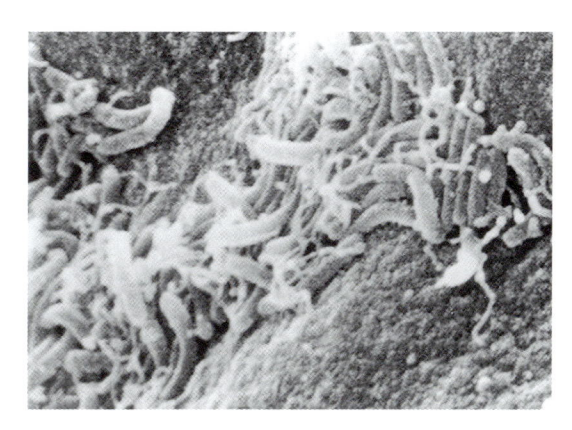

●図5　ラセン菌の例（弓状に彎曲するコレラ菌）
腸管上皮細胞に付着している様子

＊2　**O抗原**：グラム陰性菌の表層部に存在する抗原のひとつで，化学的本体はlipopolysaccharide（LPS）．熱に安定で，内毒素活性がある．菌のコロニー形成の様子からohne Hauchと名付けられたことからO抗原と呼ばれるようになった．

＊3　**L型菌**：種々の状況，特に細胞壁の合成酵素阻害薬（βラクタム剤）などが存在すると，一般細菌でありながらマイコプラズマのように細胞壁を欠いた細菌となる．これをL型菌という．

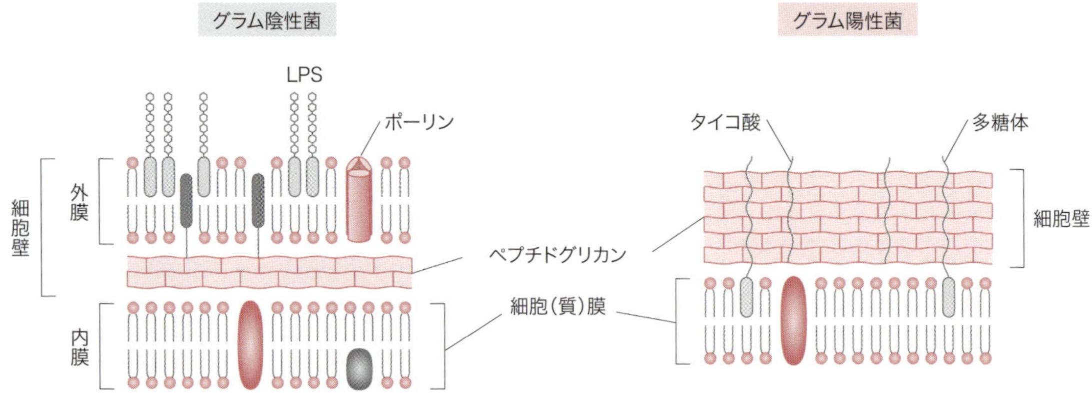

●図6　グラム陽性菌と陰性菌の細胞壁の構造比較

相補性塩基）から成る**環状染色体**（通常1個から成る．例外的にビブリオ属菌は2個ある）はある程度塊をつくるが，高等生物の持つ核膜で隔離された核（真核）とは異なり，細菌は未発達の核（原核）を持つ．これを**核様体**という．

5）鞭毛（図7）

　一部の微生物は移動手段としての足のような，船のスクリューのような機能を持つ**鞭毛**を有する．鞭毛の有無・数や位置は各菌種に特有で，菌種の分類に用いられる．好きな化学物質の方へ移動し，嫌いなものの方に遠ざかる**走化性**も鞭毛の機能のひとつである．鞭毛は特殊な染色をすると光学顕微鏡でも観察できる．鞭毛は菌に特異な**H抗原性**[*4]を担い，菌株の異同・型別法に用いられる．

6）線毛

　一部の細菌は，鞭毛よりさらに細く，より直線的な**線毛**を持つ．光学顕微鏡ではみえず，電子顕微鏡で観察できる．線毛を持つ菌が持たない菌に線毛を突き刺し（**接合**という），遺伝子を送り込む．このような線毛を**性線毛**という．他の多くの線毛は標的細胞に付着するのに働く．線毛は，進化して後に述べる4型タンパク質分泌装置に利用されているという考えもある．

7）芽胞（胞子）

　一部の細菌は，水分や栄養不足など微生物の生存環境が悪くなると，耐久型の細菌となる．これを芽胞という．芽胞は100℃で数時間の加熱に耐え，死滅には121℃で15分の処理が必要である．芽胞にはヨードや塩素系の消毒剤は有効であるが，アルコールは効果がない．**バチルス属菌**は好気性菌の，**クロストリジウム属菌**は嫌気性菌の芽胞を持つ代表的な菌である．通常用いられるアルコール消毒が無効のため，**セレウス菌**による**院内感染**が発生したことがある．芽胞は，周辺の環境の生存環境が改善すれば，通常の細菌（芽胞の耐久型に対して**栄養型**という）に戻り，増殖をはじめる．

8）莢膜

　細胞壁の外側に，多糖体やタンパク質からなる莢膜を持つものがある．莢膜を持つ細菌は，白血球にとって不味いのか貪食されにくく，また補体も作用し難くなるため，病原体の抑えが効きにくくなる．莢膜の抗原性は**K抗原**[*5]といわれ，菌株の型別に用いる．また，肺炎球菌などの莢膜はワクチン抗原として用いられている．

[*4]　**H抗原**：グラム陰性菌に存在する易熱性の抗原のひとつ．すりガラス状のコロニー形成と関連する抗原として見い出されHauch（ドイツ語）と表現されたことによる呼称．本体は鞭毛である．

[*5]　**K抗原**：グラム陰性菌が持つ菌体表層由来の抗原のひとつで，莢膜由来の多糖類やタンパク質から成る．

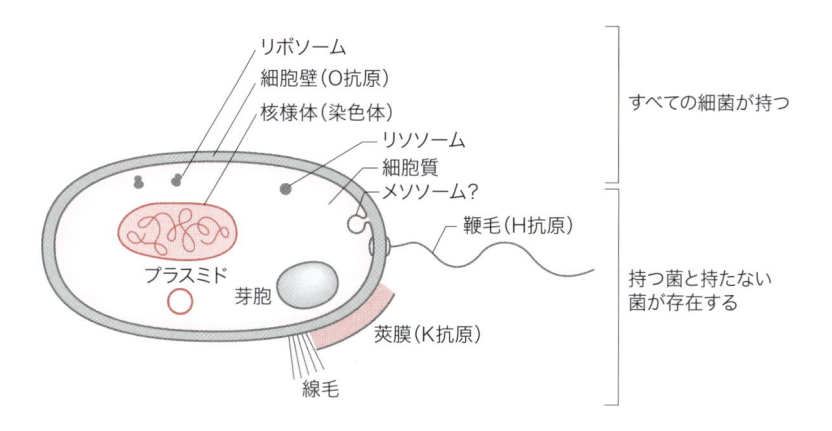

●図7 細菌の構造
図の下方に示したもの（鞭毛，夾膜，線毛，プラスミド）は菌種によってあるものとないものがあり，菌種同定の指標として用いられる．メソソームの実在を否定する研究もある．

5 細菌の代謝と増殖

1 異化作用と同化作用

1）異化作用（分解代謝）

微生物のみならず地球上の生物はすべて，糖（有機化合物）を分解（**異化**，あるいは分解代謝という）してエネルギーをATP（アデノシン3リン酸）の形で貯蔵・利用する．グルコースをピルビン酸に分解する発酵といわれる過程（エムデンマイヤーホフ回路：嫌気性菌の主要なエネルギー獲得法）で産生するATPとTCA（クレブス）回路を使い酸化的リン酸化によるATPの生成（呼吸という好気性菌の主要なエネルギー獲得法，発酵より，呼吸の方が効率よくATPを生成することができる）の2段階で糖の分解代謝を行い，ATPを獲得する（図8）．

2）同化作用（合成代謝）

菌体に取り込んだ栄養素材や発酵過程やTCA回路の中間代謝産物を用いて，タンパク質，糖，脂質，DNA/RNAなどさまざまな菌体成分を合成しながら菌は増殖生存する．それぞれに特異な合成酵素が1〜複数個存在する．

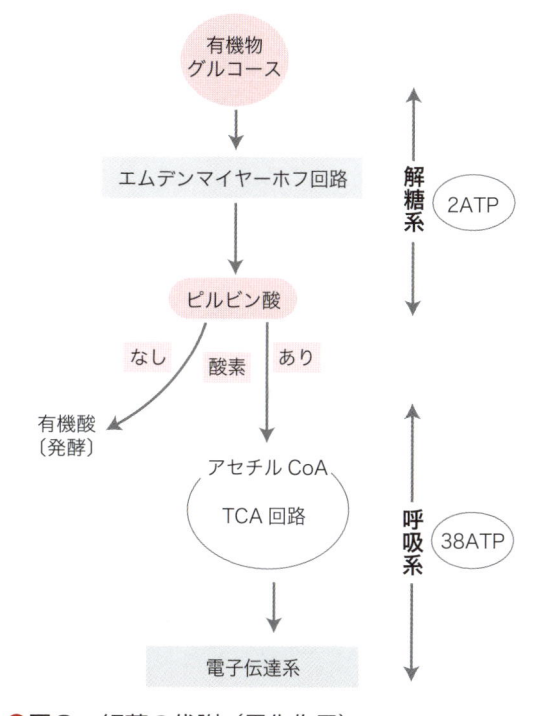

●図8 細菌の代謝（異化作用）

2 増殖

増殖に際し，細菌はまず環状染色体の一部の2本鎖DNAが開き一本鎖になり，ここからDNAポリメラーゼにより相補的なDNA合成がはじまり，染色体が2個になる（環状の染色体の**複製**という）．続いて細胞壁の一部がくびれて隔壁となり，2分裂し2つの娘細胞になる．この増殖法を**2分裂法**といい，細

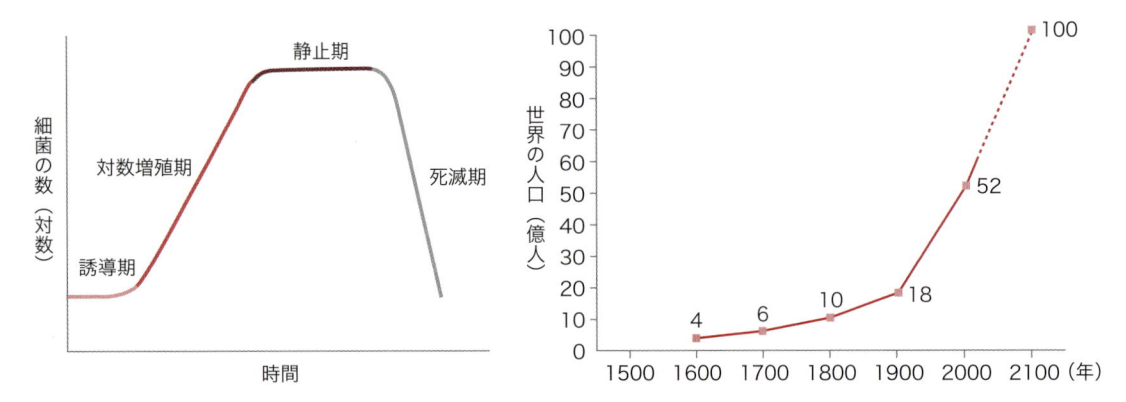

●図9　世界の人口増加の現状（右図）と試験管内の大腸菌の増殖曲線（左図）

菌は増殖の条件が続く限り，倍々（2n乗）に増える*6．しかし，増殖に必要な条件が永遠に続くことは特殊な例で，試験管内で菌を増殖させると，普通図9のようになる．

1）増殖に必要な条件

❶栄養素

細菌もわれわれと同じくタンパク質，糖，脂質，無機塩類，ビタミンなどからなり，これら，あるいはこれらの分解産物が菌体をつくるのに必要である．栄養が全くなければ菌は増殖できない．

❷水分

細菌もわれわれと同じく，全ボリューム（重量）中の水分は70〜80％もあり，細胞が生きてゆくうえで，必須なものである．どの程度の乾燥で死ぬかは，菌によってかなり異なる．淋菌などは乾燥にきわめて弱い．しかし，特殊な方法（たとえば，**凍結乾燥法**）で菌を乾燥させれば，菌の生命活動は止まるが，水分の再供給で生き返ることが知られており，菌の長期保存法として用いられている．

❸温度

病原菌はヒトの体温に近い30〜40℃で最も発育が良い（**至的温度**）菌が多く，中温菌といわれる．自然界にはいろいろな細菌がおり，10℃以下でも増えることのできる低温菌，80℃以上でも生存できる高温菌も知られている．幸いこれらの菌でヒトに病気を起こす菌はない．ただし，バチルス属やクロストリジウム属のような芽胞形成菌（の芽胞）では，中温菌であっても100℃で20分間の加熱に耐えるし，中温菌を低温下においても死滅しないものが多い．煮沸は消毒のひとつとして用いることがあるが，低温処理は消毒には用いられない．

❹浸透圧

細胞膜は半透膜としてイオン濃度の調節に働き，細胞壁はその結果生じる浸透圧に耐えるのに役立っている．極端に高い塩濃度，たとえば塩漬けでは菌体から水分が引き出され，原形質分離を引き起こし，菌は増殖できなくなる．ただし，3％食塩，さらには10％食塩中でも生存する，腸炎ビブリオや黄色ブドウ球菌も知られているので，消毒法とはならない．

❺酸素

酸素に対する細菌の反応の仕方は，菌により大きく異なる．次の3群に分けられる．

①偏性嫌気性菌：嫌気的な代謝のみで必要なエネルギーを獲得し，酸素のない地球の創成期のよ

---

*6　**細菌の寿命，細菌の体温**：ヒトの寿命は100歳であるが，細菌の寿命は？　ある学生の質問である．2つに分裂した細菌には，新旧の細胞壁や細胞質が入り混じり，どちらが親か，子か区別がつかない．したがって，細菌の寿命は永遠である？　細菌の熱についての質問も専門家の虚を突かれた感がする．菌の体が小さく現在の技術では測定できない，というのが答えである．しかし，代謝や分裂の盛んな菌の体温は高いと想像される．最近温度で変色する物質を利用して遺伝子工学的技術により，細胞の温度の測定法が報告されている．この技術を応用すれば，細菌の温度が測定でき，迅速診断法に利用できるかもしれない．

うな大気中でも生存できるが，逆に酸素があると死滅する．デフィシル菌，ウェルシュ菌などが例．

②**偏性好気性菌**：緑膿菌・結核菌などがこの例で，高等生物のように，生存や増殖に酸素を必要とする菌．

③**通性嫌気性菌**：腸内細菌群のように，酸素があってもなくても生存や増殖ができる菌．呼吸と発酵の両方の代謝系を有する．

❻pH

細菌もヒト細胞と同様，中性（pH7前後）を維持しながら増殖する．極端なpH下では生存できない．

＊　　＊　　＊

これらの微生物の増殖に必要な条件がすべて満たされたときに細菌は増殖できる．逆にいえばこれらの内のいずれかを障害すれば，それは食品の保存法に応用できる．古くから経験的に実行してきた食品保存法を考えてみる．栄養を0にはできない（食品の保存が目的）ので，水分の除去は，たとえば魚の干物・ドライ麺，温度については，冷蔵・冷凍保存，浸透圧については，梅干しなど，酸素については，真空パック食品，pHでは，酢の物などである．

3 試験管内の細菌の増殖と死滅

フラスコか試験管に少数の大腸菌を植えて増殖の様子を観察してみる（図9）と，大腸菌はしばらく様子をみているのかほとんど増殖しない**誘導期**という時期がある．自分たちの安全性を確認したかのように，やがて増殖，それも無秩序で爆発的な増殖をはじめる（**対数増殖期**）．ところが，フラスコの中の栄養物にはかぎりがあり，また自ら出した代謝産物（老廃物）が培地中に溜まりだし，**静止期**に入る．やがて大腸菌は飢餓と老廃物にまみれて死滅する（**死滅期**）．これが，試験管内での微生物の一生である．参考までに，図の右に地球の人口の様子を入れてみた．ヒトは，世界中どこへでも旅行でき，地球は無限と勘違いしてないだろうか？ヒトは地球から脱出して住めない．地球に閉じ込められているのである．こうして並べてみると，地球の人口増は深刻である．この人口の急激な増加は食糧不足を招き，ゴミ・廃棄物による環境破壊，CO_2による地球の温暖化の加速など，深刻である．これらの問題に何も手を打たなければ，やがて人類は大腸菌と同じ運命をたどる…．

6 病原菌と非病原菌
―病原菌は武器を持つ

われわれの体にはいわゆる"正常（常在）細菌叢（フローラといわれる）"がたくさん住みついている．これらの中には，ヒトが弱ってくると本性をあらわし，ヒトを攻撃するようになる**日和見感染**原因菌も混ざっているが，多くはヒトに好意的で，腸管内で生息する代わりに宿主に何らかの有益な作用を提供している．たとえば，大腸菌のようにビタミンを合成したり，乳酸菌のように乳酸を腸管内で産生することでpHを下げ，外来性の病原細菌を排除したりしている．その意味で，これらのフローラは，ヒトにとって有用菌ともいえる．抗生物質は微生物の有効利用の代表的なものである．

自然界には，これら病原菌や有用菌とは異なり，誰からも相手にされたことがなく，まだ名前もついていない微生物が圧倒的に多い．

これらの非病原微生物に比べて，病原微生物は特別悪い顔をしているのではない．形や大きさ，代謝などに大きな差はない．違いは，非病原菌が持っていない"ヒトを攻撃するための武器"を持つ点である．では，その武器とは何か？

1 病原菌の武器

1）付着因子

化学反応と同じように，病原菌もそれぞれ特有な標的細胞に結合（**付着**あるいは**定着**といわれる）することで，一連の反応，つまり感染症という病気がはじまる．この結合は，菌体表面にある**付着因子**（さまざまな線毛がその例）と標的細胞にあるその**受容体**（糖タンパク質あるいは糖脂質のことが多い）が，鍵と鍵穴のように一致した場合にのみ起こり，それぞれの病気を引き起こす．

2）侵入因子

付着した病原菌は，標的細胞を攻撃するために細胞内あるいは細胞間を通って組織内に菌自ら侵入す

●表1　毒素の構造による分類

種類			例
単一鎖タンパク質毒			エルトール型コレラ溶血毒（ヘモリシン）
相同サブユニット			腸炎ビブリオ耐熱性溶血毒（テトラマー）
多種類サブユニット構造			百日咳毒素（1～5）
A-B型毒素	A,Bサブユニット構造		コレラ毒素，ベロ毒素
	A,Bフラグメント（ドメイン）構造		ジフテリア毒素，ボツリヌス毒素
	A,B,C構造（3部分毒素）		破傷風毒素
2成分毒素			ブドウ球菌ロイコシジンFとS
			ボツリヌスC2毒素（コンポーネント1と2）
3成分毒素			炭疽毒素（PA, LF, EF）

ることがある．この際**エンドサイトーシス**という細胞の取り込み作用を利用して侵入する．これらの生物作用を発揮する病原因子は多くの場合**プラスミド**[*7]にコードされる遺伝子群が関与する．

3）毒素

　病原菌の侵入作戦は，菌自らがさまざまな生体防御機構の整備された体内に強引に入るので，いわば敵陣へ突撃するようなもので，菌にとっては危険な作戦であろう．これに対し，軍艦（菌体）を敵（免疫系）から離した位置に置き，ロケット砲で敵陣を攻撃するような作戦を取る病原菌がある．このロケット砲に相当するのが**細菌毒素**である．

　ここで，細菌毒素を定義しておくと"微量で生体に不利な反応を引き起こす細菌由来物質"となる．では，毒素はなぜ微量で強力な作用を発揮できるのか？それは，それぞれの毒素が構造的・機能的に2つの部分から成っているからである（表1）．つまり，多くの毒素は，①特異的な**受容体**を認識し，ひとつの臓器や細胞に毒素を集中させる役割を担う部分（結合させるBindingという意味からBサブユニットあるいはBドメインと呼ばれる）と，②毒作用そのものを担う部分（Activeの意味からAサブユニットあるいはAドメイン）からなる（図10）．このため毒作用を担うAサブユニットがターゲットに集中できるから毒素は微量であっても大きな作用を発揮する．さらにもうひとつの理由として，多くの毒素が酵素作用を持ち1分子の毒素が細胞内に入るだけ

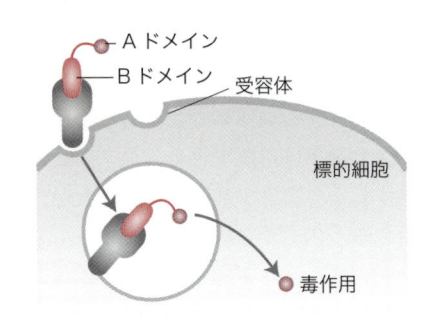

●図10　AB型毒素の構造

で，十分なダメージを引き起こすことができることを指摘しておく（表2）．

　ところで，一般に細菌毒素とは，タンパク質性の（菌体）外毒素のことをいうが，グラム陰性菌では菌体細胞壁成分そのものが示す毒素があり，これを**内毒素**（エンドトキシン）という（表3）．菌が死滅すると多量に放出され，ショックを引き起こし**エンドトキシン・ショック**といわれる病態の原因となる．タダでは死なないというグラム陰性菌の自爆装置の如くである．

4）タンパク質分泌装置

　一種類の病原菌が複数の病原因子をつくることが近年明らかになりつつあるが，それらを必要な時に必要な量を計画どおりに分泌しているらしい．そのひとつの仕組みがType 3 Secretion System（T3SSあるいはTTSS：**3型分泌装置**）である．これは注射針に似た形態をしており基部と針部から成り，菌

---

*7　**プラスミド**：細菌は1個の環状染色体を持つ他に，小さな環状の二本鎖DNAを持つことがある．これをプラスミドという．この複製は染色体とは別に起こり，薬剤耐性や毒素産生の遺伝子などを持ち，子孫に伝達する．

● 表2 毒素の作用機序からの分類

作用機序（酵素活性と標的分子）			例
ADPリボシルトランスフェラーゼ活性	＜標的分子＞	GTP結合タンパク質	コレラ毒素・大腸菌LT（Gs） 百日咳毒素（Gi）
		EF-2	ジフテリア毒素，緑膿菌エキソトキシンA
		Gアクチン	クロストリジウムイオタ毒素
低分子量GTP結合タンパク質修飾活性	グリコシル化		デフィシル菌TcdAとB
	脱アミド化		ボルデテラ皮膚壊死毒，大腸菌細胞壊死因子
Zn-エンドペプチダーゼ活性	＜標的分子＞	シナプトブレビン	破傷風毒素，ボツリヌス毒素B, G, D, F
		SNAP-25	ボツリヌス毒素A, E, C
N-グリコシダーゼ活性	＜標的分子＞	28S rRNA	ベロ毒素，志賀毒素，リシン（植物毒）
内因性酵素活性化毒素	＜グアニル酸シクラーゼを活性化＞		大腸菌耐熱性エンテロトキシン（ST），NAG-ST，エルシニアST
サイトリシン（細胞破壊毒ともいう．多くは孔形成毒でもある）	チオール活性化サイトリシン		ストレプトリシンO，リステリオリシンなど
	チオール非活性化サイトリシン		エルトールヘモリシン，耐熱性溶血毒など
スーパー抗原毒素			TSST-1，ブドウ球菌エンテロトキシン，レンサ球菌発赤毒

上段は酵素活性のある細菌毒素の例，下段は酵素活性がない細菌毒素の例

● 表3 外毒素と内毒素の比較

	外毒素（エキソトキシン）	内毒素（エンドトキシン）
存在場所	菌体外に分泌	グラム陰性菌の菌体内（外膜）
毒素の本態	タンパク質あるいはペプチド	リポ多糖体（活性はリピドA部分が担う）
加熱に対して	不安定（失活する）	安定
抗原性	抗体誘導容易	抗体誘導困難
トキソイド化	できる（ワクチンとして用い得る）	できない
毒性	各毒素はそれぞれ特異的な作用を持つ	生物作用はいずれの菌の内毒素もほとんど同じ．作用は多様．SIRS（全身性炎症反応症候群）を起こす

Column

病原菌の名前（和名と学名）

　細菌の分類法は周辺科学の進歩に連れて変遷してきた．現在最も信頼できるものと考えられているのは，全生物で共通な16S rRNAの配列の解析である．しかし，検査室での現場では，選択培地でのコロニーの観察，グラム染色，形態，培養・生化学性状などを参考にして，同定している．細菌の名前は，正式には学名を用いる．たとえば，大腸菌は，*Escherichia coli* である（2命名法）．この学名はイタリック表記することになっている．大腸菌という言葉は，日本でのみ通じる言葉で，和名である．国際的な場で活動したい場合は学名で覚えるのが良い．ちなみに，Escherichiaは苗字（属名）に相当する言葉で，coliは（名）に相当する．この場合の意味は，Escherichさんがこの菌を発見し，coli（大腸）に多い，ということからラテン語で書かれた菌名．

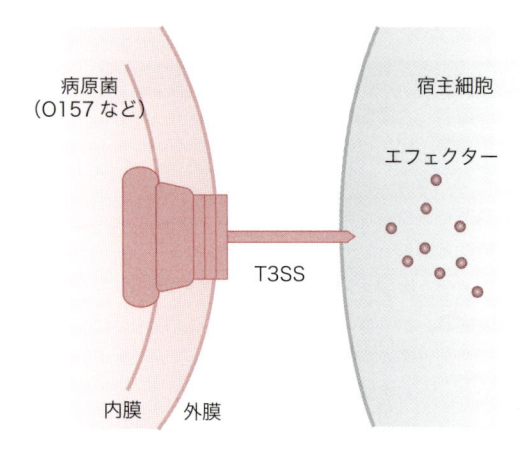

●図11　T3SSの構造

の鞭毛と構造上類似する．基部を菌の外膜と内膜に固定した針を標的細胞に突き刺し，まるで注射器のように病原菌がつくった病原因子（**エフェクター**と呼ばれる）を細胞へ注入する．この装置の優れた点は，①複数のエフェクターをひとつの細胞に注入することができる．②免疫系に曝されることなくエフェクターを細胞に注入することができる．③エフェクターにそれぞれ必要なB（Binding）機能を用意する必要がない，などである．腸管出血性大腸菌（いわゆる病原性大腸菌O157）や赤痢菌はT3SSを持ち，10を超えるエフェクターの分泌に関与していることが報告されている．単離されたT3SSの形状は，注射器の針にいかにも似ているのに驚く（図11）．菌はヒトより早く注射器を発明していた，のだから．なお，T4SS（4型分泌装置）も知られているが，これは線毛に似ており，タンパク質のみならず遺伝子（DNA）の注入も行うことができる．

7　細菌は変身名人

　好む好まざるは別として地球上のいたるところで生き延びるために細菌は，たえず外的環境の変化に適応する（抵抗する）ことを強いられている．たとえば，われわれの腸内で快適に生息している細菌も体外に放出される可能性や，腸管内にとどまっていても抗菌薬に曝される危機と隣り合わせに生活している．このような急激な環境変化に対応するために，細菌は自身のDNAの塩基配列を変化させること（突然変異）や新たな遺伝情報（遺伝子）を外部から獲得（遺伝子伝達）することで絶えず変身（進化）している．その結果，多様性を生み出し，さまざまな環境変化によって選択されることにより生き伸び，何十億年の生命の歴史を築いてきた．本項では，このような細菌の変身（進化）の仕組みについて述べる．

1　突然変異（mutation）

　突然変異とは，DNA[*8]複製の際に起こる複製のミスや紫外線，放射線，熱によるDNAの損傷，トランスポゾン（後述）の転移によって引き起こされるDNAの塩基配列の変化（塩基の置換，欠失，挿入）のことである（図12）．このような塩基の置換が遺伝子上で起きても対応するアミノ酸が変化しない場合もあるが，遺伝子がコードするアミノ酸配列が変化したり（ミスセンス変異），終止コドンに変化することでその遺伝子のタンパク質の合成が途中で停止してしまう場合（ナンセンス変異）がある．また，遺伝子内の塩基の欠失や塩基の挿入が起こった場合は，下流のコドン[*9]の読み枠がずれることにより，下流のアミノ酸配列が大きく変化してしまう（フレームシフト）．突然変異にはこのような比較的短い塩基の変化によって引き起こされる場合もあるが，700塩基対以上の染色体やプラスミド上を動き回る大きなDNA断片の転移によって引き起こされる場合がある．このように染色体上を次々と動き回る遺伝子を**トランスポゾン**いう．トランスポゾンは動き回るのに必要な酵素の構造遺伝子（トランスポゼース）のみを持つものもあるが，それ以外の遺伝子（薬剤耐性に関係する遺伝子や毒素の遺伝子）を持つものがある．このように，トランスポゾンは菌の性質を劇的に変化させる力がある．

＊8　**DNA（デオキシリボ核酸）**：DNAはDNA鎖と呼ばれるように糖とリン酸と4種類の塩基（アデニン，シトシン，グアニン，チミン）からなるユニット（ヌクレオチドと呼ばれる）が鎖状に連なったものである．このヌクレオチドの並びが生物の遺伝情報となる．

＊9　**コドン**：DNAの塩基配列がアミノ酸へ翻訳されるときの，各アミノ酸に対応する3つの塩基配列のこと．

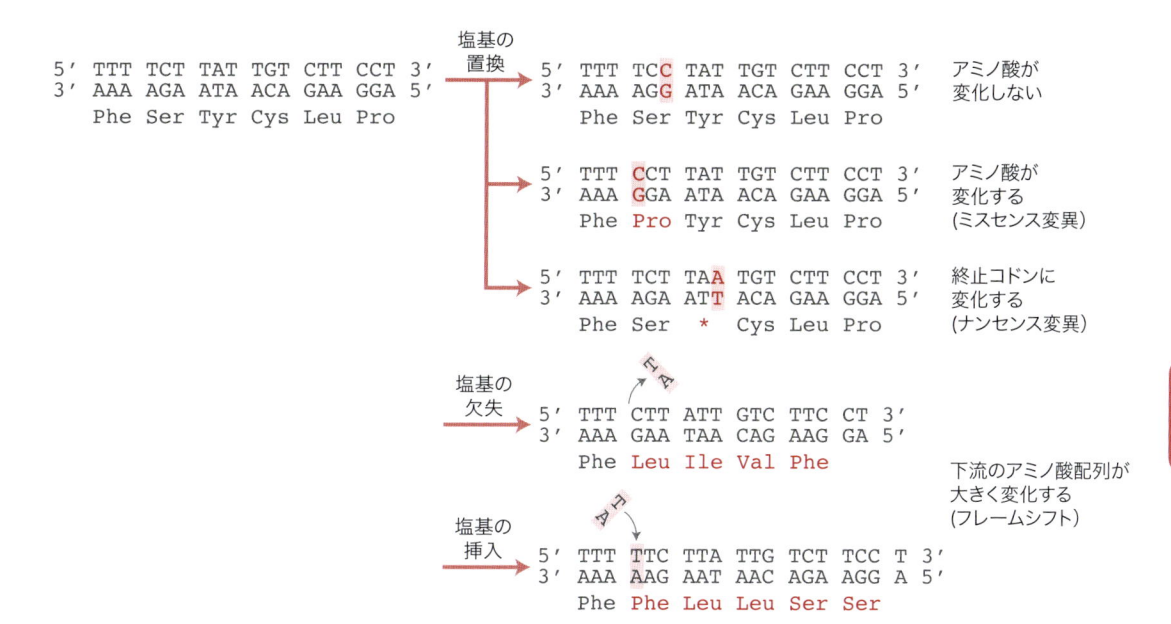

```
            塩基の
            置換
5′ TTT TCT TAT TGT CTT CCT 3′      5′ TTT TCC TAT TGT CTT CCT 3′    アミノ酸が
3′ AAA AGA ATA ACA GAA GGA 5′      3′ AAA AGG ATA ACA GAA GGA 5′    変化しない
   Phe Ser Tyr Cys Leu Pro            Phe Ser Tyr Cys Leu Pro

                                   5′ TTT CCT TAT TGT CTT CCT 3′    アミノ酸が
                                   3′ AAA GGA ATA ACA GAA GGA 5′    変化する
                                      Phe Pro Tyr Cys Leu Pro       (ミスセンス変異)

                                   5′ TTT TCT TAA TGT CTT CCT 3′    終止コドンに
                                   3′ AAA AGA ATT ACA GAA GGA 5′    変化する
                                      Phe Ser  *  Cys Leu Pro       (ナンセンス変異)

       塩基の
       欠失
                                   5′ TTT CTT ATT GTC TTC CT 3′
                                   3′ AAA GAA TAA CAG AAG GA 5′
                                      Phe Leu Ile Val Phe           下流のアミノ酸配列が
                                                                    大きく変化する
       塩基の                                                          (フレームシフト)
       挿入
                                   5′ TTT TTC TTA TTG TCT TCC T 3′
                                   3′ AAA AAG AAT AAC AGA AGG A 5′
                                      Phe Phe Leu Leu Ser Ser
```

●図12　突然変異による塩基配列の変化

突然変異による変化は多くの場合，細菌にとって有害であり，生存するのに必要な遺伝子に突然変異が起きた場合には致命的になりうる．しかし，抗生物質の効かなくなった**薬剤耐性菌**の中には，小さな突然変異を繰り返して耐性化したものも存在する．事実，試験管内である薬剤に少しずつさらしていくと，細菌が薬剤耐性を獲得していく場合がある．この場合，突然変異を繰り返すことにより耐性を獲得していき，さらに抗菌薬が耐性菌（変異菌）を選択し，結果的に強耐性菌を出現させると考えられる．このように細菌は少しずつ自分自身を変化させ，多様性を生むことによって，危機的な選択圧から逃れる術を身につけている．

2 遺伝子伝達（接合，形質導入，形質転換）

外来の遺伝情報（DNA／遺伝子）が細菌に伝達される仕組みには，接合，形質導入，形質転換の3種類が知られている．

1）接合（conjugation）

細菌間の接触を介して，ある細菌（供与菌）から別の細菌（受容菌）へ遺伝情報が直接伝達されることを**接合**という（図13）．接合によって，プラスミドと呼ばれる細菌の染色体DNAとは別の環状DNAが伝達される．この遺伝情報の伝達は性線毛と呼ばれる線状の管を通して行われる．供与菌が性線毛を受容菌に突き刺し，プラスミドを受容菌に送り込む．プラスミドは自分で複製が可能であることから，結果的に両方の細菌の中でプラスミドが複製されることになる．つまり，供与菌の遺伝情報のコピーが受容菌に受け継がれるのである．プラスミド上には抗菌薬を分解したり，**不活化**（効果を無効にする）する機能を持つ遺伝子（**薬剤耐性遺伝子**）や病気を起こすための遺伝子（**病原因子**）がコードされていることがあり，接合によって受容菌が薬剤耐性や病原性を持つ菌に変身してしまうことがある．接合は異なった菌種間（たとえば大腸菌と赤痢菌の間で）でも起こることから，抗菌薬を打ち負かすための遺伝子や病気を起こすための遺伝子のコピーが次から次へと別の菌に伝達されることにより，さまざまな細菌が薬剤耐性遺伝子や病原因子を獲得していくことになる．このように接合は細菌の進化上だけではなく**多剤耐性菌**や病原菌を生むといううえで極めて重要な現象である．

2）形質導入（transduction）

細菌に感染して増殖するウイルスが，感染した細菌の遺伝情報（DNA）をウイルス粒子内に取り込み，他の菌に感染することで，その遺伝情報を伝達することを**形質導入**という．このように細菌に感染する

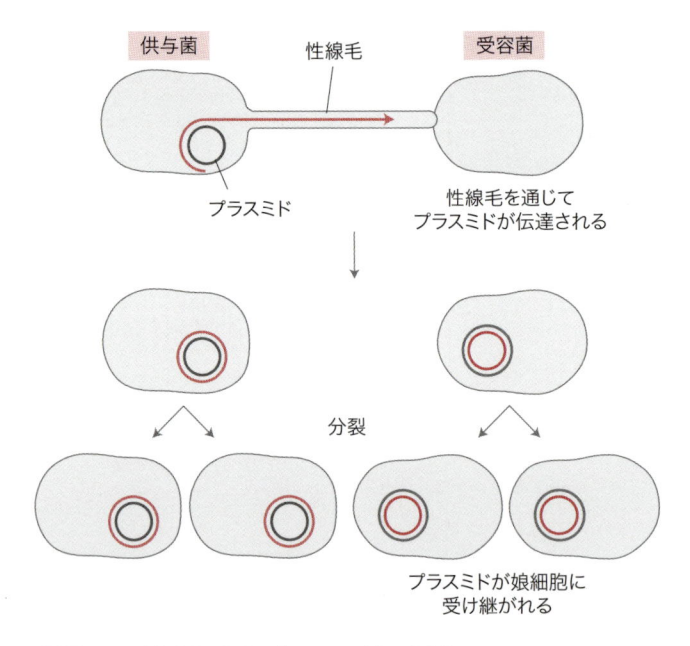

●図13　接合によるプラスミドの伝達

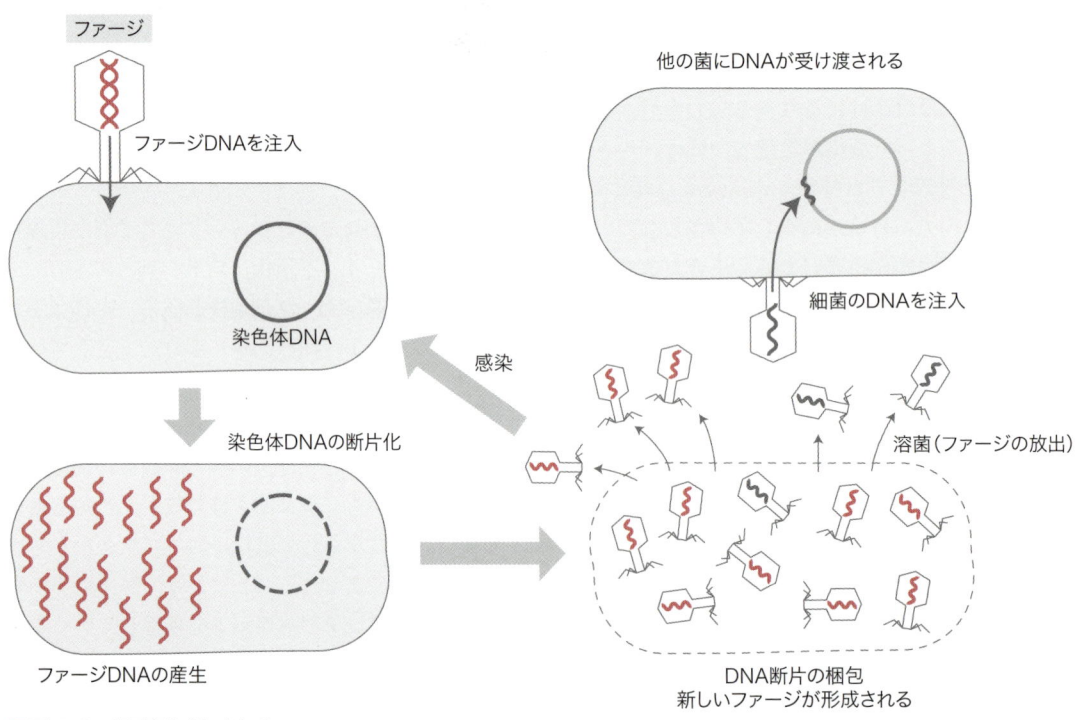

●図14　溶菌化サイクル

　ウイルスのことを総称して**バクテリオファージ**（もしくは**ファージ**）と呼ぶ．ファージは形態の違い，増殖する宿主細菌の違い，ファージの持つ核酸の違いや感染した宿主細菌と共存できるかどうかの違いでさまざまに分類される．

　ファージによる遺伝情報の伝達（形質導入）には様式によって2つのタイプに分けられる．一つ目は，**溶菌化サイクル**と呼ばれる（図14）．ファージが細

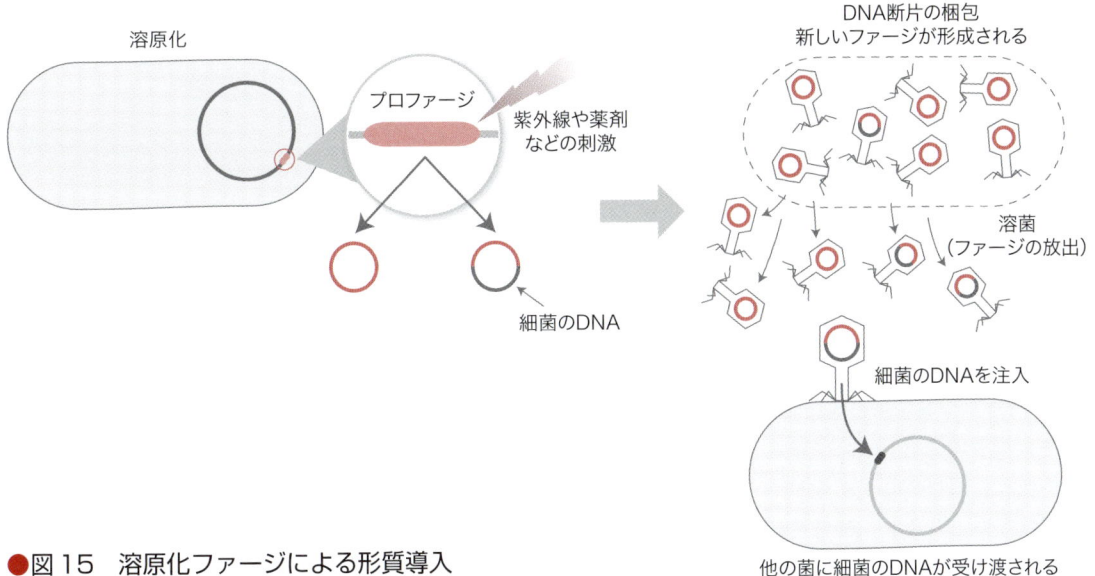

●図15 溶原化ファージによる形質導入

菌に接触し，菌の中にファージのDNAを注入する．次にファージや宿主細菌由来の酵素の働きによって，感染細菌の中でファージの核酸やタンパク質を産生する．これらのファージタンパク質がファージの核酸のコピーを梱包することによって新しいファージがつくられる（増殖）．増殖したファージは宿主細菌を殺して（溶菌という），細菌の外に飛び出し，別の細菌に感染する．ほとんどの場合，新しいファージに梱包される核酸は感染したファージの核酸であるが，まれに誤って感染した細菌由来のDNA断片がファージ内に梱包されることがある．このようにして，誤って梱包された細菌のDNA断片は別の細菌に注入され，染色体上に組み込まれ，別の細菌の染色体の一部となり，子孫に伝達ことになる．

　二つ目の様式は，ファージ感染によって注入されたファージの核酸が，宿主細菌の染色体上に組み込まれてしまうために宿主細菌を殺すことなく共存状態になる（**溶原化**）場合である（図15）．溶原化したファージはプロファージと呼ばれ，染色体DNAの一部として複製され，娘細胞[*10]に伝達される．しかし，この共存状態は永遠に続くわけではなく，紫外線といった刺激でファージDNAが染色体から飛びだす（誘発もしくは誘導という）ことがある．飛び出したファージDNAはファージの核酸やタンパク質を産生し，コピーされたファージDNAは新しいファージに梱包される．新しくつくられたファージは溶菌とともに菌体外に飛び出し，他の細菌に感染する．

　通常，染色体上からファージDNAが飛び出すときには完全なファージDNAが正確に切り出されるが，まれに組み込まれたファージDNAの近くの染色体DNAごとファージDNAと一緒に切り出される場合がある．この場合，近傍の染色体DNAがファージDNAと一緒に梱包され，新しい細菌に伝達される．つまり，元の菌の遺伝情報がファージによって別の菌に運ばれるわけである．ファージによって伝達される遺伝情報には薬剤耐性，栄養要求性，毒素の産生に関する遺伝子が含まれる可能性がある．実際，いくつかの細菌毒素の遺伝子，例えばジフテリア毒素やボツリヌス毒素や志賀毒素様毒素（ベロ毒素）遺伝子はファージとともに溶原化（共存）しており，ファージの誘発によって伝達されうる．この他にも多くの病原菌において形質導入ファージが見つかっていることから，形質導入は新たな病原菌を生むためのひとつの過程になっていると考えられる．

3）形質転換（transformation）

　形質転換は，1928年にフレデリック・グリフィスが肺炎球菌を用いて行ったグリフィスの実験によっ

---

*10　**娘細胞**：母細胞から細胞分裂で生じた細胞のこと．

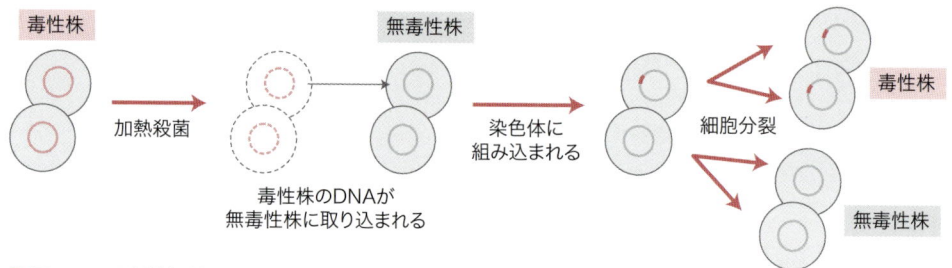

●図16 形質転換

て発見された．生菌投与でマウスに対して致死活性（殺す）を持つ肺炎球菌の毒性株は，当然のことながら加熱殺菌することによってその致死活性を失う．無毒性株は生菌を投与してもマウスを死に至らしめることはない．しかし，致死活性を示さない毒性株の加熱死菌と無毒性株の生菌を同時に投与するとマウスが死亡する．さらに，興味深いことに加熱死菌を投与したにもかかわらず，死亡したマウスから生きた毒性株が分離される．つまり，加熱殺菌した毒性株由来のある物質が無毒性株に伝達され，無毒性株を毒性株に変身させたということになる．その後，無毒性株を毒性株に変身させた毒性株中の物質がDNAであることが明らかとなった．つまり，毒性株のマウスを殺すのに必要な遺伝子を獲得することで無毒性株がマウスを殺す力を持った毒性株に変身したことになる（図16）．このように形質転換とは菌体外のDNAを細菌が菌体内に取り込み，それが組み換えにより染色体に組み込まれるという現象のことである．自然界で形質転換を行える菌は今回紹介したレンサ球菌属だけではなく，バシラス属，ヘモフィルス属，ナイセリア属，シュードモナス属などの菌が知られている．また，自然に形質転換を行えない菌でも人為的に形質転換することが可能であり，この技術は現在の遺伝子組み換えDNA技術の基礎となっている．

このように細菌の"変身術"は，人類にとって諸刃の刃であり，遺伝子組み換えDNA技術に応用され生活に役立てられる一方で，耐性菌や病原菌を生む原因ともなっている．

まとめ

- 地球の誕生から10億年あまりたった生命のない地球で，細菌に類似した単細胞の生命体が偶然誕生した．以後さらに約20億年間，この原始生命体のみが地球を占有してきた．
- 約600万年前に生物はようやく猿人へ進化し，原人，そして約30万年前にホモサピエンスへと進化した．この間，人類絶滅の危機が感染症の世界的流行で訪れた．ペスト，天然痘，コレラ，HIVなどである．
- 17世紀にリューエンフックが自作の顕微鏡で微生物を観察した．19世紀末になりコッホの病原体特定のための3（4）原則の提唱があり，これを期に多くの病原菌が発見された．
- グラム陽性菌の細胞壁にはペプチドグリカンを，陰性菌ではリポポリサッカライドを多量含む．
- 細菌は原核生物であり，真核生物の核膜を欠く．
- 鞭毛，線毛，芽胞，夾膜を持つ細菌と持たない細菌があり，これらは同定のマーカーとなる．
- 細菌は他の生物と同様に異化作用と同化作用を行う．
- 酸素の増殖への影響の仕方から細菌は，偏性嫌気性菌・偏性好気性菌・通性嫌気性菌に分けられる．
- 病原菌は非病原菌が持たない付着因子，侵入因子，毒素，タンパク質分泌装置などの病原因子を持つ．
- 細菌はいろんな手法で変異する．たとえば，突然変異，接合，形質導入，形質転換．

4章 ウイルス

　ウイルスは，微生物であり，宿主の代謝系を利用しなければ増殖することはできない．ウイルス粒子の形や大きさはウイルスによってさまざまであり，その病原性もウイルスによって異なる．RNAあるいはDNAのどちらかをそのゲノムとして持っている．ウイルスの宿主は動物，植物や細菌などさまざまであるが，ヒトに感染するウイルスだけでも100種以上である．ウイルスが宿主細胞に感染した場合，その細胞は，①溶解感染，②持続ないし潜伏感染，③発がん感染の3つの感染様式を示す．本章では，ウイルスに関して総括的に概説する．

Keyword エンベロープ，カプシド，DNAウイルス，RNAウイルス，受容体，細胞変性効果

概略図　ウイルス感染細胞の運命

- ウイルス → 感染 → 宿主細胞
- ① 溶解感染（ウイルス増殖と細胞破壊）
- ② 持続ないし潜伏感染（ウイルス−細胞間の平衡）
- ③ 発がん感染（細胞無限増殖）

*文献1のp17．図2-3より許諾を得て転載

1 ウイルスとは？
―生物か無生物か？

　ウイルスははたして生物なのか？　あるいは無生物なのか？　以下にウイルスの特徴を述べながらこの問いに対する答えを導きだしていこう．

　ウイルスは，微生物の一種である．大きさは，ナノメートルの単位で，DNAあるいはRNAのどちらか一方の核酸を持ち，その周囲をタンパク質の殻で囲まれた微小な粒子である．しかし，細菌のように自己増殖できず，ヒトや動物をはじめ植物，細菌，真菌などの生きている細胞に感染してはじめて増殖し，子孫ウイルスを産生することができる．すなわち，ウイルスはそれ自身代謝系を持たないため宿主細胞に完全に依存して増殖する．つまり生きた細胞の代謝系を借りて自己複製，増殖する微小病原体である．

　ウイルスには，それぞれのウイルス特異的に感染することができる主（動物や植物，さらに特異的な組織など）が存在する．これをウイルスの**宿主**と呼ぶ．

　したがって，ウイルスは細胞外では無生物であり，生きた細胞すなわち宿主細胞に感染してはじめて生物となり，子孫を増やすことができる．

　細菌は抗生物質で治療することができるが，ウイルスは抗生物質で治療することができない．抗生物質は宿主とは異なる細菌自体の代謝経路を攻撃することなどにより効果を示す．ウイルスは，感染した宿主細胞の代謝系を利用して複製するため，ウイルスの代謝系のみを特異的に阻害することが非常に困難である．そのため抗ウイルス剤の開発は遅れている．しかし，近年，ウイルス増殖機構が次第に明らかになり，エイズ，ヘルペスウイルス，インフルエンザウイルス感染症などに有効な抗ウイルス剤が開発されている．

　自然界にはいろいろなウイルスがいろいろな生物に感染している．これらは動物ウイルス，植物ウイルスおよび細菌ウイルス（バクテリオファージ）に大別される．ウイルスは多種多様でヒトを宿主とするウイルスだけでも数百種類になる．これらのウイルスは感染しても宿主にすぐに病気を起こすとは限らない．すなわち，感染しても症状を引き起こさずに**潜伏**するウイルスもいる．ウイルスは感染した宿主の細胞を破壊，死滅，あるいは性質変化を生じさせ，種々のウイルス特有の病気を宿主に引き起こす．

　ウイルスは種類によって熱，pH，化学物質，紫外線や放射線などに対する抵抗性が異なっている．一般的にウイルスは高温には弱いので低温で保存するが，通常は液体窒素や超低温冷凍庫で保存することが望ましい．

　粒子に**エンベロープ**（脂質二重層）を持つウイルスは，B型肝炎ウイルスなどの例外を除いてエーテル，クロロフォルムや石鹸などの**脂質性消毒剤**で容易に失活させることができる．一方，エンベロープを持たないウイルスは胆汁酸を含有する消化液や糞便中でも失活せず下水でも長時間感染性を保持できるので要注意である．

2 ウイルスの発見と展開

　科学の進歩，とりわけ医学の進歩は，学問の進歩もさることながら，それを支える革新的な科学技術の発展との絶妙な組み合わせによって築かれてきた．ウイルス学の発展もまた例外ではなく，画期的とされる発見は先駆的な科学者と技術者の長年の地道な研究努力や熱意の積み重ねによりもたらされている．（表1）

1 タバコモザイクウイルスの発見

　伝染性の病気として古来より恐れられていた病原体は，19世紀後半に光学顕微鏡下での細菌（バクテリア）の発見により明らかにされたが，同時に培養技術の進歩によってその性質や性状の解析が飛躍的に進み，現在の細菌学の基礎が築かれた．ウイルスは，タバコの葉の病気を引き起こす病原体で当時の孔の粗い細菌濾過器では捕捉できない「濾過性病原体（filterable agent）」と呼ばれる感染因子として発見された．すなわち，みえず，捕らえられずという病原体として存在したのである．しかもこの病原体

● 表1　ウイルス学の黎明期における研究の歴史

ウイルス研究		関連する研究・技術	
年	出来事	年	出来事
1892	Ivanovski（イワノフスキ）による濾過性病原体である植物タバコモザイクウイルスの発見		
1898	Loffler（レフラー）とFrosch（フロッシュ）による家畜口蹄疫ウイルスの発見		
1901	Reed（リード）によるヒト黄熱ウイルスの発見		
1907	いぼ（パピローマ）ウイルスの発見		
1909	ポリオウイルスの発見		
1915	Twort（トウォート）による細菌ウイルス（バクテリオファージ）の発見		
1919	ヘルペスウイルスの発見		
		1929	Svedberg（スベドベリ）による超遠心機の開発 Elford（エルフォード）による限外濾過法の開発
1931	インフルエンザウイルスの発見 Goodpasteur（グッドパスチャー）による発育鶏卵でのウイルス培養の考案		
1935	Stanly（スタンレー）によるタバコモザイクウイルスの結晶化の成功		
		1939	Ruska（ルスカ）による電子顕微鏡の開発
		1950頃	Enders（エンダーズ）細胞培養法の確立
1952	Hershey（ハーシー）によるファージDNAの宿主細菌での増殖機構の証明		
		1953	Watson Crick（ワトソン，クリック）によるDNA二重らせん構造説の提唱

文献1を参考に作成

は，培養細胞のなかでは増殖できなったが，生きたタバコの葉では増殖できたのである．これが1892年にロシア人のイワノフスキらの研究によって見出されたタバコモザイクウイルス（TMV）で，人類が最初に発見したウイルスである．

光学顕微鏡ではみえず，細菌培養用の寒天培地で増殖せず，細菌濾過器では捕らえられない未知の病原体としてのウイルスは当時の人々にとって恐怖であったことは想像に難くない．ウイルスに関する研究は，このように植物での発見を端緒として大きく展開するに至る．1898年には家畜の口蹄疫ウイルス，1901年にはヒトでの黄熱ウイルスが見出され，1907〜1931年の四半世紀の間に，いぼ（パピローマ），ポリオ，ヘルペス，インフルエンザのウイルスの発見につながった．この後，組織培養法の進歩により1950年代には麻疹ウイルスの分離の成功，1960年代以降は表2に示す種々のウイルスが分離された．

2 ウイルス学の発展を支えた技術革新

それまでは，みえず，捕らえられずの存在であったウイルスが分別して捕捉されるようになったのは微細孔濾過器や超遠心機の開発という技術革新による．種々のウイルスの粒子像が，1939年以降電子顕微鏡によって鮮やかに観察されたことで，ウイルスの性状や本質が実体として認識されるようになった．さらに，構造解析技術の進歩に伴い，1935年にスタンレーらがTMVの結晶化に成功し，ウイルスの本体がタンパク質と核酸からなるという性状が明らかになったのである．それに続き動植物の種々のウイルスの精製が進むにつれ，ウイルスは自らを増殖させるには生きた細胞を利用して自己複製しなければならないという特性が明確になった．1915年にブドウ球菌で見出された細菌ウイルス（**バクテリオファージ**）に関する研究を端緒に，バクテリオファージを用いたウイルスの増殖機構の研究が盛んになり，1952

●表2　過去30年間に分離された主なウイルスと関連するヒト疾患

ウイルス	ウイルス科	関連疾患	分離年
EB（Epstein Barr）	ヘルペス	バーキットリンパ腫	1964
B型肝炎	ヘパドナ	B型肝炎	1965
ヒトコロナ	コロナ	かぜ	1965
マールブルグ	フィロ	出血熱	1967
ラッサ熱	アレナ	出血熱	1969
エンテロ70	ピコルナ	急性出血性結膜炎	1971
A型肝炎	ピコルナ	A型肝炎	1973
ハンターン	ブニヤ	腎症候性出血熱	1976
HTLV-I	レトロ	成人T細胞白血病	1980
ヒトパルボ	パルボ	伝染性紅斑	1983
HIV-1	レトロ	エイズ	1983
HHV-6	ヘルペス	突発性発疹	1986
C型肝炎	フラビ	C型肝炎	1988
HHV-7	ヘルペス	突発性発疹の一部	1990
HHV-8	ヘルペス	カポジ肉腫	1994
G型肝炎	フラビ	G型肝炎	1995

文献7を参考に作成

年にはハーシーらによってバクテリオファージはそれ自身のDNAの指令によって宿主細菌内でウイルス増殖を行うことが明らかにされた．この知見をもたらした実験系は，その後の遺伝情報の保存と伝達という分子生物学，分子遺伝学の礎を築き，1953年，ワトソンとクリックによるDNAの二重らせん構造説の提唱を経て遺伝情報伝達のセントラルドグマの確立につながることになる．

3 ジェンナーとパスツール

　学問や技術の発達が多くの革新的な発明を可能にしたことは間違いないが，科学技術を本来の実用的なレベルに到達させるには，さらに一段の技術的な工夫のほかに，実際の疾病と向き合ったうえで，先駆的な技術を試行，実践する勇気と熱意がなければならない．ウイルスの発見から実験技術の革新的な進歩とともにウイルス学が興隆していく歴史の前には，未知の病原体であったウイルスが引き起こす恐ろしい致死性の疾病に取り組み，挑戦的な予防法という側面から革新的なアプローチを行った偉人を忘れるわけにはいかない．1796年に天然痘予防の種痘を行ったイギリス人の**エドワード・ジェンナー**と1885年に狂犬病予防ワクチンを開発したフランス人の**ルイ・パスツール**である．

　天然痘は紀元前のエジプトのミイラにもその痕跡が認められているほど猛威をふるっていたとされる．牛痘（ウシに感染する天然痘類似ウイルス）に感染した人は天然痘にかからないという伝承から，ジェンナーは牛痘を子供に接種して天然痘予防に成功した．またパスツールは，小動物の体内で継代培養して毒性を弱めた**狂犬病ウイルス**をワクチンに用いて狂犬病予防に貢献した．この二人の科学者の業績により，人類はウイルス感染の防御方法の基盤的な知見[*1]を得て今日のウイルス学の隆盛をもたらしたのである．

　こうした一連のウイルス研究の進歩と展開は，遺伝情報の解析を経てゲノム科学やタンパク質・核酸の構造解析技術を生み出し，膨大なタンパク質の機能を迅速に解析できるライフサイエンスの基盤をなす革新的技術となって今日に開花したといえる．

[*1] この2人の成果は，それまでの医学が治療医学を目指していたのに対し，予防医学を目指す新しい視点の礎となるものである．このワクチンのアイデアは免疫学の発展につながるものでもある．

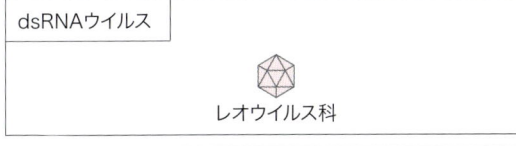

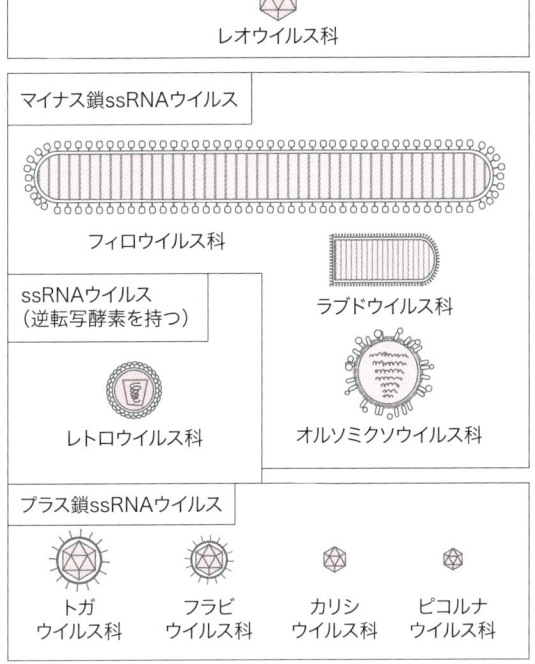

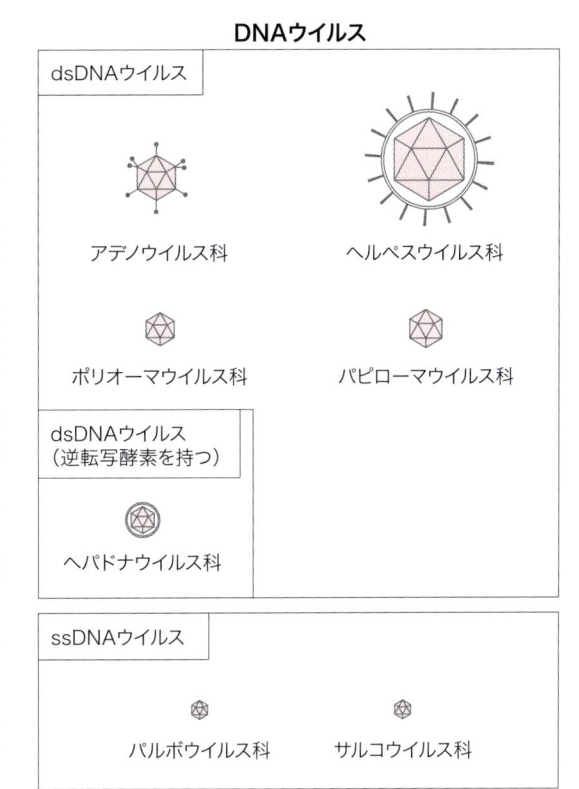

● 図1　ウイルスの分類
dsRNA：二本鎖RNA，ssRNA：一本鎖RNA，プラス鎖はmRNAと同じ配列を持ち，マイナス鎖はmRNAと相補的な配列を持つ．
dsDNA：二本鎖DNA，ssDNA：一本鎖DNA

3　ウイルスの分類

● 表3　ウイルスの分類

分類の単位	接尾辞
ウイルス目　order	virales
ウイルス科　family	viridae
ウイルス亜科　subfamily	virinae
ウイルス属　genus	virus
ウイルス種　species	

ウイルスはウイルスゲノム核酸の種類やウイルス粒子の形態，物理化学的性状，ウイルス複製様式，コードされるウイルスタンパク質（構造タンパク質，非構造タンパク質）などを基準にして分類される．ゲノム核酸がDNAかRNAか，一本鎖（single stranded：ss）か二本鎖（double stranded：ds）か，プラス鎖かマイナス鎖か，線状か環状か，分節の数と長さなどを基準に区別する（図1）．ウイルス粒子の形態は大きさ，形，スパイクの有無，エンベロープの有無，ヌクレオカプシドが立方対称か，らせん対称かなどで分類される．物理化学的性状はウイルス粒子の浮遊密度，沈降定数などを測定する．これらの性状をふまえたうえで，最近のウイルスの分類および同定にはウイルス遺伝子の分子系統樹解析を用いている．ウイルスは一般名で呼ばれることも多いが，国際ウイルス分類委員会（International Committee on Taxonomy of Viruses：ICTV）が国際的に通用するウイルス分類と命名法を定め，インターネット上（http://www.ictvonline.org/index.asp）に公開しており，自分の知りたいウイルスの正式名称を容易に検索することができる．正式なウイルス分類は大きな分類から階層的に細かく分類され，

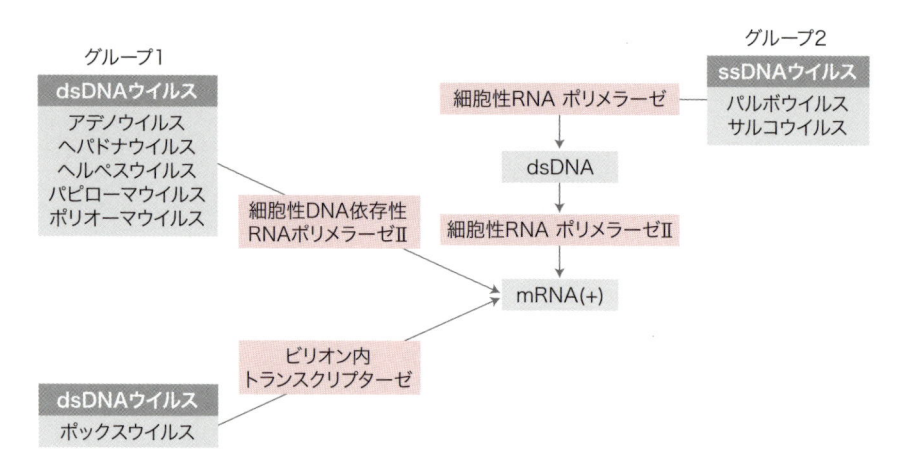

●図2　DNAウイルスのゲノム核酸からmRNA合成過程

上位の目（order）から，科（family），ウイルス属（genus）に分けられ，さらに種（species）に分類される（表3）．科と属の間に亜科（subfamily）に分類するものもある．表3に示した接尾辞をつけて大文字ではじまるイタリック体で表記する．たとえば口唇ヘルペスの原因ウイルスは一般名が単純ヘルペスウイルス1型であり，この表記は広く用いられている．単純ヘルペスウイルス1型の正式名称を表記すると以下のようになる．

ヘルペスウイルス目	order: Herpesvirales
ヘルペスウイルス科	family: Herpesviridae
α-ヘルペス亜科	subfamily: Alphaherpesvirinae
シンプレックスウイルス属	genus: Simplexvirus
ヒトヘルペスウイルス1	species: Human herpesvirus 1

4　ウイルスゲノムによる分類

ウイルスゲノムにはウイルスの完全な遺伝情報がコードされている．ウイルスはゲノム核酸としてDNAかRNAいずれか一方のみを有している．DNAゲノムを持つウイルスを**DNAウイルス**，RNAゲノムを持つウイルスを**RNAウイルス**という．ゲノムRNAがmRNAと同じ配列のものをプラス鎖の極性を，mRNAと相補的な配列のものをマイナス鎖の極性を持つという．

ウイルスをゲノム複製とmRNA合成により7つのグループに分けることができる．

1）グループ1—dsDNAウイルス

ほとんどのDNAウイルスが二本鎖（ds）DNAをゲノムとして有している．アデノウイルス科，ヘルペスウイルス科，ポリオーマウイルス科，パピローマウイルス科などがここに含まれる．

二本鎖DNAウイルスはウイルスDNAポリメラーゼでゲノムの複製を行う．mRNA合成は細胞性のDNA依存性RNAポリメラーゼⅡまたはビリオン内のトランスクリプターゼで行う（図2）．ヘパドナウイルス科に属するB型肝炎ウイルス（HBV）は不完全な二本鎖環状DNAである．HBVゲノムは約3,200塩基よりなる長鎖と，その50〜85％の長さの短鎖とからなる．ウイルスまたは宿主細胞のDNAポリメラーゼにより完全な二本鎖DNAがつくられる．この二本鎖DNAからプラス鎖のプレゲノムRNAが合成される．HBVのDNAポリメラーゼは逆転写酵素活性を有しており，プレゲノムRNAから完全長のマイナス鎖DNAがつくられる．HBVは逆転写酵素を持っている点で他のDNAウイルスとは異なっている．

2）グループ2—ssDNAウイルス

パルボウイルス科やサルコウイルス科は例外的に

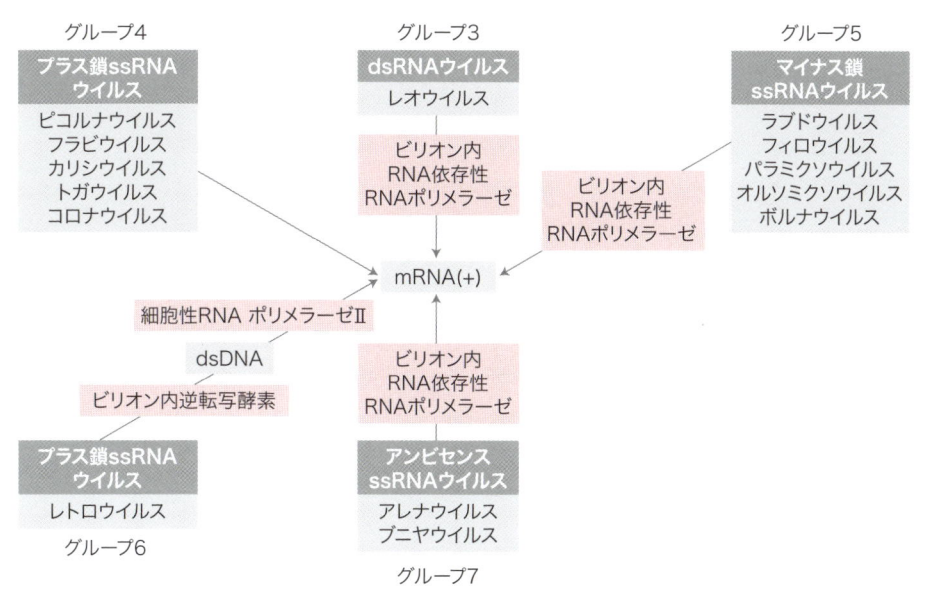

●図3 RNAウイルスのゲノム核酸からmRNA合成過程

一本鎖（ss）DNAをゲノムとして持つ．宿主細胞のDNAポリメラーゼで二本鎖DNAを合成し，それをもとに細胞内RNAポリメラーゼⅡでmRNAが合成される（図2）．

3）グループ3―dsRNAウイルス

レオウイルス科は二本鎖RNAウイルスでウイルス粒子内にRNA依存性RNAポリメラーゼを持っており，この活性でマイナス鎖を鋳型にしてmRNAを合成する（図3）．

4）グループ4―プラス鎖ssRNAウイルス

フラビウイルス科（日本脳炎ウイルスやC型肝炎ウイルスなど）やピコルナウイルス科（ポリオウイルスやA型肝炎ウイルスなど）などのプラス鎖RNAゲノムを持つウイルスは，ゲノム自体がmRNAとして働き，リボソームで翻訳されてタンパク質を合成する（図3）．

5）グループ5―マイナス鎖ssRNAウイルス

オルソミクソウイルス科（インフルエンザウイルスなど），フィロウイルス科（エボラウイルスなど），ラブドウイルス科（狂犬病ウイルスなど）が属する．エボラウイルスは糸状，狂犬病ウイルスは砲弾型の特徴的な形状をしている．マイナス鎖ssRNAウイルスはウイルス粒子中に持つRNA依存性RNAポリメラーゼによりプラス鎖RNAが合成され，mRNAとして機能する（図3）．

Column　プリオン，核酸を持たない感染性因子

プリオン（prion：proteinaceous infectious particle，タンパク質性感染性因子）という特徴的な異常タンパク質により発症する疾患があり，総称してプリオン病と呼ばれる．プリオン病にはヒツジのスクレーピー（Scrapie），ヒトのクロイツフェルト・ヤコブ病（Creutzfeldt-Jacob disease：CJD），ウシの牛海綿状脳症（狂牛病）（Bovine spongiform encephalopathy：BSE）などがある．プリオンタンパク質（PrP）は元々，ヒトの細胞の中に正常プリオンタンパク質（PrP^C, Cはcellularを意味する）として存在している．プリオン病の感染により異常プリオン（PrP^{Sc}, Scはscrapieを意味する）が細胞内に入ってくると正常なPrP^Cの立体構造が変化してβ-シートを形成しアミロイド線維となり細胞内に多量に蓄積する．PrP^{Sc}が蓄積しやすい臓器は脳，脊髄などである．変異型クロイツフェルト・ヤコブ病は牛海綿状脳症に感染したウシの肉や臓器を食べることで発症すると考えられている．

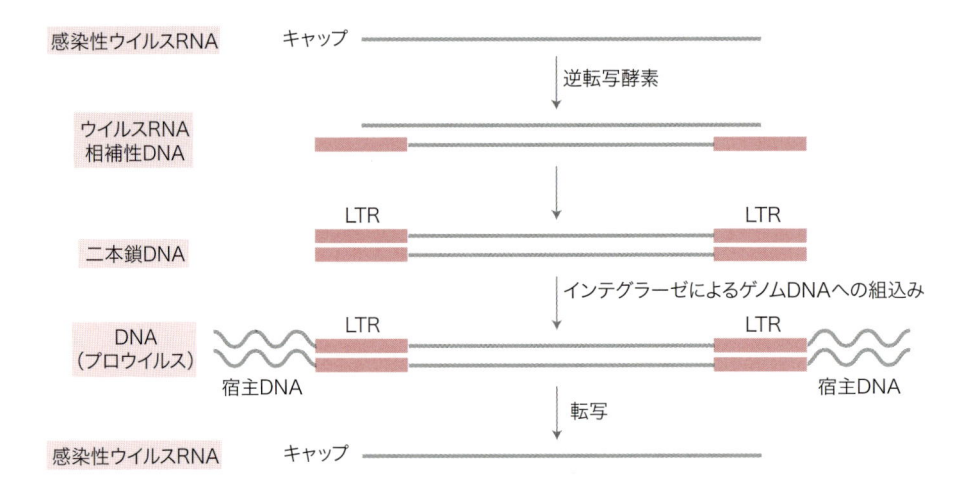

```
感染性ウイルスRNA      キャップ ─────────────────────────────────
                                      ↓ 逆転写酵素
ウイルスRNA       ━━━━━━━━━━━━━━━━━━━━━━━━━━━
相補性DNA         ────────────━━━━━━━━━━━━━━━━━━━━
                                      ↓
                              LTR                    LTR
二本鎖DNA         ━━━━━━━━━━━━━━━━━━━━━━━━━━━
                                      ↓ インテグラーゼによるゲノムDNAへの組込み
                              LTR                    LTR
DNA              ∿∿∿━━━━━━━━━━━━━━━━━━━━∿∿∿
（プロウイルス）   宿主DNA                              宿主DNA
                                      ↓ 転写
感染性ウイルスRNA      キャップ ─────────────────────────────────
```

● **図4　レトロウイルスの逆転写酵素と組込み**
レトロイルス粒子中のゲノムは5′末端にキャップ構造を有した一本鎖RNAである．レトロウイルスが宿主細胞に感染すると，ウイルス粒子中の逆転写酵素により相補的なDNAが形成されRNA-DNAの二本鎖をつくり，その後，二本鎖DNAを形成する．逆転写の過程で特徴的なLTR配列（long terminal repeat：LTR）を形成する．その後，LTR配列部位でインテグラーゼにより宿主ゲノムDNAに組み込まれる．組み込まれたウイルスDNAゲノムをプロウイルス（provirus）と呼ぶ．プロウイルスからウイルスRNAゲノムがつくられる．

6）グループ6—レトロウイルス

レトロウイルス科（HIV-1など）は球状ウイルスで2倍体のゲノムRNAを有し，ウイルス粒子内に逆転写酵素とインテグラーゼという酵素を含んでいる．

ビリオン中にあるウイルス由来の逆転写酵素でRNAゲノムを鋳型とし，相補的なマイナス鎖DNAが合成される．鋳型RNAは分解され，マイナス鎖DNAに相補的なプラス鎖DNAが合成されて二本鎖DNAとなる（図4）．二本鎖DNAは，その後，ウイルスのインテグラーゼという酵素の働きで宿主細胞のゲノムDNAに組込まれる．組み込まれたレトロウイルスDNAをプロウイルスと呼ぶ．組込まれたレトロウイルス遺伝子は細胞のRNAポリメラーゼIIにより転写され，感染性ウイルスRNAを産生する（図4）．

7）グループ7—アンビセンスウイルス

アレナウイルス科やブニヤウイルス科はプラス鎖とマイナス鎖を含みアンビセンス（両意性）である．アレナウイルス科はL（large）鎖，S（small）鎖の2分節ゲノムからなる．ウイルスゲノム上にマイナス鎖としてコードされている部分は直接転写されてmRNAとなるが，プラス鎖としてコードされている部分はいったんアンチゲノムに複製された後，mRNAに合成される．

Column

バクテリオファージ，病原細菌もウイルスに侵される

バクテリオファージ（bacteriophage）は細菌に感染するウイルスである．バクテリオファージの構造上の特徴は尾部を持つものが多いことである．バクテリオファージは細菌に感染し，細菌の細胞内で増殖して溶菌を起こすもの（ビルレントファージ：virulent phage，例：大腸菌のT2ファージ，T4ファージなど）と，細菌に感染して代々子孫の細菌にプロファージ（prophage）として伝えられるもの（テンペレートファージ：temperate phage，例：大腸菌のλファージ）がある．バクテリオファージは取り扱いが容易で定量が簡単であり，遺伝子をクローニングする道具として利用され，ウイルス学，分子遺伝学，分子生物学の発展に大きく貢献している．

5 ウイルス粒子の基本構造

1 形，構造（図5）

　構造的に完全で感染性を有するウイルス粒子を**ビリオン**と呼ぶ．ただし，場合によってはウイルス粒子そのものをビリオンと呼ぶこともあり，感染性のあるものを成熟粒子または完全粒子と呼ぶこともある．ウイルス粒子の構造はウイルスによって異なるが，基本構造は，内部に遺伝子としてDNAあるいはRNAがあり，その周りをタンパク質の殻が覆っている．ゲノムを包むタンパク質は**カプシド**と呼ばれ，ゲノムとカプシドを合わせて**ヌクレオカプシド**と呼ぶ．カプシドは少数のゲノムにコードされるユニットタンパク質（カプソマー）が規則的に正二十面体あるいはらせん対称に配列して形成される．正二十面体カプシドを持つ大型あるいは中型ウイルスはカプシドの内部に**コア**と呼ばれる構造が存在している．カプシドの外側にさらに脂質二重層の膜を基本骨格とする**エンベロープ**を被るウイルスもある．エンベロープ表面にはウイルス糖タンパク質が突き刺さっており，これをスパイクとも呼んでいる．エンベロープ保有タンパク質ウイルスではエンベロープとカプシドの間に両者を結合する構造タンパク質，マトリックスタンパク質やテグメントタンパク質（ヘルペスウイルスの場合）が存在する．またビリオン内に宿主細胞内でのウイルス複製に必須な酵素などのタンパク質を持つものもある．ビリオンを構成しているウイルスタンパク質をウイルス構造タンパク質と呼ぶ．

1）カプシド

　カプシドはその形により立方対称性とらせん対称性に分けられる．（図6）立方対称性のヌクレオカプシドは球形，らせん対称性のヌクレオカプシドは棒状または紐状を呈している．図では立方対称性のウイルスはアデノウイルス，らせん対称性のウイルスはタバコモザイクウイルスを示している．立方対称性のカプシドを有する動物ウイルスのほとんどは正二十面体構造をとるが，正二十面体は，20個の正三角形の面を持ち，12の頂点を持つ．この正二十面体の球対称軸は回転対称軸の方向からみると2回転対称，3回転対称，5回転対称の3種類の対称構造となる．（図7）

　カプソマーはこれらの対称軸に対して対称の位置に配列している．各々のウイルスは，各々に特有な数のカプソマーによってカプシドを形成している．

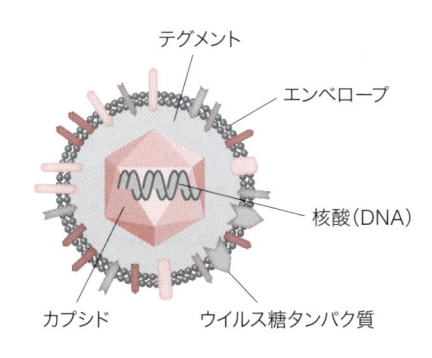

● 図5　ヘルペスウイルス粒子（ビリオン）の構造

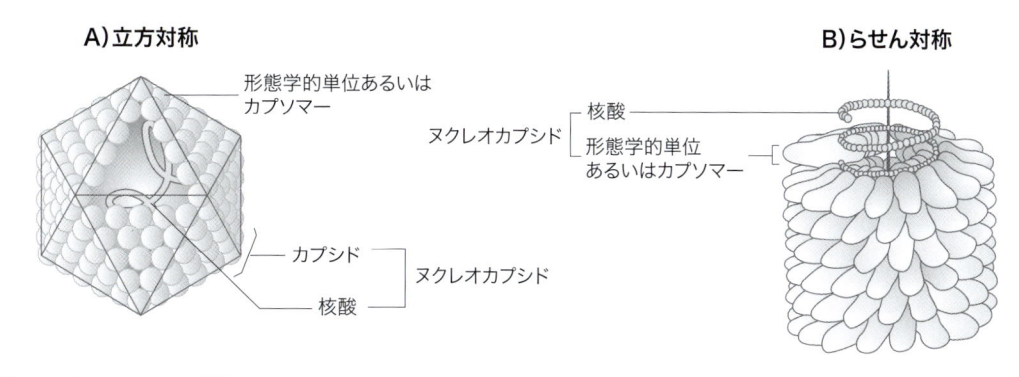

● 図6　ウイルスの形態
文献3を参考に作成

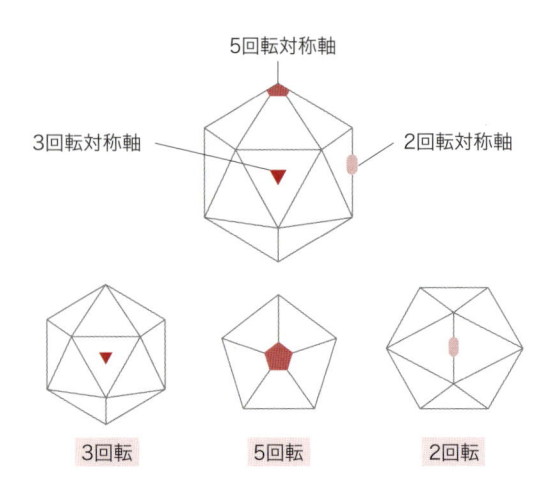

●図7　立方対称カプシドの構造モデル
文献4 p234の図Ⅲ-2-4より転載

カプソマーの総数はアデノウイルスでは252個であり，ヘルペスウイルスでは162個である．

　らせん対称のカプソマーは，ゲノムとタンパク質の構造単位が絡み合ってらせん状に配列してヌクレオカプシドを形成する．動物ウイルスではらせん対称のカプシドを持つウイルスはすべてエンベロープを持つ．動物ウイルスではオルトミクスウイルス科，パラミクソウイルス科，ラブドウイルス科，フィロウイルス科，ブニヤウイルス科，コロナウイルス科などのウイルスがらせん状のヌクレオカプシドを持つ．

2）エンベロープ

　ウイルス最外層の膜が脂質二重層からなるエンベロープであり，宿主膜由来である．エンベロープを被るウイルスは最終的な粒子形成の際に宿主細胞膜を被り，これがエンベロープとなる．エンベロープ表面に表出するスパイクは，感染細胞内で産生されたウイルス糖タンパク質よりなる．エンベロープにあるウイルス糖タンパク質は，ウイルスの放出や未感染細胞への吸着や侵入に重要な役割（宿主受容体に結合するウイルス側リガンドともなる）を果たしている．ウイルス粒子によるエンベロープの獲得は，**出芽**と呼ばれる．ウイルス感染後，細胞内でウイルス糖タンパク質が産生され，特定の細胞膜に発現する．この細胞膜にヌクレオカプシドが被る（ウイルスの出芽）．出芽部位は，ウイルスによって異なるが，形質膜，小胞体，ゴルジ体，トランスゴルジ体やそれら由来の膜や核膜である．

3）その他

　多くのウイルス粒子はカプシド以外にもウイルス構造タンパク質を有している．マイナス鎖あるいはアンビセンスRNAをゲノムとするウイルス粒子は感染細胞内でウイルス遺伝子転写産物（プラス鎖RNA）を産生させるために，宿主細胞にはないRNA依存性RNAポリメラーゼを持っている．

2 大きさと形

　ウイルスの大きさは直径がnm単位である．図1にウイルスの形と大きさを示す．もっとも大きな痘瘡ウイルス（ポックスウイルス）で約300nm，小さなウイルスではポリオウイルス（ピコルナウイルス）で約30nmである．形はウイルスによってさまざまであり，ポリオウイルス，ヘルペスウイルス，レトロウイルスなどは球形，狂犬病ウイルス（ラブドウイルス）は砲弾型，痘瘡ウイルス（ポックスウイルス）は，煉瓦状である．

　個々のウイルスはゲノム核酸の形状（DNAまたはRNA，一本鎖か二本鎖，環状か線状か，分節の有無）や大きさ，カプシドの形状，ヌクレオカプシドの形状，ヌクレオカプシドをとりまくエンベロープの有無，などによってその特徴が異なる．

6　ウイルスの増殖
―ウイルスの姿が消える！

　次にウイルスがどのようにして宿主に感染し，増殖するかを考えてみよう．

　ウイルスは増殖するために細胞を必要とする．たとえば実験的にウイルスを感染させて増殖させるためには，まず感受性（ウイルスが感染増殖できる細胞）のある培養細胞などにウイルスを接種する必要がある．ウイルスを増殖させるための宿主は，動物，植物，発育鶏卵や培養細胞などがあるが，ウイルスが感染している個体（動物の組織など）からウイルスを分離同定するためには主に培養細胞が用いられている．しかし，ウイルスには細胞特異性があり，どんな細胞でも増えることができるわけではなく，

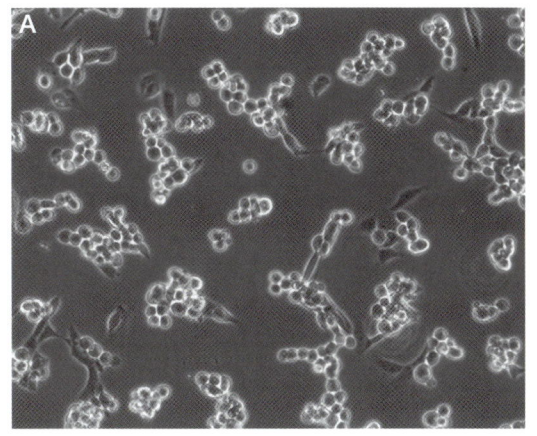

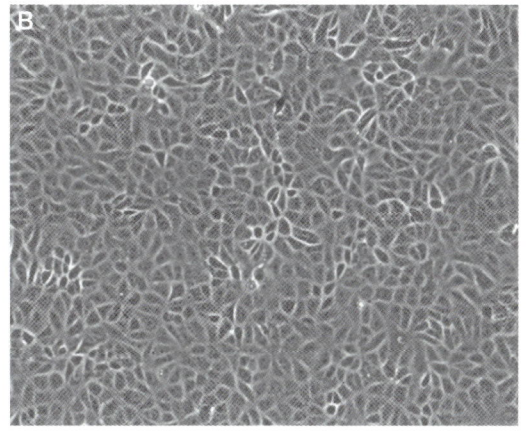

●図8 ウイルスの細胞変性効果 その1
A）単純ヘルペスウイルス1型感染Vero細胞．細胞のラウンディングが観察される．B）非感染Vero細胞［巻頭カラー参照］

ウイルスによって感染，増殖できる細胞は限られている．つまりウイルスによって感染できる種やそれによって引き起こす病気が異なっているということである．

1 ウイルスの増殖

1）培養細胞

培養細胞は，初代培養細胞，二倍体細胞系そして樹立株化細胞に分けられる．初代培養細胞は，動物の生体組織から得てそれを培養するものである．二倍体細胞系は，核型が正常の二倍体である単一種の細胞集団で，50代ぐらいまで継代が可能である．樹立株化細胞は，不死化した株化細胞であり，正常の核型を失った細胞集団で，無限に継代ができる．

感受性のある細胞にウイルスを接種した場合は，ウイルスはその細胞に侵入し，増殖し，そして子孫ウイルスを産生することができる．ほとんどのウイルスは細胞に感染すると細胞傷害を引き起こし，最終的にその細胞は死滅する．その細胞変化を**細胞変性効果**（cytopathic effect：CPE）と呼ぶ（図8）．細胞は円形化（ラウンディング）するが，ウイルスや細胞によっては細胞間膜融合による巨細胞形成を引き起こす場合もある（図9）．

がんウイルスに感染した場合，細胞は異常増殖（細胞のがん化）するようになる（トランスフォーメーション）．

2）発育鶏卵

ウイルスの種類（インフルエンザウイルス，ムン

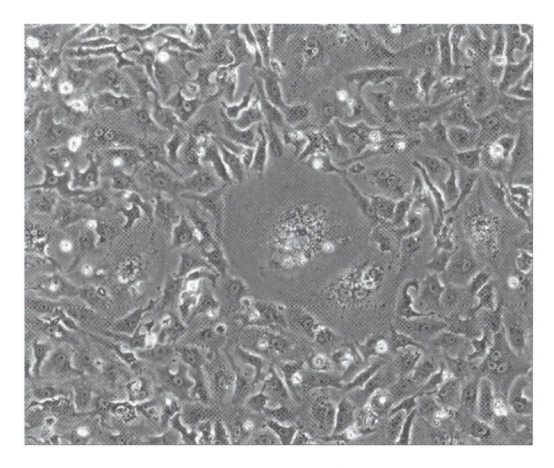

●図9 ウイルスの細胞変性効果 その2
ムンプスウイルス感染Vero細胞．ムンプスウイルス感染によって細胞間膜融合が観察される［巻頭カラー参照］

プスウイルス，ポックスウイルスなど）によってはウイルス分離やウイルスの培養に受精卵を孵化させた発育鶏卵の漿尿膜，尿膜腔，卵黄嚢や羊膜腔が用いられる．

3）実験動物

ウイルス感染動物モデルとしてはマウス，ラット，ハムスター，モルモット，ウサギ，サルなどが用いられる．ウイルスをこれらの動物の脳，腹腔，静脈内，皮下，皮内あるいは粘膜下に接種し，ウイルスがその動物の体内で増殖した場合，動物は病気を発症するかあるいは臓器に病変を起こす．ウイルス感染によって宿主（動物）の体内では免疫系を含む種々の機能が果敢に起動し，ウイルスを退治するために

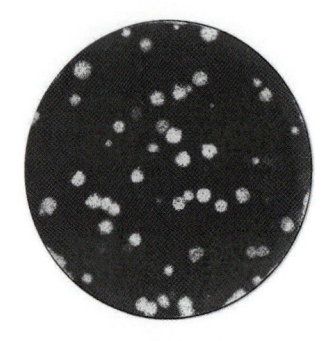

●図10　ウイルスのプラーク
ムンプスウイルスをVero細胞に感染させ，寒天培地を重層した．数日後，細胞を固定し，クリスタルバイオレッドで染色した．透けてみえるのがウイルスのプラークである［巻頭カラー参照］

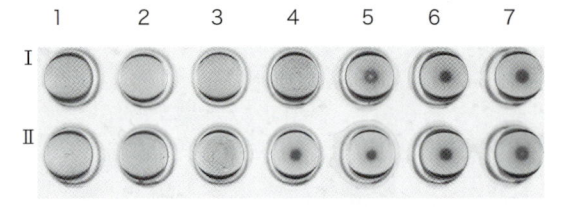

●図11　赤血球凝集反応による風疹ウイルスの定量
倍数希釈したウイルス液（1列目から7列目）に赤血球を加えて赤血球の凝集をみる．Ⅰでは，4列目，Ⅱでは3列目まで赤血球の凝集がみられる［巻頭カラー参照］

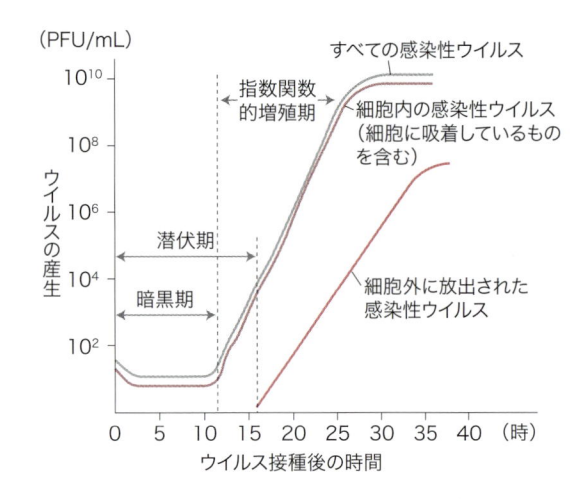

●図12　ウイルスの一段増殖曲線
文献4 p241の図Ⅲ-3-5より一部改変して転載

活発に働く．つまり，宿主はウイルス感染に対して種々の防御機構を機能させる．ウイルスが宿主の生体内でどのようにして病気を起こすかを明らかにし，予防法や治療法を開発するためにはこのような動物モデルを用いて個体内でのウイルス増殖を調べることが必要となる．

2 ウイルスの定量

1）プラーク形成法による定量

ウイルスの入った液を段階希釈し，プレートに単層になるように培養した細胞に接種した後，寒天培地を重層して培養する．1個の細胞に感染したウイルスは隣接する細胞にしか感染伝播できない（表面は寒天で固められているため外には出られない）．徐々にウイルス感染細胞は最初に感染した細胞を中心に拡大していく．これらの感染細胞はウイルスのCPEによって壊されるので，染色液で染色すると感染細胞は抜けてみえる（**プラーク形成**）（図10）．1個のプラークは1プラーク形成単位plaque-forming unit（pfu）のウイルスの感染による．このプラークの数を数えることにより，ウイルスの**感染力価**（titer）を知ることができる．感染力価は，PFU/mLの単位で表す．

2）赤血球凝集反応

インフルエンザウイルスや風疹ウイルスのように赤血球凝集素を持つウイルスは，**赤血球凝集反応**で定量することができる．

倍数希釈したウイルス試料（ⅠおよびⅡ）に一定量の赤血球を加え，赤血球の凝集を観察する（図11）．

3）その他

ハイブリダイゼーションやPCR法を用いてウイルスゲノムを定量的に検出する．

3 一段階増殖曲線（図12）

ウイルスの増殖を知るためにはすべての細胞が少なくともひとつのウイルス（1PFU）に感染していなければならない．ウイルスと細胞の比をmultiplicity of infection（**MOI**）と呼ぶ（1個の細胞にひとつのウイルスが感染した場合は1MOI）．

一段階増殖曲線は，ひとつのウイルスが1個の細胞に感染した後，時間とともに産生される子孫ウイルス量を示す．時間経過や産生されるウイルス量は，ウイルスによって異なるが，基本的には同じような経過をたどる．

1）暗黒期

ウイルスが宿主に感染した後，ウイルスはいった

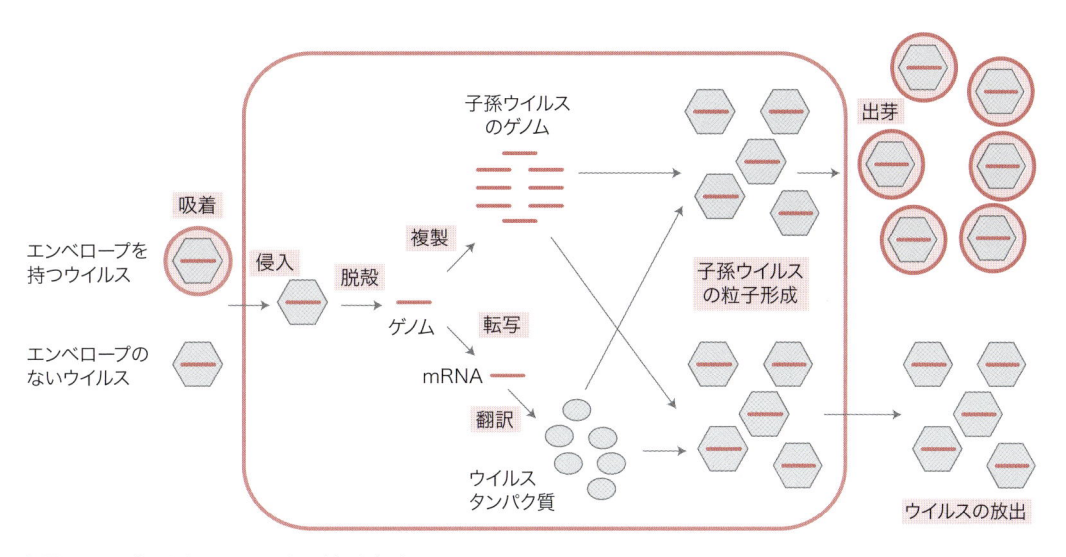

●図13　ウイルスのライフサイクル
文献4 p242図III-3-6より一部改変して転載

ん，他の細胞への感染能力をなくす．つまりウイルスを培養細胞に感染させてからウイルスの感染価が低下し，ウイルスが消失する時期である．この時期を**暗黒期**と呼び，ウイルスによって違いはあるが約1～10時間である．この時期はウイルスがいったん分解され，新規のウイルスが細胞内に出現するまでの時間である．この時期に活発にウイルスゲノム情報が転写，翻訳，複製されて，ウイルスタンパク質およびゲノムが合成される．この時期には感染性ウイルス粒子は存在しない．新たな感染性ウイルスは，ウイルスを細胞に接種して数時間後から細胞内で形成され，ウイルスによっては細胞外に放出される．

潜伏期とは感染性ウイルスが細胞外に現れるまでの時間のことである．

2）指数関数的増殖期

侵入したウイルスから感染細胞中で産生される新たなウイルス，つまり子孫ウイルスの数は指数関数的に増加し，プラトー（横ばい）に達する．1ウイルスあたり産生される新規ウイルス量はウイルスと宿主との関係に依存する．細胞は新たなウイルス粒子を産生しながら徐々に破壊される（細胞変性効果）．その時間はウイルスによって異なり，1細胞あたりの新規ウイルス産生量は100～10,000個にも及ぶ．

4 ウイルスのライフサイクル（図13）

ひとつの親ウイルスが細胞に感染した後，どのようにして子孫ウイルスを形成し，細胞外へ出ていくのか？

ウイルスは，細胞への吸着，侵入，脱殻，ゲノム複製，遺伝子発現，アセンブリ，ウイルス粒子の成熟そして放出という過程をとる．このステップはウイルスによって異なる．ウイルスの感染は，細胞の酵素やエネルギー産生系に依存する．

1）ウイルス粒子の吸着

ウイルスが細胞に感染する第一のステップである．
細胞表面の受容体とウイルス表面（エンベロープあるいはカプシド）にあるウイルスリガンドが結合する．

2）侵入

受容体に吸着したウイルス粒子が細胞質内へ入っていく．エネルギー依存性である．細胞のエンドサイトーシス作用あるいは細胞膜とウイルスエンベロープの融合によって，細胞内に入る．

3）脱殻

細胞質に侵入したウイルス粒子が分解されていく過程である．エンベロープを持つウイルスの場合は侵入と**脱殻**が同時に起こる場合もある．たとえば細胞膜と融合することにより侵入したウイルスは融合でエンベロープを失うことになるので，脱殻という

エンベロープ
ヌクレオカプシド

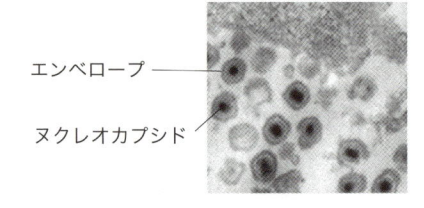

●図14　細胞外へ放出された成熟ウイルス粒子（単純ヘルペスウイルス1型）
[巻頭カラー参照]

過程も同時に起こる場合もある．エンドサイトーシスで取り込まれたウイルスはエンドソームの膜に取り込まれたままなので細胞質内には侵入していない．この過程は増殖曲線では，暗黒期に相当する．

4）ウイルス遺伝子の複製と遺伝子発現

ゲノム複製開始前を初期，開始後を後期と呼ぶ．初期mRNAから翻訳される初期タンパク質には細胞のタンパク質合成をシャットアウトさせるタンパク質，遺伝子発現を調節するタンパク質，遺伝子複製にかかわる酵素などがあげられる．一方，後期mRNAから翻訳される後期タンパク質のほとんどはウイルス粒子を構成する構造タンパク質であることが多い．

5）アセンブリ

新たにヌクレオカプシドが形成される過程を**アセンブリ**という．ウイルス遺伝子，カプシドやウイルス粒子構成タンパク質が集合し，空のカプシド内に遺伝子核酸が取り込まれ，ヌクレオカプシドが形成される．アセンブリが行われる場所は，ウイルスゲノムの複製が行われる場所であることが多く，ほとんどのRNAウイルスは細胞質で，DNAウイルスは，核内でアセンブリが行われる．

6）ウイルス粒子成熟と放出

新たに産生されたウイルスが，感染性を持つウイルスになることを**成熟**と呼ぶ．

エンベロープを持つウイルス科の子孫ウイルスがエンベロープを被るためにはウイルス糖タンパク質の突き刺さった脂質二重層の膜を被る必要がある．そこで，エンベロープウイルスでは，ヌクレオカプシド形成後，細胞内のいろいろな膜（形質膜，小胞体膜，ゴルジ体膜や核膜など）でエンベロープを被る（**出芽**）．たとえば単純ヘルペスウイルスの場合は，感染細胞内のトランスゴルジネットワーク由来の膜に出芽することによってウイルスは成熟し，最終的に成熟ウイルス粒子が細胞外へ放出される（図14）．

エンベロープのないウイルスの多くは，アセンブリの時点でウイルス粒子形成が完成し，感染細胞が最終的に壊れたときにウイルス粒子が細胞外へ放出される．

細胞が死ぬ増殖感染の場合は記述のように1感染細胞から10,000個以上の感染性ウイルス粒子が産生されることもある．細胞が死なない持続感染細胞においては少量の感染性ウイルスが持続的に産生されることが多い．

7 ウイルスの臓器親和性と侵入機構

1 ウイルス受容体と臓器親和性

ウイルスが細胞に感染する最初のステップを**吸着**という．ウイルスが細胞に吸着する際には細胞表面に存在する細胞由来のタンパク質や糖タンパク質などの分子に特異的に結合する．この分子はウイルス受容体と呼ばれる．麻疹ウイルスなどのように全身性に感染するウイルスがあるなかで，呼吸器に感染するインフルエンザウイルスや神経系に感染する日本脳炎ウイルスのように，ある特定の臓器や組織のみに感染するウイルスがある．ウイルスが特定の臓器に感染する性質を**臓器親和性**（organ tropism）と呼ぶ．ウイルスの臓器親和性は細胞表面のウイルス受容体，組織特異的宿主因子などにより規定されている．

ウイルス受容体としてタンパク質，リポタンパク質，糖タンパク質があり，その代表的な例としてHIVのCD4，ケモカイン受容体（CXCR4, CCR5），アデノウイルスのインテグリン，インフルエンザウイルスのシアル酸，麻疹ウイルスのCD46，CD150（SLAM）などがあげられる．

ウイルスの臓器親和性の決定要因で第一にあげられるのはウイルス受容体である．ウイルスはウイルス受容体を持たない細胞に感染することができない．

```
                    ウイルスとウイルス受容体の結合
                              │
                       エンドサイトーシス
                              │
                ┌─────────────┴─────────────┐
          ピノサイトーシス               ファゴサイトーシス
                │
        ┌───────┴───────┐
   ダイナミン依存性      ダイナミン非依存性
        │                     │
   ┌────┴────┐      ┌─────────┼─────────┐
 クラスリン  カベオラ   クラスリン非依存性  脂質ラフト  マクロピノ
 依存性     依存性    カベオラ非依存性    依存性    サイトーシス
```

VSV / SV40 / HPV / SV40 / HSV1 / HSV1
HIV-1 / BK / インフルエンザ / ポリオーマ / HIV-1
フラビウイルス / / ウイルス / ウイルス / アデノウイルス
インフルエンザ / / / / 3型
ウイルス
アデノウイルス
2/5型

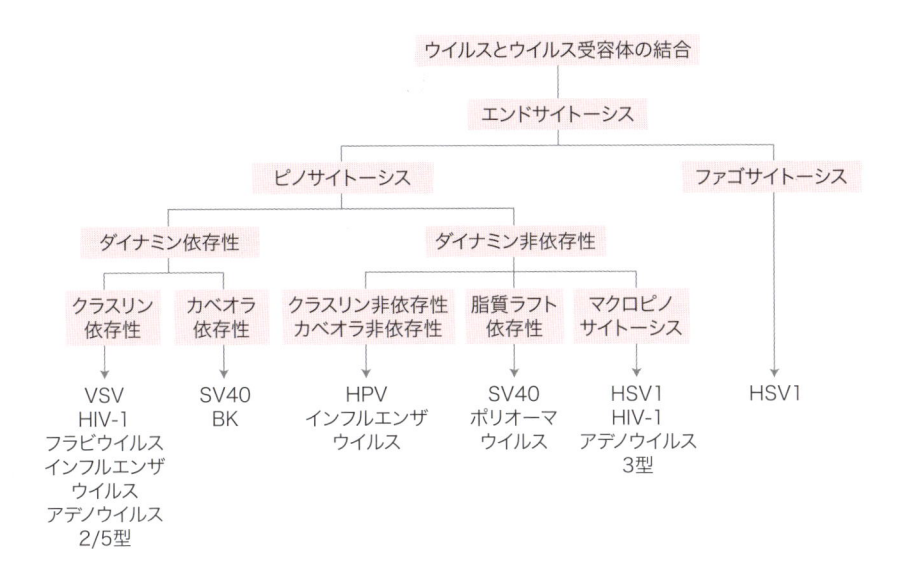

● 図15　ウイルスの侵入機構

ウイルスは細胞表面の分子（ウイルス受容体）と結合し，エンドサイトーシスにより細胞内に侵入する．哺乳動物細胞へのウイルス侵入には大きく分けて2通りあり，ピノサイトーシス（飲作用）とファゴサイトーシス（食作用）がある．ピノサイトーシスはダイナミン（GTP結合タンパク質）依存性，非依存性の2つに分けられる．ファゴサイトーシスは特殊な食細胞に限定される．
カベオラ：細胞膜の陥凹構造でスフィンゴ脂質やコレステロールに富む，脂質ラフト：スフィンゴ脂質やコレステロールに富む膜ミクロドメイン，クラスリン：エンドソームの形成の骨格となるタンパク質
VSV：水疱性口内炎ウイルス，HIV-1：ヒト免疫不全ウイルス-1，SV40：シミアンウイルス40，BK：BKウイルス，HPV：ヒトパピローマウイルス，HSV-1：単純ヘルペスウイルス1型．文献9を参考に作成

ウイルス受容体への吸着はpH，イオン強度，温度などが影響する．エンベロープウイルスには細胞膜上のウイルス受容体とウイルスエンベロープが結合し，その後，直接的な融合によりヌクレオカプシドが細胞内に放出される場合（パラミクソウイルス科など）と，**エンドサイトーシス**により細胞内に取り込まれるものがある．エンベロープを持たないアデノウイルスなどはエンドサイトーシスにより取り込まれる．

2 エンドサイトーシス

ウイルス粒子表面には膜融合に関与するタンパク質があり，宿主由来プロテアーゼで切断されるものとプロテアーゼにより切断されないが，構造変化を起こし融合活性を示すものがある．前者にはA型インフルエンザウイルスのHAタンパク質，麻疹ウイルスのFタンパク質，HIVのgp41などがある．後者にはフラビウイルスのEタンパク質などがある．A型インフルエンザウイルスのHA（ヘマグルチニン）は宿主のプロテアーゼによりHA1（結合活性）とHA2（融合活性）に切断され，低pH条件下に構造変化を起こし，膜融合し，エンドサイトーシスで侵入する．麻疹ウイルスのFタンパク質はF1（融合活性）とF2に開裂し，融合活性を持つ．麻疹ウイルスやHIVはエンドソームを介さずに細胞表面上でウイルスエンベロープと細胞膜が直接融合し，ウイルスゲノムが細胞内に注入される．

エンドサイトーシスには取り込む物質の性質により大きく分けて2種類あり，細胞外液とやや大きめの対象を取り込む**ピノサイトーシス（飲作用）**と大きな対象を取り込む**ファゴサイトーシス（食作用）**がある．ウイルスの侵入もピノサイトーシスを介するものとファゴサイトーシスを介するものがある（図15）．ファゴサイトーシスは食細胞における受容体依存性の侵入の一種類のみであるが，ピノサイトーシスはダイナミンというGTP結合タンパク質に依存するものと依存しないものに分けられる．また，ウイルスの侵入方法は1種類だけとは限らず，いくつかのウイルスで2種類以上の方法で侵入することが知られている．

細胞内に侵入したヌクレオカプシドはエンドソー

ムで膜融合が起こり，ウイルスゲノム核酸が放出されるものと，リソソームの融合により生じた二次リソソームで膜融合が起こり放出されるものがある．

DNAウイルスの場合，核酸は核に運ばれる．ポックスウイルスはDNAウイルスであるが，細胞質内で増殖過程がはじまる．多くのRNAウイルスは細胞質内で増殖過程がはじまるが，インフルエンザウイルスのゲノムは核へ移行する．

＜参考文献＞
1)『医科ウイルス学 改訂第3版』(髙田賢藏／編)，南江堂，2009
2)『標準微生物学第8版』(山西弘一，平松啓一／編)，医学書院，2002
3)『Virus Morphology』(Madeley, C.R. & Field, A.), Elsevier, 1988
4)『戸田新細菌学 改訂33版』(吉田眞一，柳雄介，吉開泰信／編)，南山堂，2007
5)『標準微生物学第9版』(山西弘一／監，平松啓一，中込治／編)，医学書院，2005
6)『Clinical Virology, 3rd edition』(Douglas, D. Rhichman, 他／編)，ASM press, 2009
7)『病原ウイルス学改訂2版』(加藤四郎，他／編)，金芳堂，1997
8)『Fields Virology, fifth edition』(Editors-in-chief Knipe, D.M., Howley, P.M.), Lippincott Williams & Wilkins
9) Mercer, J. & Helenius, A., Virus entry by macropinocytosis：Nat. Cell Biol., 11：510-520, 2009
10)『シンプル微生物学 改訂第4版』(東匡伸，小熊惠二／編)，南江堂，2006

まとめ

- ウイルスゲノムはDNAあるいはRNAのどちらか一方よりなっている．
- ウイルスゲノムやカプシドあるいはエンベロープの特徴は，ウイルスのライフサイクルや病原性にも影響する．
- ウイルス粒子の構造は単純である，しかし，感染によって宿主(ヒトや動物)にさまざまな病気を引き起こす．

5章 真菌

真菌とは真核生物の一種で，酵母や糸状菌に代表される．ヒトに近い生物のため感染すると診断や治療が難しい疾患が多い．感染部位により表在性，深在性，深部皮膚真菌症に大別される．カンジダ症，アスペルギルス症，クリプトコッカス症，皮膚糸状菌症などが知られているが，移植をはじめとする高度医療による免疫能の低下や抗生物質による菌交代現象などが誘因となって菌が内臓深く侵入する深在性真菌症は概して重篤であり，医療の進歩に伴い先進諸国で増加しているため深刻な問題となっている．

Keyword 真菌症，カンジダ症，アスペルギルス症，クリプトコッカス症，皮膚糸状菌症

概略図 代表的な真菌

菌名	形態	主な感染経路	主な感染病態, 罹患臓器	代表的な基礎疾患	主な診断・検査法	その他
カンジダ（表在性感染）	酵母	口腔内常在菌	口腔カンジダ症，食道カンジダ症	AIDS，健康な人にも感染	培養，病理	食道カンジダ症はAIDSの指標疾患
カンジダ（深在性感染）		皮膚からカテーテル経由の感染，腸管内に常在する菌による感染	カンジダ血症，肝膿瘍，眼内炎	血液悪性腫瘍（白血病など），血管内留置カテーテル留置や，抗がん剤使用	培養，病理，血液中の$(1\rightarrow3)$-β-D-グルカン測定	
クリプトコッカス	酵母	大気中の胞子を肺に吸入（ハトの糞に多い）	肺炎，脳髄膜炎	細胞性免疫障害（AIDSやステロイド長期使用患），健康な人にも感染あり	塗沫（墨汁法），培養，病理，血液中（髄液中）の特異抗原	肺以外のクリプトコッカス症はAIDSの指標疾患
アスペルギルス（表在性感染）	糸状菌	しばしば常在	外耳炎，角膜炎	外傷など	培養	
アスペルギルス（深在性感染）		大気中の胞子を肺に吸入	1) 肺炎（侵襲性，慢性壊死性），2) 菌球性，3) アレルギー性気管支肺アスペルギルス症，4) 播種性	侵襲性や播種性では好中球の著減（白血病など），大量のステロイド薬使用	培養，病理，血液中の特異抗体（急性肺炎，播種性を除く）	侵襲性肺炎や播種性は特に重篤
皮膚糸状菌	糸状菌	接触	皮膚（角質など）の感染：足白癬，手白癬，頭部白癬，爪白癬，体部・股部白癬など	健康な人も感染	塗沫（KOH法含む），培養	

91

1 真菌とは

　真核を持つ真核生物の一種で，比較的大型の微生物である．真菌の種類は一般細菌よりも遥かに多く65,000種程度で，うち病原真菌は200種あまりとされているが，実態は明らかでなく，数十万種と推測する考えもある．いずれにしても，きわめて多種類で多彩な生物群であることに変わりはない．多くの菌は土中や水中，植物などに広汎に生息しており，植物などにも感染するが，その一部はヒトに感染し，これを**真菌症**と総称する．移植，免疫抑制など医療技術の進歩に伴い，重篤な真菌症が増加傾向にあるのは先進諸国に共通の深刻な問題である．

　真菌の分類には後述する学問的な詳細な分類法があるが，臨床では便宜的に**酵母**，**糸状菌**（いわゆるカビ），**キノコ**などと分けると考えやすい．いずれも原核細胞である一般細菌とは異なり真核生物であるため，二重の核膜や核小体を有する真核，ミトコンドリアなどの細胞内小器官を持つなど一般細菌とは大きく異なっており，その代謝や構造はむしろ動物細胞やヒト細胞によく似ている（図1）．このようにヒト細胞と似ているため，診断や治療薬開発が難しく，これが真菌症の診断や治療が困難となりがちな一因となっている．また，細胞膜と細胞壁を持ち，多くの菌では最外層の細胞膜表面にはマンナンのような多糖類が，また細胞壁には（1→3）-β-D-グルカン（一部の菌では，キチンあるいはキトサン）が含まれている．これらのマンナンや（1→3）-β-D-グルカンは感染に伴い患者の血液中に流出することがあるため，患者血液を用いた補助診断（いわゆる**血清診断**）としても広く応用されている．

　ヒトに感染する真菌は細胞の形態から便宜上2種類（酵母，糸状菌）にわけて取り扱うことが多い．

1 酵母

　直径3〜4μm程度（一部はより大型）で単細胞性．球形，卵円形，楕円形，レモン形，とっくり型などがある．大部分は出芽（budding）により娘細胞（daughter cell）を形成して増殖するが（図2），例外的に分裂（fission）により増殖する菌もある．形態学的に特徴のあるものとしては，*Candida albicans*

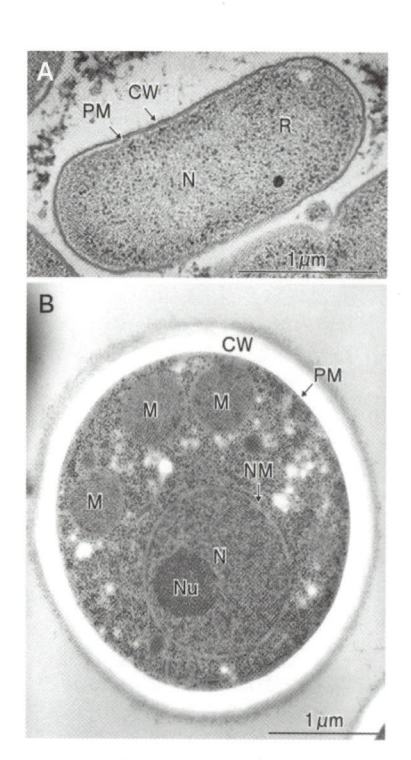

●図1　電子顕微鏡でみた真菌と一般細菌の構造の違い

原核生物である一般細菌に対し，真菌はヒトと同じ真核生物であり，細胞内小器官を含めヒト細胞に極めて近い構造をとっている．A）大腸菌　B）*Cryptococcus neoformans* の電子顕微鏡写真　CW：細胞壁，PM 原形質膜，N：核，Nu：核小体，NM：核膜，M：ミトコンドリア（山口正視：Basic Mycology. Med. Mycol. J., 52：75-76, 2011より転載改変）

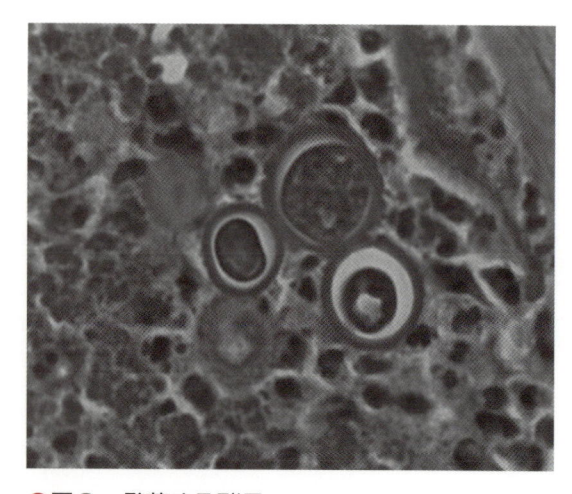

●図2　発芽する酵母 [巻頭カラー参照]

などにおける**仮性菌糸**の形成（**偽菌糸** pseudohypha ともいう．出芽した細胞が棒状，ソーセージ状に連なり菌糸のようにみえる）（図3）や，*Cryptococcus neoformans* にみられる厚い莢膜などがよく知られている（図4）．

2 糸状菌

糸状・枝状の形状をとる．細胞と細胞の境目に相当する隔壁を持つ有隔菌糸と，隔壁のない無隔菌糸とに分けられ，後者は接合菌にみられる．菌糸は樹木が枝分かれするように分枝しつつ発育していくが，やがて空中に向かって発育して生殖菌糸（あるいは気菌糸）をつくり，胞子（分生子）を形成して空気中に散布する．これに対して，地中や培地内に伸長して養分の吸収を行う菌糸を栄養菌糸という．

3 二形性真菌

培養条件により酵母と糸状菌の両方の形態をとる真菌をさす．二形性を示す真菌は病原菌に多く，二形性は病原性と深く関係していると推測されている．自然環境内では糸状菌，感染したヒト体内では酵母となることが多い（例：*Sporothrix schenkii*）．*Candida albicans* を二形性真菌に含める場合もある．

4 分類

先の便宜的分類とは別に，本来の真菌の分類は有性生殖の形式の相違に基づいて行われている．真菌は原則として有性生殖と無性生殖の両方を行うことができる．しかし実際には有性生殖と無性生殖の両方がみつかっている菌種と，有性生殖が確認されておらず無性生殖のみがみつかっている菌種とがある．有性生殖がみつかっている菌種では，有性生殖の際に形成される胞子の形状により分類が決められ，ツボカビ門，接合菌門，子嚢菌門，担子菌門などに分類されている．一方，有性生殖がみつかっていない菌種は，不完全菌門として一括されているが，これらの菌種は有性生殖が確認されると，それに応じて再分類される．また近年は不完全菌の遺伝子解析によるデータ整備が進んだ結果，有性生殖の形式によらず遺伝子で分類する方法が行われるようになり，菌の命名を含めた再分類が進行中である．

なお，近年，遺伝子解析の結果，*Pneumocystic jirovecii*（ニューモシスチス・イロベチ）（旧名：*P. carinii* ニューモシスチス・カリーニ）を真菌の一種と分類する場合が多いが，実際の性質は大きく異なるため，本章では割愛する．

5 マイコトキシン

真核生物である真菌は複雑な代謝経路を持ち，多くの物質を産生することができる．その中にはプロテアーゼやリパーゼ，カタラーゼなどの酵素やメラニン等があり，またペニシリン（青カビの一種である *Penicillium notatum* が産生）等の有用物もあるが，逆に毒性の強い物質も産生しており，これらは**マイコトキシン**と呼ばれている．マイコトキシンはヒト細胞をはじめ多くの動物細胞にさまざまな毒性

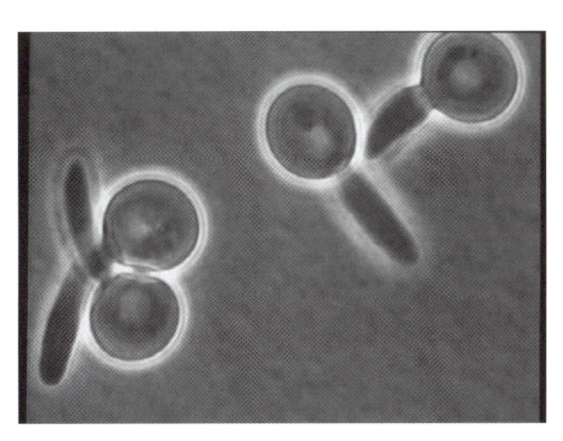

●図3 *Candida albicans* における仮性菌糸
[巻頭カラー参照]

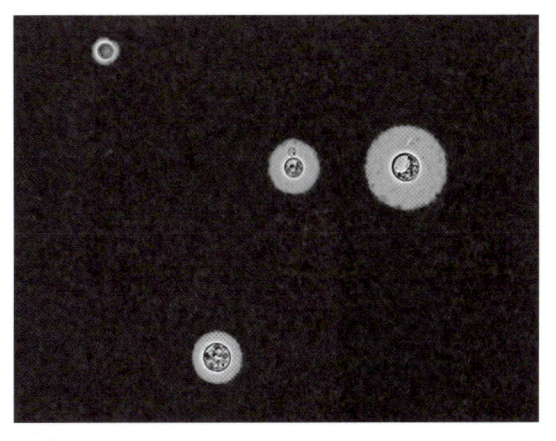

●図4 *Cryptococcus neoformans* の厚い莢膜（墨汁法）[巻頭カラー参照]

● 表　主な真菌症とその原因菌

病型	主な真菌症	原因となる主な真菌	
		特に大切な菌	その他の菌
表在性真菌症	皮膚糸状菌症	*Trichophyton mentagrophytes, Trichophyton rubrum*	*Microsporim canis, Epidermophyton floccosum, Trichophyton tonsurans*
	癜風	*Malassezia furfur*	
	スポロトリコーシス（スポロトリクム症）	*Sporothrix schenkii*	
	黒色真菌症	*Fonsecaea pedrosoi*	*Cladophialophora, Exophialla dermatitidis*
（表在性と深在性の両方の原因となる）	カンジダ症	*Candida albicans*	*Candida tropicalis, Candida glabrata, C. parapsilosis, Candida krusei*
	アスペルギルス症	*Aspergillus fumigatus*	*Aspergillus niger, Aspergillus flavus, Aspergillus terreus, Aspergillus nidulans*
深在性真菌症	接合菌症	*Rhizopus spp.*	*Cunninghamella bertholletiae, Absidia corymbifera, Mucor spp.*
	クリプトコッカス症	*Cryptococcus neoformans*	*Cryptococcus gattii, Cryptococcus laurentii, Cryptococcus albidus*

を持ち，一部は強力な発がん性でも知られている（アフラトキシンなど）ため，食物汚染では特に重要である（マイコトキシン中毒）．

2 真菌による疾患

真菌によってヒトに発生する疾患には，①感染症，②アレルギー性疾患，③マイコトキシン中毒，などがある．このうち真菌による感染症を真菌症という．一般に真菌症の原因となる能力のある真菌を病原（性）真菌と呼ぶ．

真菌症は，感染部位により **表在性真菌症**（浅在性真菌症，皮膚真菌症）と **深在性真菌症** の2つのグループに大別されるが，さらに **深部皮膚真菌症**（皮下組織，軟部組織，骨などに感染したもの）をこれに加えて計3グループとする考え方が多い（表）．

1 表在性真菌症（浅在性真菌症，皮膚真菌症）

体表（皮膚や粘膜）に感染する．健康なヒトにも比較的容易に感染するものが多い．白癬菌（*Trichophyton mentagrophytes, T. rubrum, Microsporim canis, Epidermophyton floccosum* など）による皮膚糸状菌症（白癬），口腔カンジダ症，癜風（でんぷう），スポロトリコーシス，黒色真菌症の多くが相当する．耳真菌症，角膜真菌症なども表在性真菌症に含まれる場合が多い．

2 深在性真菌症

肺，肝，腎，脳など深部臓器に感染したもの．概して重症である．

多くの患者はもともと重大な免疫の異常を持っており真菌症は日和見感染として発生する（クリプトコッカス症のような例外もあり注意）．**カンジダ症** および **アスペルギルス症** が，頻度および重症度において最も重要であり，これに **クリプトコッカス症** を加えた3疾患が我が国の三大深在性真菌症といえる（図5）．深在性真菌症は，内臓深く菌が侵入する一方で，有効な抗菌薬が少ないため，一度感染すると治療が難しく，死亡率が高い疾患が多い．また，基礎疾患となる白血病，種々の移植，ステロイド薬や生物学的製剤を多用する膠原病などの増加に伴い，先進諸国で増加を続けており，我が国でも深刻な問題となっている．

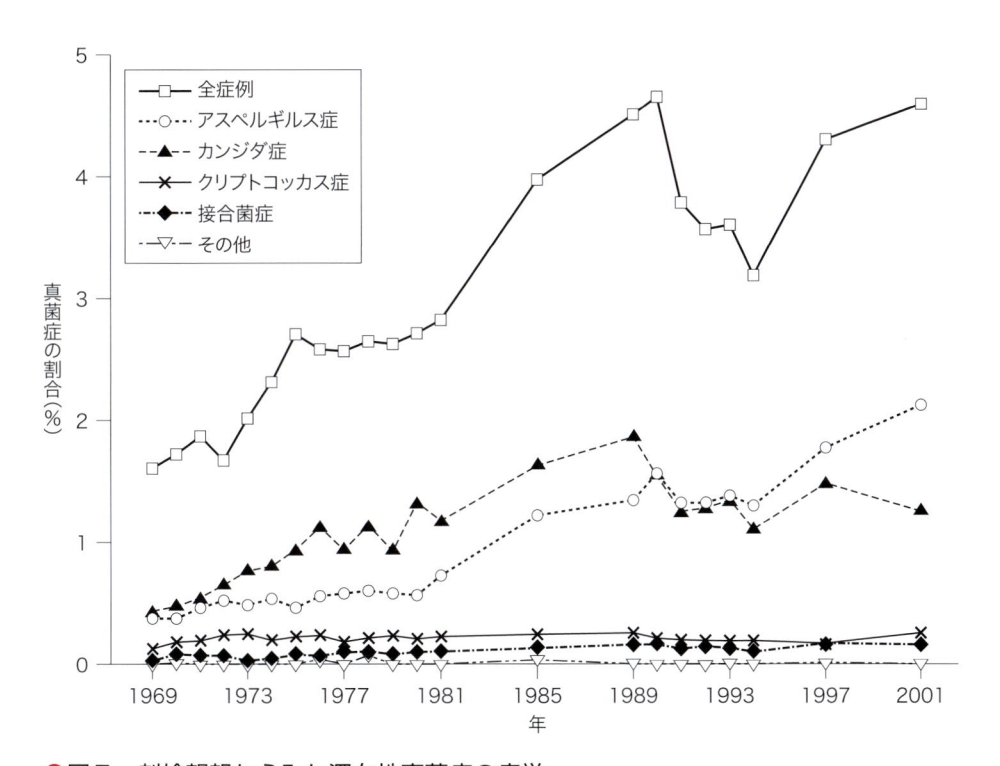

●図5　剖検輯報からみた深在性真菌症の疫学
全体としての増加が認められる中，アスペルギルス症の増加が際立っている．（久米光ら，真菌誌47：15-24，2006より引用）

3 深部皮膚真菌症

皮下組織，軟部組織，骨，筋膜などに感染したもの．主に外傷に伴って進展する．

なお，表在性真菌症には，白癬をはじめとしてヒト—ヒト感染を起こす（ヒトからヒトへと直接感染する）疾患が多いが，深在性真菌症は原則としてヒト—ヒト感染を起こさない．

交代症という．典型的な例としては，抗生物質を服用した際に腸管内の正常細菌叢に変化が生じて，本来腸管内に大量に生息していた大腸菌や嫌気性菌などの一般細菌が死滅する一方，もともと少数ながら生息していたカンジダなどの，抗生物質が無効の真菌が増加することなどが挙げられる．実際，白血病における好中球減少時に広域抗生剤を用いると，この菌交代現象によりカンジダ症などの深在性真菌症発症の誘因となることがある．

3 菌交代現象とは

抗菌薬を使用することによりその時優勢であった微生物が死滅（あるいは著減）する一方，その抗菌薬が無効であった菌（非感受性菌あるいは耐性菌）が急速に増殖し，大多数を占める微生物となることを**菌交代現象**と呼び，これに伴って生じた疾患を**菌**

4 カンジダ症

カンジダ（*Candida*）は酵母様真菌の一種である．ヒトに感染するカンジダの種類は多いが，一番重要なのは *Candida albicans* であり，他に *C. parapsilosis*，*C. glabrata*，*C. tropicalis* などがある．多くは皮膚や口腔内，腸管内，腟内などに幅広く常在す

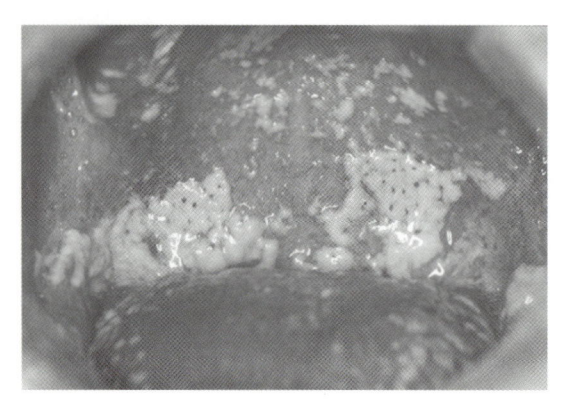

●図6　口腔カンジダ症
カンジダが感染した粘膜は白苔を形成している［巻頭カラー参照］

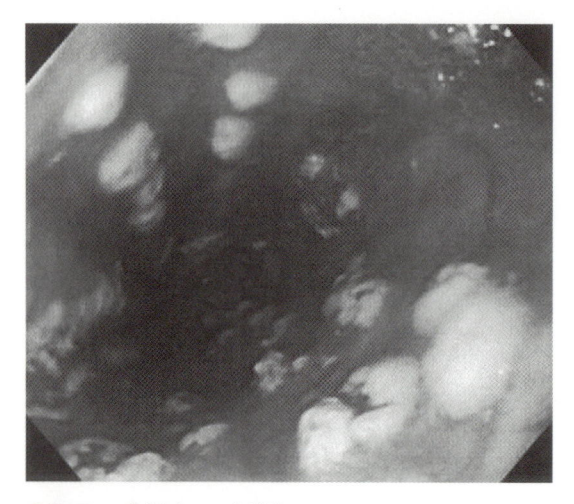

●図7　食道カンジダ症［巻頭カラー参照］

る常在菌の一種である．菌種により多少異なるが，多くは白色〜クリーム色のコロニーを形成する．

カンジダによる感染はカンジダ症（Candidasis）と総称され，①皮膚粘膜カンジダ症：皮膚や粘膜を冒す場合〔口腔カンジダ症，食道カンジダ症，慢性粘膜皮膚カンジダ症（Chronic Mucocutaneous Candidiasis：CMCCなど〕と，②深在性カンジダ症：内臓を冒す場合（カンジダ血症，カンジダ性肝膿瘍など）に大別される．深在性カンジダ症は，アスペルギルス症，クリプトコッカス症とともに，我が国で最も重要な深在性真菌症のひとつである．

1 皮膚粘膜カンジダ症

口腔カンジダ症（鵞口瘡），食道カンジダ症，CMCC，カンジダ性口角炎等の多くの疾患が知られている．比較的健康なヒトにも起こる場合があり，特に口腔カンジダ症は健常人にも発生する．

皮膚や口腔内に常在するカンジダが何らかの生体防御機能の異常（皮膚粘膜の傷など．口腔カンジダ症の場合は口腔粘膜の傷などに加えて，HIV感染などが誘因となることもある）に伴い感染すると考えられる．

口腔カンジダ症は健常人にも発症するが，食道カンジダ症はHIV感染をはじめとして全身の免疫能に異常がある場合が多く，**AIDSの指標疾患**としても重要である（口腔カンジダ症もAIDSにおいてよくみられるが，こちらは健常人でもよくみられる疾患であり，AIDSの指標疾患ではない）．CMCCはカンジダ抗原に対する先天的なT細胞の異常があり，爪，皮膚，口腔咽頭，会陰部などの難治性皮膚粘膜カンジダ症を繰り返す．ときにホルモン系の異常や高IgE血症を伴う．

❶症状

患部の疼痛や違和感，掻痒感等を訴えることが多く，食道カンジダ症では嚥下時の前胸部痛（胸骨裏面痛）や違和感がよく知られている．口腔カンジダ症では口腔粘膜に多数の白斑がみられる（図6）

❷診断

病変部の培養によりカンジダを証明したり，塗抹や生検にてカンジダを確認することにより診断する．食道カンジダ症では，食道ファイバースコープにより食道粘膜に多数の白斑を認める（図7）

❸治療と予後

感染の部位により抗真菌薬の外用（塗布）あるいは内服を行う．外用薬としてはアゾール薬がよく用いられる．生命予後は概して良好であるが，CMCCは慢性化しやすい．

2 深在性カンジダ症

多くは日和見感染症であり，基礎疾患として何らかの免疫機能の異常を伴っている場合が多い．血液に菌が侵入するカンジダ血症のほか，肝，腎，中枢神経系，眼球などが冒される．

カンジダ血症は，カンジダが血中に侵入し，血流にのって全身を循環する病態である．このとき菌は肝，腎，脾，眼球，中枢神経系などの諸臓器を巡り

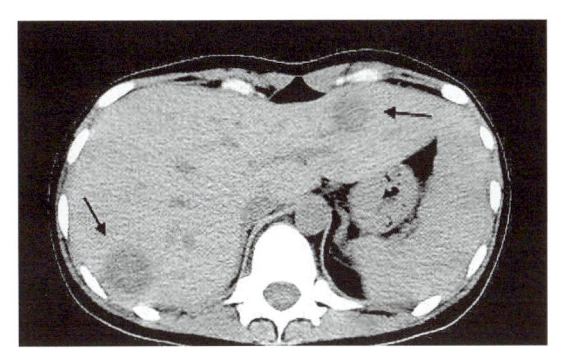

●図8：カンジダ性膿瘍の腹部CT像
肝に多数の膿瘍を認める（矢印）

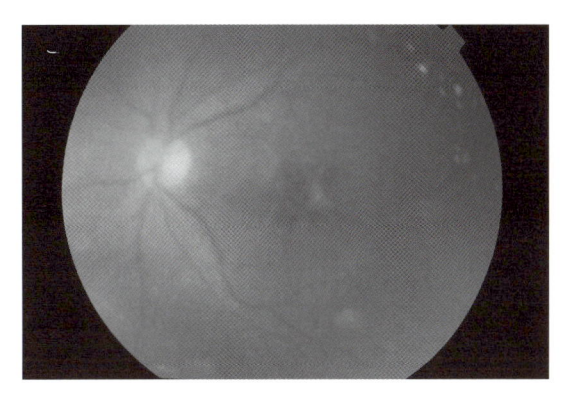

●図9　カンジダ性眼内炎の眼底写真
［巻頭カラー参照］

ながら臓器に定着し膿瘍などの病巣をつくる．カンジダ性肝膿瘍（図8）やカンジダ性眼内炎（図9）はその典型例である．基礎疾患としては，白血病などの血液悪性腫瘍，手術後，ICU入室などを必要とする全身状態の悪化等があるが，直接の誘因としては，血管内留置カテーテル〔中心静脈栄養（IVH），高カロリー輸液（TPN）などを目的とする〕の長期留置や，抗がん剤の使用などが多い．侵入経路としては，カテーテル留置の場合は皮膚に常在していたカンジダがカテーテル挿入部から血管内に侵入することが多く，抗がん剤使用に伴って発生するものは腸管内に常在するカンジダが抗がん剤により傷んだ腸管粘膜を通して血管内に侵入することによる（microbial translocation）．この場合は，抗がん剤使用に伴う好中球減少も感染成立の一因となる．

尿道カテーテル留置による逆行性腎盂腎炎も起こり得るが実際には稀で，尿培養によりカンジダが多数検出されてもカテーテルへの菌の定着（colonization）の場合が多いため，解釈に注意する．

❶症状・検査所見

急性感染では悪寒，発熱のほか，罹患臓器に応じた症状を呈する．眼内炎では視力障害や霧視がみられる．慢性感染では症状は微熱や盗汗，体重減少など比較的乏しいことが多い．診断に有用な検査としては下記の（1→3）-β-D-グルカン，特異抗原，血液培養などが挙げられる．眼内炎を疑った場合，眼底検査が必須である．

❷診断

通常の炎症所見に加えて，血液中の（1→3）-β-D-グルカン測定は多くの症例で上昇しやすく有用

である．また，細胞膜のマンナンを用いたカンジダ特異抗原測定も参考になる．眼内炎では眼底に白斑，出血，硝子体混濁などがみられる．診断は感染した部位から無菌的に検体を採取し培養してカンジダを証明するか，生検にて病理学的に証明する．カンジダ血症では血液培養により菌を検出する．

❸治療と予後

いずれも抗真菌薬（注射あるいは内服）で治療する．キャンディン系（ミカファンギンなど）やアゾール系抗真菌薬（フルコナゾール，ボリコナゾールなど），あるいはアムホテリシンB（あるいはアムホテリシンBリポソーム製剤）を用いる．血管内カテーテル留置に起因する場合は可能な限りカテーテルを抜去する．生命予後は重篤度や基礎疾患により異なるが，体力が低下している場合は死亡率が高い．眼内炎では手術が必要なこともある．

5 クリプトコッカス症

クリプトコッカス（*Cryptococcus*）は酵母の一種である．多糖類からなる特徴的な厚い**莢膜**を持ち，このため肉眼的に白色〜クリーム色のネットリとしたコロニーを形成する．この莢膜は，白血球などヒトの貪食細胞からの攻撃を回避するなどの機能を持ち，病原因子の一種と考えられている．ちなみに**墨汁法**で染色するとこの莢膜が描出され，本菌を容易に確認できる（図4）．また，血清あるいは髄液中の

5章 真菌

クリプトコッカス抗原検出法は信頼性が高く非常に有用である．

ヒトに感染するクリプトコッカスの種類は多いが，日本では大部分が*Cryptococcus neoformans* である．本菌は土壌をはじめとする自然環境内に棲息しているが，とくにハトなどの古い堆積した糞に多いことが知られている．ハトの糞で発育した菌はやがて空気中に飛散する．このため，本菌に感染しやすいヒトがハト等の鳥類に接触することは勧められない．

表在性真菌症を起こすことは稀で，大部分が深在性真菌症の形を取る．空気中に飛散・浮遊しているクリプトコッカスを吸入することにより感染し肺炎を起こす（肺クリプトコッカス症）．進行すると次に血行性に髄膜・脳に進展し（クリプトコッカス性脳髄膜炎，クリプトコッカス性脳膿瘍），重篤な場合は全身の他の臓器や皮膚に播種する場合がある（播種性クリプトコッカス症）．病理学的には肉芽腫を形成することが多い．

健康なヒトにも起こる場合があるが，特に細胞性免疫障害を持つ患者がかかりやすく，このためAIDSやステロイド長期使用患者に多くみられる．なお，肺以外の内臓におけるクリプトコッカス症はAIDSの指標疾患である．

日本では，クリプトコッカス症は健常人にも普通にみられる唯一の深在性真菌症である．

❶症状

肺クリプトコッカス症の場合，咳嗽，喀痰，微熱，倦怠感などがみられるが，ほとんど無症状の場合もある．脳髄膜炎や脳膿瘍では頭痛，嘔気，嘔吐，麻痺などが生じる．

❷検査所見

クリプトコッカス特異抗原の検出が有用である（血液，脳脊髄液）．一方，多くの真菌症で陽性になるため深在性真菌症のスクリーニングとして良く用いられる血液中（$1→3$）-β-D-グルカン測定は，大部分の症例で陰性となる点に注意する．脳髄膜炎では脳脊髄液の細胞数の上昇（単核球主体），タンパク質増加に加え上記の特異抗原が検出される．

❸診断

肺クリプトコッカス症の場合，喀痰やBALF（気管支肺胞洗浄液），脳脊髄液（脳髄膜炎の場合）から塗抹検査や培養検査で本菌を確認する．墨汁法（図4）を用いると本菌の厚い莢膜が描出され有用である．生検による病理組織診断でも本菌に特有な厚い莢膜が確認される．また，血液中の特異抗原検出は信頼性が高く，きわめて有用で大切な診断法である．

❹治療・予後

抗真菌薬（フルコナゾール，イトラコナゾールあるいはアムホテリシンB）を用いる．フルシトシンを併用することもある．キャンディン系の抗真菌薬（ミカファンギンなど）は無効である点に注意．脳髄膜炎を発症したり全身に播種した場合はしばしば治療が難しい

❺その他のクリプトコッカス

クリプトコッカスは種類が多く，*Cryptococcus neoformans* 以外にも*Cryptococcus gattii*, *C. laurentii*, *C. albidus* などがヒト病原菌として知られているが，*C. neoformans* と*Cryptococcus gattii* 以外の病原性は弱い．*C. gattii* はもともと*Cryptococcus neoformans* var. *gattii* と呼ばれていた菌で，菌の性質や感染症の病態が*C. neoformans* によく似ているが，病原性はさらに強い．我が国には棲息せず輸入感染症の原因菌の一種である．

6 アスペルギルス症

アスペルギルス（*Aspergillus*）は糸状菌の一種である．代表的な菌種である*Aspergillus fumigatus* は灰緑色で羊毛状～綿花状のコロニーをつくる．

ヒトに感染するアスペルギルスの種類は多いが，一番多いのは*Aspergillus fumigatus*（図10）である．ほかに重要なヒト病原菌として*Aspergillus niger*, *A. flavus*, *A. terreus* 等が知られている[*1]．

[*1] アスペルギルスは家屋にも大量に生息しているため，パン等に発育してくることも多い．また，ミソや醤油の発酵に用いられる真菌はアスペルギルスの一種であり，非常に身近な存在である．

アスペルギルスは土壌や植物などの自然環境内に棲息しているほか，家屋にも普遍的に生息している．大量の胞子（分生子）をつくり，これを空気中に飛散させる．感染症のみならず，**気管支喘息**などのアレルギー性疾患の原因としても重要である．また，*Aspergillus flavus* などはアフラトキシンをはじめとするマイコトキシン産生菌としても重要である．

アスペルギルス症には表在性アスペルギルス症と深在性アスペルギルス症がある．表在性真菌症としては外耳に感染する耳真菌症や角膜に感染する角膜真菌症がある．深在性アスペルギルス症としては侵襲型肺アスペルギルス症や菌球型肺アスペルギルス症が大切である．

深在性アスペルギルス症は大部分が空気中に飛散・浮遊しているアスペルギルスの胞子を肺から吸入することにより起こり，まず肺に病変を形成する．深在性アスペルギルス症の病型は非常に多彩で多岐に及ぶ．

1 侵襲型（肺）アスペルギルス症・播種型アスペルギルス症

急性の感染である．治療中の白血病などで好中球が著しく減少した場合や大量のステロイド薬を使用している場合などのような強い免疫不全を基礎として，日和見感染として発症する．好中球機能が低下している**慢性肉芽腫症**（chronic granulomatous disease：CGD）もアスペルギルス症が好発する重要な基礎疾患である．また好中球減少時に発熱し一般抗菌薬が無効な**発熱性好中球減少症**（febrile neutropenia：FN）ではアスペルギルス症は重要な原因疾患のひとつである．肺に侵入したアスペルギルスの胞子は菌糸を形成して肺を破壊しつつ発育する（図11）．血管の中に入り込み血栓形成や梗塞を引き起こすとともに，進行すると脳，心，皮膚など全身の諸臓器に広がっていく．

❶症状・検査所見

発熱，悪寒戦慄，胸痛，血痰などを呈する．一般的な感染兆候に加えて，（1→3）-β-D-グルカン，血中アスペルギルス特異抗原等が陽性となる．胸部X線写真やCTといった画像は重要で，結節影，浸潤影，空洞，楔状影等を呈する．

❷診断

一般に患者の重篤度が高く培養に適切な検体を採取することが難しいため，白血球減少時に発生する抗生剤不応の発熱といった状況に加えて，（1→3）-β-D-グルカン，特異抗原，胸部画像等を参考とする．確定診断に至る前に治療を開始する必要があることが多い．

❸治療

抗真菌薬（アゾール系，アムホテリシンBなど）を用いる

❹予後

概して不良で，侵襲性，播種性の死亡率は70％程度に達する．

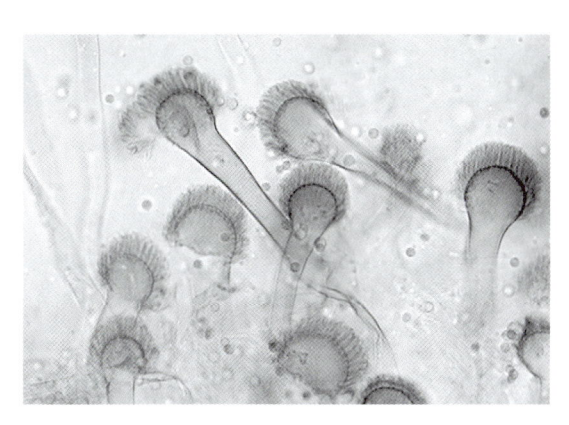

●図10 *Aspergillus fumigatus* の特徴的な分生子頭（胞子を形成する器官）
［巻頭カラー参照］

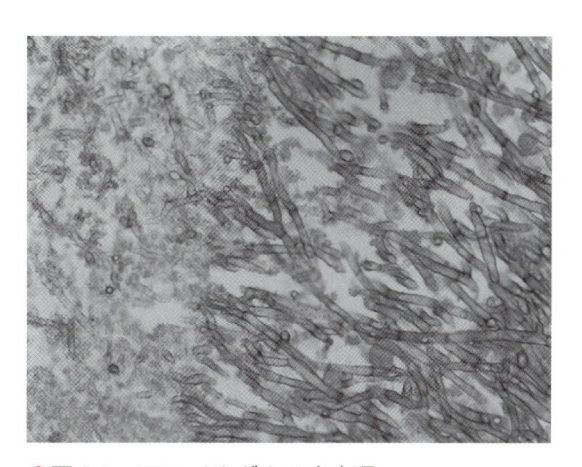

●図11 アスペルギルス症病理
特徴的なY字型に分岐した菌糸が広がっている［巻頭カラー参照］

❷ 慢性壊死性肺アスペルギルス症

慢性壊死性肺アスペルギルス症（chronic necrotizing pulmonary aspergillosis：CNPA）は，糖尿病，慢性閉塞性肺疾患（COPD）など軽微な異常を持つ患者に発症する．慢性（数週間から数ヶ月単位）で進行し，次第に肺を破壊する．空洞内に球状に発育した菌の塊（菌球）をつくることも多い．

❶ 症状・検査所見

咳嗽，喀痰（血痰），発熱，体重減少，るい瘦等を生じる．好中球や炎症反応の増加に加え，血中の**抗アスペルギルス抗体**が陽性となることが多い．

❷ 診断

喀痰やBALFなどから培養で本菌を証明したり，生検による病理検査を行う．上記の抗アスペルギルス抗体も有力な補助診断法である．

❸ 治療

抗真菌薬（アゾール系，アムホテリシンBなど）を用いる

❹ 予後

進行は慢性であるがしばしば抗真菌薬に抵抗性であったり，再発傾向が強かったりするため，予後はしばしば好ましくない．

❸ 菌球型肺アスペルギルス症

肺結核後遺症などに伴う空洞，サルコイドーシスなどに伴う囊胞などの内部にアスペルギルスが侵入し，内部に球状の菌の塊（菌球：fungus ball）を形成する疾患である．休火山のように何年間も進行しない場合と，次第に進行して周囲の肺を破壊する場合とがあり，後者は慢性壊死性肺アスペルギルス症と類似した病態になる．「休火山」の場合も長期的には肺の破壊が進行すると考えられている．

❶ 症状・検査所見

症状は無症状～咳嗽，喀痰（血痰）など多岐に及ぶ．検査所見も同様であるが，血中**抗アスペルギルス抗体**はしばしば陽性となり診断に役立つ．肺ではCTや胸部X線写真にてCNPAの場合と同様の菌球がほとんどの例でみられ（図12），有力な診断根拠となる．

❷ 診断

上記の特徴的画像に加え，抗アスペルギルス抗体

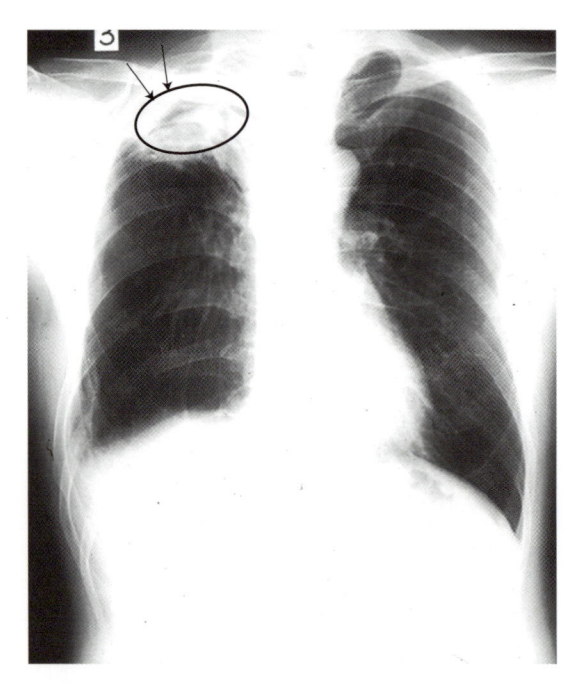

●図12 アスペルギルス症にみられた菌球

などを参考に診断する．喀痰やBALFの培養により本菌を認めれば有力な根拠となる．

❸ 治療

抗真菌薬は奏功しにくいため，切除が第一選択となる．切除不能の場合は抗真菌薬を試みる．

❹ 予後

放置すると緩徐に増悪したり，慢性壊死性肺アスペルギルス症へと進行する場合が多く，進行性で切除できない場合は時に治療に難渋する．

❹ アレルギー性気管支肺アスペルギルス症

アレルギー性気管支肺アスペルギルス症（Allergic Bronchopulmonary Aspergillosis：ABPA）は，何らかの原因により気管支内にアスペルギルスが定着し，このアスペルギルスに対して宿主のアレルギー反応（気管支喘息あるいは好酸球性肺炎など）が生じる疾患である．太い気管支に気管支拡張がみられることが多く（**中枢性気管支拡張**），ここにアスペルギルスが定着している．気管支拡張以外に囊胞や空洞内で同様にアスペルギルスが定着しアレルギー反応を起こしている場合もある．気道内に粘稠な分泌物が蓄積し，無気肺や 気管支粘液塞栓 mucoid

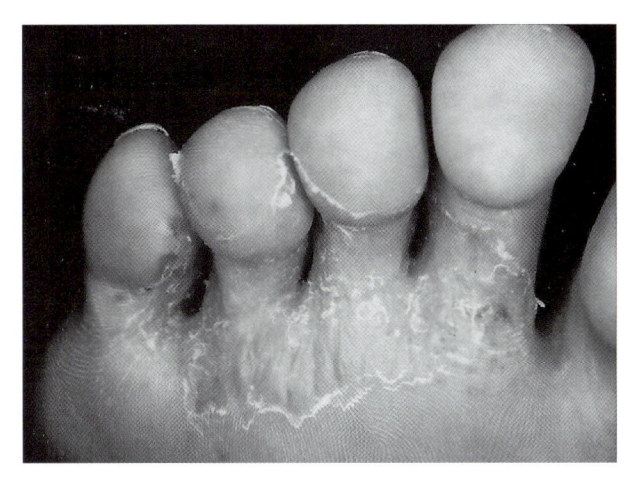

●図13 白癬による皮膚病変 ［巻頭カラー参照］

impaction of bronchi：MIB）を呈することが多い．なお，本症では，アレルゲンであるアスペルギルスが患者の気道内に定着していることが重要なポイントであり，同じアスペルギルスによるアレルギー性疾患であっても，アスペルギルス胞子の吸入によりそのたびに発作が惹起される通常の気管支喘息や過敏性肺臓炎などとは全く別の疾患である．

❶症状・検査所見
難治性の気管支喘息あるいは好酸球性肺炎を呈する．気管支の鋳型状のかたまりを含んだ喀痰を喀出することがある．胸部画像では無気肺，MIBや好酸球性肺炎の像を呈する．

❷診断
難治性喘息や上記の画像の特徴に加えて，血清中の抗アスペルギルス抗体，アスペルギルスに対する特異的IgE抗体，皮内テストなどにより診断する．

❸治療
ステロイド薬を投与する．必要に応じて抗真菌薬を併用する．

❹予後
アレルギー反応のコントロールが可能であれば生命予後は比較的良好だが，診断が遅れたり，治療抵抗性の場合，肺線維症から不可逆性の呼吸不全に至る．

7 皮膚糸状菌症

皮膚糸状菌（*dermatophyte*）は糸状菌の一種であり，土中や動物をはじめとして環境中に普遍的に生息する．ヒトに感染する皮膚糸状菌は10種類あまり知られているが，代表的な原因菌としては*Trichopyton*属（*T. rubrum*, *T. mentagrophytes*, *T. verrucosum*など），*Microsporum*属（*M. canis*, *M. gypseum*など），*Epidermophyton*属（*E. floccosum*など）がある．**白癬菌**による感染症は皮膚糸状菌症と呼ばれ，表在性真菌症の代表的なものである．部位により足白癬，手白癬，頭部白癬，爪白癬，体部・股部白癬等に分けられる．本菌が皮膚などの角質を栄養源とすることから，病変は表皮最外層の角質および毛髪，爪が中心である（図13）．まれに真皮，皮下で増殖することもあるが，深部臓器に感染することはない．概して感染力が強く，接触などにより比較的容易に感染するため，深在性真菌症と異なりヒト―ヒト感染を起こす代表的疾患である．感染経路としては，感染しているヒトや動物等との接触による皮膚への直接感染と，菌を含んだ毛髪や鱗屑の付着した履物，カーペット，マット等を介する間接的な感染がある．一部の菌は動物の感染症の原因でもあるため，ペットとの接触による感染には注

意が必要である（人畜共通感染症．例：*M. canis* はイヌやネコの感染が多く，時に飼い主にも感染する）．基礎疾患としては糖尿病などがあるが，健常人も容易に感染する．なお，近年，感染力の高い *T. tonsurans* による白癬がとくに柔道，レスリングなどの格闘技選手の間を中心に流行し，格闘技白癬とよばれている．

❶症状
皮膚（手，足），頭皮などの患部の掻痒感，違和感，脱毛，落屑，水疱，膿疱角質増殖などが生じるが，症状に乏しい場合もある．爪白癬では爪の黄色あるいは白色混濁がみられる．

❷診断
患部を擦過し培養するか，あるいは擦過した検体をKOH法[*2]にて観察し菌糸を確認する．

❸治療
アゾール系やアリルアミン系抗真菌薬の塗布，あるいは服薬を行う．

❹予後
以前に比べると治療は難しくなくなってきたが再発が多く，爪の感染（爪白癬）が特に難治である．いずれも生命予後はきわめて良好である．

まとめ
- 真菌は真核生物であり，その構造や性質や一般細菌よりもはるかにヒトに近い．このため安全かつ強力な治療薬の開発は難しい．
- 真菌症には表在性，深在性，深部皮膚真菌症がある．
- 表在性真菌症は皮膚・粘膜を侵す疾患で口腔・食道カンジダ症や白癬（水虫）に代表される．
- 深在性真菌症は内臓を侵す疾患で，アスペルギルス症，カンジダ症，クリプトコッカス症が代表的であり，多くは重篤である．
- 重篤な深在性真菌症の大部分は日和見感染症であり，危険因子としては白血病の治療などにおける好中球減少症やステロイド使用，血管内カテーテル留置などがある．広域抗生剤の投与による菌交代現象も誘因となる．

---

*2 KOH法：真菌が侵入した検体（皮膚の鱗屑など）に苛性カリ（KOH）を添加すると周囲の皮膚組織が溶解し菌要素をみつけやすくなる．皮膚糸状菌症の診断によく用いられる．

6章 原虫

原虫*¹は単細胞の動物である．細菌やウイルスと異なり，真核生物である原虫の細胞の構造はヒトのそれと共通する部分も多く，その生理機能は複雑である．ヒトに病害をもたらす原虫は30種類程度あり，その多くは日本で感染する危険性は低い．しかし海外渡航に伴う感染機会の増加や，エイズなどの免疫不全による重症化が問題となっている．

原虫には細菌やウイルスを殺す薬剤の多くが無効であるばかりでなく，原虫の種毎に治療薬が異なることもあり，原虫感染症を正確に診断する必要がある．このため，原虫の地理的分布，感染経路，病原性を知ることが重要である．本章では代表的な原虫感染症について解説する．

Keyword 感染経路，生活史，感染症法，輸入感染症，日和見感染症

概略図は次ページ→

1 原虫総論—学習のポイント

1）発生地域

原虫感染症は熱帯や開発途上国に多い傾向がある．現在，日本には存在しない種類もある．ただし，世界各地で流行しているため，渡航者などが海外で感染，日本で発症する輸入感染症*²として報告されている．

2）宿主特異性

原虫の宿主*³は，原虫の種毎に限定され，原則として決まった宿主以外には寄生できない（＝宿主特異性）．また，原虫の繁殖の為に，2種類の宿主を必要とする場合もある．このとき，原虫が有性生殖（雌雄が受精して繁殖）を行うことができる宿主を**終宿主**といい，無性生殖（雌雄がなく繁殖）のみを行う宿主を**中間宿主**という．例えばマラリア原虫の繁殖にはハマダラカ（終宿主）とヒト（中間宿主）の両方が必要である．

3）感染経路

種によって感染経路が限定されている．感染経路を正確に知っておけば，感染源への暴露歴から感染した原虫種を推測することができる．例えば赤痢アメーバやランブル鞭毛虫は経口感染であり，通常，空気感染や接触感染はしない．

4）生活史

原虫は単細胞ながら，外部の環境に応じて，その形態や性質を変化させることができる．その変化した形態それぞれに名称がある．また，マラリア原虫のように原虫の生殖に昆虫などヒト以外の宿主が必須な場合があり，予防や流行対策のためにも必要な

---

*1 **原虫**：単細胞の動物を原虫（または原生動物）という．真核生物（核膜や細胞内小器官を内蔵した細胞を持つ生物）であり，ヒトの細胞の構造と共通点が多い．また，病原体となる原虫と蠕虫を合わせて寄生虫という．

*2 **輸入感染症**：他国で感染して，帰国後に発症または患者として帰国した感染症．危険な感染症は国外にしか存在しないと考えがちだが，日本は結核や麻疹の輸出国として有名．

*3 **宿主**：病原体が寄生する生物を宿主という．ヒトは多種にわたる病原体の宿主となる．

概略図　代表的な原虫感染症

原虫名	感染経路	寄生部位	検査	主な治療薬	特記事項
マラリア原虫	ハマダラカの刺咬	赤血球,肝細胞	末梢血塗抹ギムザ染色	アーテミシニン,メフロキン,キニーネ,クロロキン	4類感染症 輸入感染症のみ 熱帯熱マラリア…致死的 三日熱マラリア,卵形マラリア…再発
トキソプラズマ	オーシスト・嚢子の経口感染 初感染妊婦からの経胎盤感染	中枢神経	抗体検出	スルファジアジン,ピリメサミン	日和見感染症 エイズ指標疾患 人畜共通感染症
赤痢アメーバ	嚢子の経口感染 性行為感染（特に男性同性愛者）	大腸,肝臓	糞便から嚢子を検出（ホルマリン・酢酸エチル法）	メトロニダゾール	5類感染症
ランブル鞭毛虫		十二指腸,小腸,胆道			5類感染症 旅行者下痢症
クリプトスポリジウム	オーシストの経口感染	小腸	糞便からオーシストを検出（ショ糖遠心浮遊法）抗酸染色	確実な治療薬なし	5類感染症 日和見感染症 エイズ指標疾患 人畜共通感染症 消毒薬が無効
膣トリコモナス	栄養型の性行為感染	膣,尿道	膣分泌物,尿沈渣を検鏡	メトロニダゾール	栄養型のみで嚢子などに変化しない
アカントアメーバ	コンタクトレンズに付着した栄養型,嚢子が感染（間接感染）	角膜	角膜洗浄液を検鏡	病巣掻爬,抗真菌薬点眼・内服	

知識である.

5）臓器特異性

原虫の種類によって寄生する臓器，組織が決まっている（＝**臓器特異性**）．これにより，患者の症状から感染した原虫を推測し，施行すべき検査がわかる．たとえばマラリア原虫は赤血球に寄生するので，血液を検査することで原虫を検出できる．大腸に寄生する赤痢アメーバのように糞便を検査しても原虫を検出することができない．

6）検査

原虫は一般的な病院の検査室では培養できない．したがって，通常は原虫自身を顕微鏡でみることで診断する必要がある．原虫はそれぞれ形態に特徴があり，診断の為に重要である．また，原虫をみるための準備方法は種によって多様であり，正しい検体を得られても，原因微生物の予想が誤っていると原虫の検出に至らないこともある．

7) 治療

真核生物である原虫には，原核生物である細菌に対する治療薬（抗菌薬）は原則として無効である．このため，原虫感染症では診断を誤った場合，致命的になりうる．さらに，原虫症治療薬は日本では未承認薬（医薬品として販売を許可されていない薬剤）も多く，このような薬剤は熱帯病治療薬研究班[*4]に依頼して入手する必要がある（以下，研究班保管薬には†を薬剤名に付記する）．

8) 届け出

感染症法（感染症の予防及び感染症の患者に対する医療に関する法律）に基づいて，診断した医師が保健所（を通して都道府県知事）への届け出を必要とする原虫感染症がある．本章ではマラリア（4類），アメーバ赤痢，ジアルジア症，クリプトスポリジウム症（5類，全数把握）が該当する（10章 感染症の疫学参照）．

9) 日和見感染症

免疫力が低下した宿主だけが発症または重症化する感染症を日和見感染症という．原虫では**トキソプラズマ**，**クリプトスポリジウム**などによる感染症が該当する．免疫力が低下する状態には，糖尿病やがん，免疫抑制剤投与，エイズ[*5]などがある．

2 マラリア原虫

1) 疫学

マラリア原虫（*Plasmodium* 属）は，世界中の熱帯地域を中心に分布する．年間患者数は約2.5億人，死者約80万人と推計され，原虫の中では最大級の被害をもたらす．特にアフリカ大陸は最も患者，死者が多く，死者のほとんどが5歳未満である．現在，**日本国内で感染する可能性はないが**，輸入感染症として国内で発症した症例が毎年70人前後報告されている．ヒトに感染するマラリア原虫は**熱帯熱マラリア原虫，三日熱マラリア原虫，四日熱マラリア原虫，卵形マラリア原虫**，*Plasmodium knowlesi*（正式な和名はない）の5種類である．なお，*P. knowlesi* はサルにも感染する人畜共通感染症である．

2) 生活史（図1）

ハマダラカという蚊が終宿主，ヒトが中間宿主である．吸血する際，蚊の唾液とともに，まつ毛の様な形をしたマラリア原虫が侵入する（①）．この時期の原虫をスポロゾイトという．血管を通って肝臓に到達したスポロゾイトは**肝細胞**に感染し，細胞内で増殖する．やがて肝細胞を破壊して血流に原虫が散布される．この時期の原虫をメロゾイトという（②）．

Column

日本のマラリア

1960年頃までは国内でもマラリアが流行していた．古典では「瘧（おこり）」という病名の記録があり，病状の記述から三日熱マラリアと考えられている．平氏の全盛時代を築いた平清盛はマラリアで死亡したという説もある．

一方，沖縄の八重山諸島では致死的な熱帯熱マラリアが流行していた．第二次世界大戦末期には，沖縄住民の離島への疎開が強行された結果，熱帯熱マラリアの大流行が発生し，場所によっては30%以上の住民がマラリアで死亡したという大変悲惨な記録がある．

長年に渡る対策の結果，日本のマラリアは根絶された．しかしマラリア原虫を媒介するハマダラカは依然として生息しており，マラリアが再流行する危険性は，低いながらも常に存在する．事実，隣の韓国では一度根絶されたと考えられていたマラリアが再興し，毎年1000人以上の患者が報告されている．

[*4] **熱帯病治療薬研究班**：日本では頻度が低い感染症の治療薬は，国内未承認のものが多い．このような感染症に対処するため，熱帯病治療薬研究班（正式名称は下記サイト参照）が組織され，国内では未承認の感染症治療薬を準備，保管している．（ウェブサイト：http://www.miyazaki-med.ac.jp/parasitology/orphan/index.html）

[*5] **エイズ**：後天性免疫不全症候群（AIDS）．ヒト免疫不全ウイルス（HIV）によって，CD4陽性Tリンパ球（免疫の司令塔の役割を担う）が破壊された結果，免疫力（細胞性免疫）が低下し，健常者では発症や重症化することがほとんどない感染症や悪性腫瘍に罹患した状態を指す．また，これらのエイズ発症の目安となる疾患をエイズ指標疾患という．現在，HIVに対する有効な治療方法が確立されており，HIV感染者の内，エイズを発症するのは長期間放置した症例などに限られる．

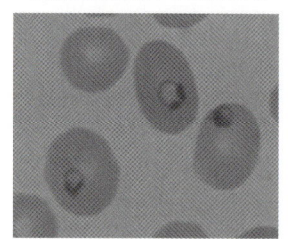

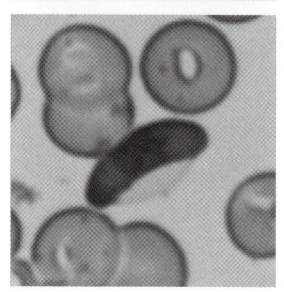

●図1　マラリア原虫の生活史（番号は本文を参照）[巻頭カラー参照]

　三日熱マラリア原虫と卵形マラリア原虫は肝細胞内で増殖せずに**肝内休眠体（ヒプノゾイト）**となる個体もある．メロゾイトは**赤血球**に感染，無性的に増殖してさらに多くのメロゾイトとなって，他の赤血球に次々に感染する（③）．赤血球内で増殖する過程で輪状体（指輪のような形状），アメーバ体，分裂体と形態・名称が変わる．一部のメロゾイトは赤血球で増殖することなく，雌雄に分化し，生殖母体（ガメトサイト）となり，蚊に吸血されるのを待つ（④）．熱帯熱マラリア原虫の生殖母体はバナナの様な形であり，他のマラリア原虫との鑑別点のひとつである．蚊に吸血された生殖母体は有性生殖を経て再び多くのスポロゾイトを産生する．

3）感染経路
　マラリア原虫に感染したハマダラカ（蚊）に刺咬されることで感染する**昆虫媒介感染**である．稀に，感染者からの輸血で感染することもある．

4）病原性
　文字通りマラリアの原因となる（**マラリアは病名であり，病原体はマラリア原虫**である点に注意すること）．赤血球に感染，破壊するため，**貧血**を起こす．また赤血球を破壊してメロゾイトが脱出するときに**高熱**を来す．この**発熱周期**は，赤血球内での発育時間に依存し，熱帯熱，三日熱，卵形マラリア原虫では**48時間**，四日熱マラリア原虫では**72時間**である．ただし，病初期や宿主の状態によって周期性を認めない場合もある．マラリアが進行すると，貧血の重症化や，マラリア原虫に感染した赤血球が末梢血管を塞栓することにより，脳，腎臓，肺などの傷害が起きることがある．このような状態を重症マラリアといい，死亡する危険性がある．**熱帯熱マラリアは特に重症マラリアとなる危険性**が高い．

5）検査
　末梢血塗抹標本（血液をスライドグラスに薄く塗った標本）を**ギムザ染色**＊6し，顕微鏡で赤血球内にいる原虫を見つける（図1の写真）．単回検査で検出できない場合でも，マラリアを疑う場合は複数回検査する必要がある．また，マラリア原虫特異的な抗原を検出する検査キットもあるが病初期には偽陰性（検査結果は陰性だが，実はマラリアである場合）

＊6　**ギムザ染色**：血液などをスライドグラスに塗抹した標本をメタノールで固定した後，いくつかの色素を混ぜたギムザ原液をリン酸緩衝液で希釈したもので染める方法．ギムザは考案した人物名．マラリア原虫だけでなく，白血球や血小板を観察する目的としても用いられる（正確には原液を希釈する緩衝液のpHが異なる）．

● 表1　マラリアの治療方法

分類	処方例（†は熱帯病治療薬研究班保管薬）
重症マラリア	†グルコン酸キニーネ 8.3mg/kg＋5％ブドウ糖液 500mL 点滴静注 治療反応を確認しながら繰り返し投与
	†アーテスネート坐薬 200mg 初日2回，2～5日目に各1回 ＋メフロキン 275mg錠 4～6錠 分2～3
重症でない熱帯熱マラリア	†アーテメター20mg/ルメファントリン120mg合剤 1回4錠0,8,24,36,48,60時間後の合計6回
	メフロキン 275mg錠 初回3錠，6時間後 2錠
	塩酸キニーネ末 1.5g 分3＋ドキシサイクリン 200mg 分2　7日間
重症でない非熱帯熱マラリア	†リン酸クロロキン 250mg錠 初回4錠，6, 24, 48時間後にそれぞれ2錠（合計10錠） 三日熱，卵形マラリアの根治療法：†リン酸プリマキン 7.5mg錠 2～4錠/日，分1，14日間

となることもあるため，この検査だけでマラリアを否定してはならない．

6）治療

治療方法はマラリアの種類（熱帯熱か否か），重症度によって異なる（表1）．熱帯熱マラリアではアーテミシニン系薬剤*7（†アーテスネート，†アーテメターなど）を含めた複数の薬剤による併用治療が推奨されるがすべて未承認薬である．重症マラリアでは合併症に対する別個の治療を要する．また，感染地域によっては，マラリア原虫の薬剤耐性化が進んでいるため，感染地域の推定や耐性化に関する最新の情報を収集する必要がある．**三日熱，卵形マラリアは再発する可能性**があるため，通常のマラリア治療後に，肝休眠体を殺すためのプリマキンによる根治治療が必要である．

7）予防

長袖の着用や虫除け剤，蚊帳の使用により蚊に刺されないようにする．長期間流行地へ滞在する場合は，予防薬（メフロキン，ドキシサイクリンなど）を服用する．実用化されたワクチンはない．輸血などの特殊な場合を除いてヒトからヒトへ感染することはない．

3　トキソプラズマ

1）疫学

トキソプラズマ（*Toxoplasma gondii*）は世界中に分布しており，日本でも全人口の数％程度がこの原虫に感染していると推定される．ネコなどヒト以外の動物も感染しており，**人畜共通感染症**である．

2）生活史（図2）

ネコが終宿主であり，恒温動物はヒトを含めて全て中間宿主となりうる．ネコの腸管で産生されたオーシスト*8が糞便とともに排出され，中間宿主に経口感染する．消化管でオーシストから出てきたスポロゾイトは，血管やリンパ管に侵入して全身に運ばれ，リンパ節，肺，脳などの細胞内で急速に増殖する．この時期の原虫を急増虫体（タキゾイト）という．宿主が免疫を獲得すると，脳や筋肉内で球形の嚢子（シスト）*9を形成して，嚢子の内部で緩徐に増殖する．この時期の原虫を緩増虫体（ブラディゾイト）という．急増虫体，緩増虫体はともに三日月のような形状である．ネコはオーシストが付着した食料や，感染した中間宿主（ネズミなど）を経口摂取することで感染する．

---

*7　**アーテミシニン系薬剤**：中国原産のチンハオスウ（クソニンジン）というキク科植物から抽出された成分由来の薬剤．現在，抗マラリア薬の中で最も即効性があると考えられている．世界標準では熱帯熱マラリア治療の中心的薬剤．
*8　**オーシスト**：有性生殖によって形成され，乾燥や消化酵素に耐えるための防護壁に包まれた状態．
*9　**嚢子（シスト）**：無性生殖によって形成され，オーシスト同様に防護壁に包まれた状態．

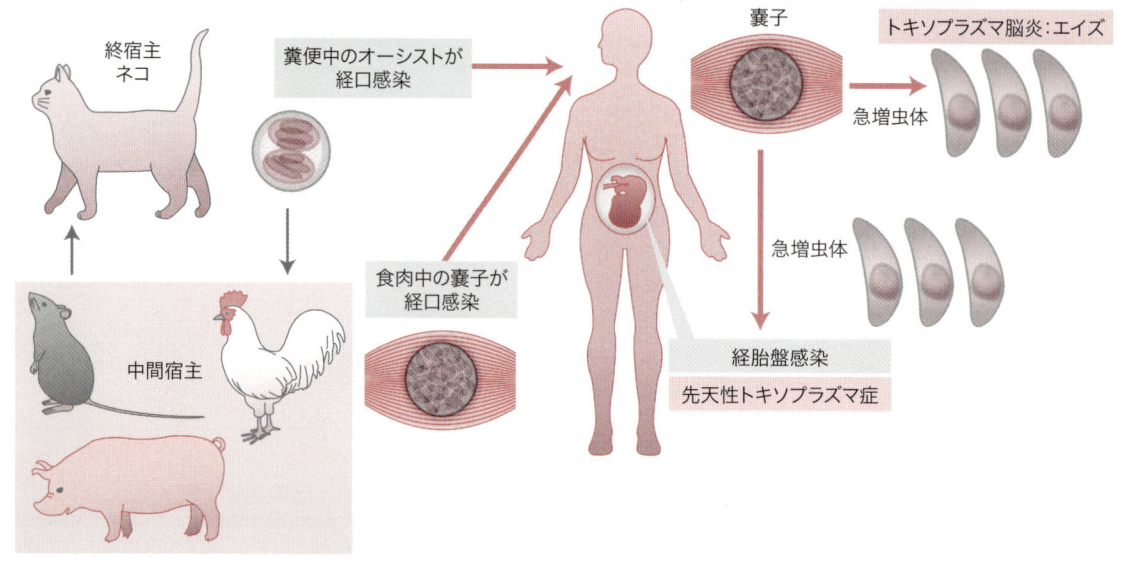

●図2　トキソプラズマの生活史

3) 感染経路

ネコから排出された**オーシスト**や中間宿主の筋肉などにいる**嚢子**を**経口摂取**することにより感染する（**経口感染**）．また，**妊婦が初感染**した場合には，経胎盤的に胎児に感染する（**経胎盤感染**）．臓器提供者体内の原虫が臓器移植を受ける患者に感染することもある．

4) 病原性

感染時期によって先天性と後天性に分類される．

先天性トキソプラズマ症：**妊婦が初感染**した場合，胎盤を通して胎児に感染する（経胎盤感染）．妊娠初期では流産・死産の原因となる．妊娠中期・後期での感染では主に中枢神経障害を来し，その4大徴候は**網脈絡膜炎，水頭症，脳内石灰化，精神運動障害**である．

後天性トキソプラズマ症：健常人が感染しても，ほとんどの場合，無症状である．稀ではあるが急性感染症状として，発熱，倦怠感，リンパ節腫脹を呈することもある．一方，重度の免疫不全状態（臓器移植後やエイズ）では嚢子の中で潜伏していた原虫が急増虫体となって，脳炎や肺炎を起こす（**日和見感染症**）．この**トキソプラズマ脳炎はエイズ発症の指標疾患**である．

5) 検査

血中の**抗トキソプラズマ抗体価**を測定する．特に初感染ではIgM抗体の検出や，上昇するIgG抗体〔ペア抗体（異なる2つの時期の抗体価）を測定することで判定する〕の検出が診断上有用である．胎児の感染を疑った場合は羊水から，脳炎の場合は髄液から原虫遺伝子の検出を試みることもある．先天性トキソプラズマ症やトキソプラズマ脳炎では病巣の広がりや他疾患との鑑別のため，頭部CTなどの画像検査を行う．これらの検査で診断が困難な場合には，病巣部位（脳や骨髄）の生検により，病理学的に診断，または虫体そのものの検出を試みる．なお，ヒトの腸管ではオーシストを形成しないため，糞便検査では原虫を検出できない．

6) 治療

❶初感染妊婦

妊婦は不顕性感染であっても，胎児へ感染する恐れがあるため，予防投与が必要．処方例：スピラマイシン3g 分3　分娩まで．

❷先天性トキソプラズマ症

処方例：†ピリメサミン 2mg/kg 分1　2日間，次いで1mg/kg 6か月間，次いで1mg/kg 週3回 6か月間．これに†スルファジアジン 100mg/kg 分2とホリナートカルシウム[*10] 10mg 週3回，プレドニゾロン 1mg/kg 分2を併用する．

❸トキソプラズマ脳炎

処方例：†ピリメサミン 200mg 分2　2日間，次

●図3　赤痢アメーバの生活史［巻頭カラー参照］

いで75mg 症状軽快後6週間．これに†スルファジアジン6g分4とホリナートカルシウム10mg週3回を併用する．

❹HIV感染者

トキソプラズマ抗体陽性者では予防投与が必要な場合がある．処方例：ST合剤　2錠．

なお，妊婦以外の健常者における急性感染や不顕性感染は通常，治療不要である．

7）予防

ネコの飼育や他の動物の生肉の摂取は感染のリスクとなるため，特に未感染妊婦や免疫不全者では避ける．臓器移植や急性感染者からの針刺し事故など特殊な場合を除いてヒトからヒトへ感染することはない．

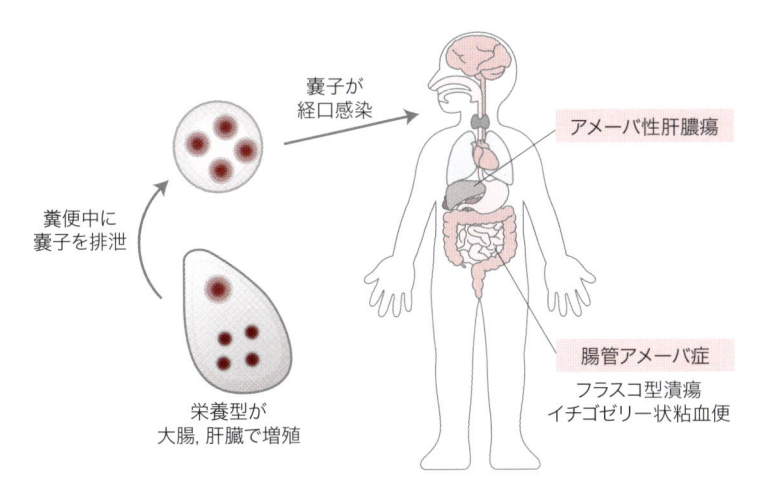

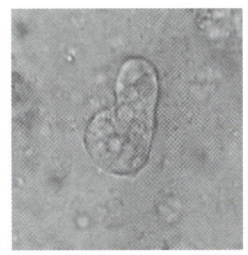

4　赤痢アメーバ

1）疫学

赤痢アメーバ（*Entamoeba histolytica*）世界中に分布しており，熱帯地域を中心に約5億人が感染，年間10万人が死亡していると推計されている．日本では年間約900人の症例が報告され，この9割が男性である．これは男性同性愛者の感染が多いためである．

2）生活史（図3）

患者の糞便に含まれる赤痢アメーバの囊子（シスト）が経口摂取され，消化管を通って**大腸**に到達する．囊子から栄養型（アメーバとして一般的に知られる形状）が出てくる．栄養型は大腸粘膜を侵食し，ヒトの赤血球を食べる．大腸粘膜で増殖した栄養型の一部は，囊子に変化し，糞便とともに排泄される．囊子は食料や水などとともに次の宿主に経口感染する．一部の栄養型は血管に侵入して**肝臓**に到達する．

3）感染経路

患者の糞便に含まれる**囊子が経口感染**する．熱帯地域における主な感染源は**汚染された食物や水**である．一方，日本など先進国での主な感染経路は**男性同性愛者間の性行為**（口－肛囲接触）である．また，高齢者施設でも散発する．

4）病原性

感染者の9割近くが不顕性である．主に大腸の前半部分（盲腸〜上行結腸）に潰瘍を形成し，**イチゴゼリー状の粘血便**を生じる．このような病型をアメーバ赤痢という．また，粘血便を伴わず，通常の腸炎のように水様便のみを生じる場合も多く，アメーバ

＊10　**ホリナートカルシウム**：ビタミンB群のひとつである葉酸の中間代謝物製剤．葉酸代謝阻害薬であるピリメサミン，スルファジアジンの副作用を軽減するために投与する．

性大腸炎という．アメーバ赤痢とアメーバ性大腸炎を併せて腸管アメーバ症という．病理標本上，大腸粘膜の潰瘍は入口が狭く，底が広い**フラスコ型潰瘍**（または**タコつぼ型潰瘍**と形容される）である．

肝臓に達した赤痢アメーバは膿瘍を形成する．これを**アメーバ性肝膿瘍**という．肝膿瘍では高熱や炎症反応亢進，右季肋部痛を伴う．肝臓のみならず，肺や脳に膿瘍を生じることもある．肝膿瘍の半数は腸管アメーバ症を合併する．

5）検査

患者の粘血便，水様便，内視鏡検査の擦過物を新鮮なうちに塗抹，検鏡し，運動する栄養型を検出する．また，下痢便，普通便から**ホルマリン・酢酸エチル（ホルマリン・エーテル）法**[*11]で囊子を検出する．これに**ヨード染色**[*12]を加えると検出効率が上昇する．

虫体が検出できない場合は，血中の抗赤痢アメーバ抗体の検出を試みる．しかし，腸管アメーバ症や急性に経過する症例では偽陰性となることもある．

アメーバ性肝膿瘍では，膿瘍の存在，性状について画像検査（CTや超音波検査）を行う．

男性同性愛者に多いため，**HIVの検査**や他の**性感染症の検査**も必要である．

6）治療

メトロニダゾールの内服または静注．（処方例：メトロニダゾール2250mg，分3，10日間）さらに，治療後に囊子を排出し続ける症例（無症候キャリア）に対しては，伝染予防，再燃予防の観点から，囊子を殺すために†**パロモマイシン**を投与することもある．

肝膿瘍についても治療は同様であるが，破裂の恐れがある場合にはドレナージ（チューブを挿入して排膿すること）が必要となる．

7）予防

流行地においては，汚染された食物や水から感染するため，加熱処理が必要である．また口—肛囲接触を伴う性行為を避ける．

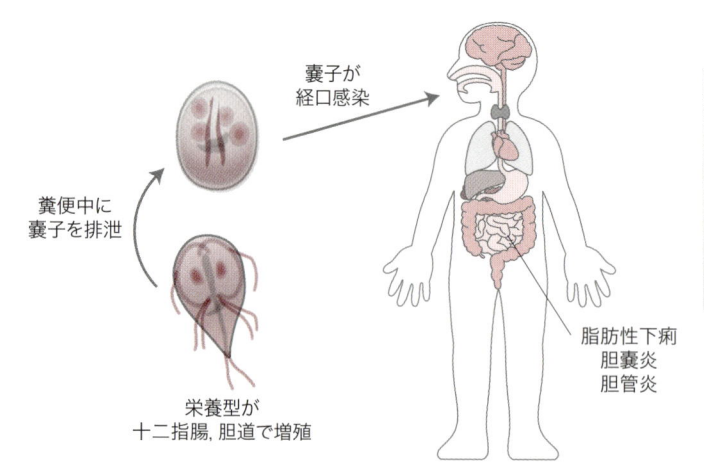

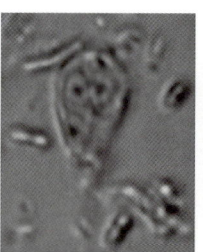

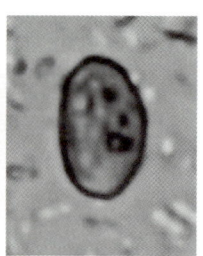

●図4　ランブル鞭毛虫の生活史（ジアルジア症）［巻頭カラー参照］

ランブル鞭毛虫の栄養型（左）と囊子（右）
左：生鮮糞便無染色標本
右：ヨード染色

---

*11　**ホルマリン・酢酸エチル（ホルマリン・エーテル）法**：原虫の囊子や蠕虫の虫卵が混入した患者の糞便から，囊子・虫卵を分離する方法（使う試薬の名前）．ほとんどの原虫，蠕虫に共通して用いることができるため，消化管の寄生虫感染症の一般検査として用いられる．

*12　**ヨード染色**：ヨウ化カリウムとヨウ素を用いて標本を染色する方法．赤痢アメーバやランブル鞭毛虫の囊子や栄養型の核や細胞内の構造を茶色に染めて鮮明にすることで種を判別しやすくなる．

5 ランブル鞭毛虫

1）疫学
ランブル鞭毛虫（*Giardia intestinalis*）は日本を含めて世界中に分布しており，約3億人が感染していると推計されている．特に熱帯の開発途上国における感染率は高く，小児の慢性下痢の一因となっている．また，海外渡航者が罹患する**旅行者下痢症**の代表的な原因微生物のひとつである．

2）生活史（図4）
ヒトの十二指腸で産生された楕円形の嚢子（シスト）は糞便とともに排泄され，飲料水や食料を介して他の宿主へ伝播する．経口感染した嚢子は十二指腸で8本の鞭毛を持つ洋梨の形をした栄養型となり，**十二指腸，小腸，胆道**に寄生する．栄養型の一部は嚢子に変化し，糞便とともに排泄される．

3）感染経路
嚢子の経口感染．また，男性同性愛者間の性行為感染もある．

4）病原性
急性〜慢性下痢を呈する．感染者の症状はさまざまで，多くは無症状であるが，特に小児では重症下痢となる症例もある．典型的な下痢便は悪臭を伴う**脂肪性下痢**である．また，胆道系に感染すると**胆嚢炎や胆管炎**に至る．疾患名は原虫の学名から，**ジアルジア症**という．

5）検査
患者の下痢便，胆汁を新鮮なうちに塗抹，検鏡し，運動する栄養型を検出する．また，下痢便，胆汁，普通便から**ホルマリン・酢酸エチル（ホルマリン・エーテル）法**で嚢子を検出する．これにギムザ染色やヨード染色を加えることで検出効率が上がる．

6）治療
処方例：**メトロニダゾール** 750mg 分3，10日間．

6 クリプトスポリジウム

1）疫学
クリプトスポリジウム（*Cryptosporidium hominis, C.parvum*）は日本も含め世界中に分布している．下痢症の原因微生物として，開発途上国で5〜10%，先進国でも1〜3%がこの原虫であると推計されている．ヒト以外の哺乳類にも感染しており，**人畜共通感染症**である．〔真菌のクリプトコッカス（5章 真菌参照）とは全く別の生物なので注意すること〕

2）生活史（図5）
ヒトに感染するクリプトスポリジウムは2種類あ

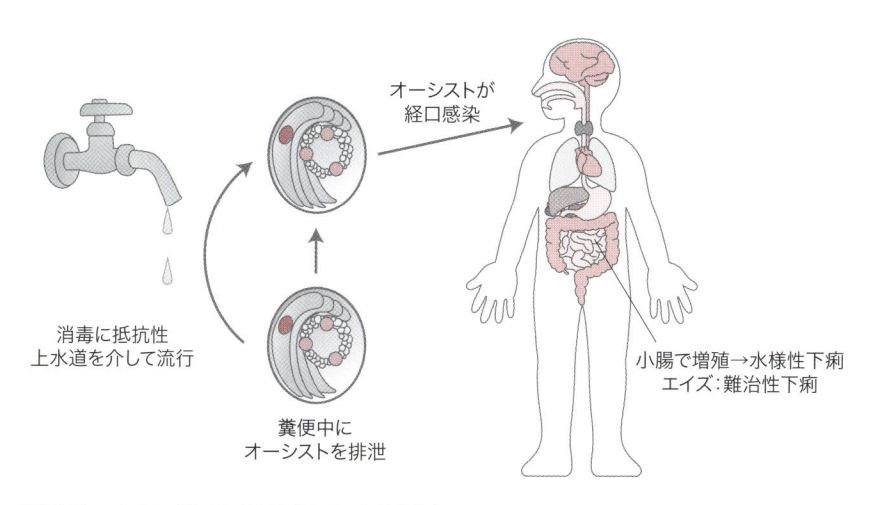

●図5　クリプトスポリジウムの生活史

り，C. hominis は主にヒト，C. parvum はヒトやペット・家畜を中心とした哺乳類が，宿主である（1種の宿主で無性生殖，有性生殖を行うことができる）．これらの宿主の小腸で産生されたオーシストが糞便とともに排泄され，飲料水や食料を介して他の宿主へ伝播する．オーシストは経口感染し，小腸でオーシストの中からスポロゾイトが出てくる．スポロゾイトは**小腸の微絨毛**（小腸表面の絨毛を形成している上皮細胞の一部）に侵入してメロゾイトを産生する．メロゾイトは他の微絨毛へと次々に感染する．一部のメロゾイトは雌雄に分化して受精，新たなオーシストをつくり，糞便に排出される．

3）感染経路

オーシストの経口感染．消毒薬に抵抗性であるため，設備によっては**上水道を介して伝播**することもある．

4）病原性

小腸粘膜を傷害し，**水様性下痢**，腹痛，嘔吐を呈する．健常者では1週間程度で自然軽快する．一方，エイズ患者などの免疫不全者は重症化し，原虫が小腸以外に胆嚢，膵臓，呼吸器を傷害することで致命的になることがある（**日和見感染症**）．下痢が1ヶ月以上遷延した場合，**エイズ発症の指標疾患**となる．

5）検査

糞便からオーシストを検出することで診断する．クリプトスポリジウムのオーシストは**他の原虫より小さい**ため，ホルマリン・酢酸エチル（ホルマリン・エーテル）法では検出困難である．このため，**ショ糖遠心浮遊法**[*13]を用い，さらに**抗酸染色**[*14]や**蛍光抗体法**[*15]を併用する必要がある．

6）治療

確実な治療薬がない．健常者であれば下痢による脱水に注意すれば自然治癒する．免疫不全者では，†パロモマイシンや†ニタゾキサニド，アジスロマイシンの投与を試みる．エイズ患者では抗HIV薬による免疫回復が有効である．

7）予防

アルコールなどの一般的な消毒に抵抗性のため，洗い流しや食料・水の加熱が必要である．開発途上国では，感染リスクが上昇するため，生ものや生水の摂取，湖沼や河川での水泳を控える．

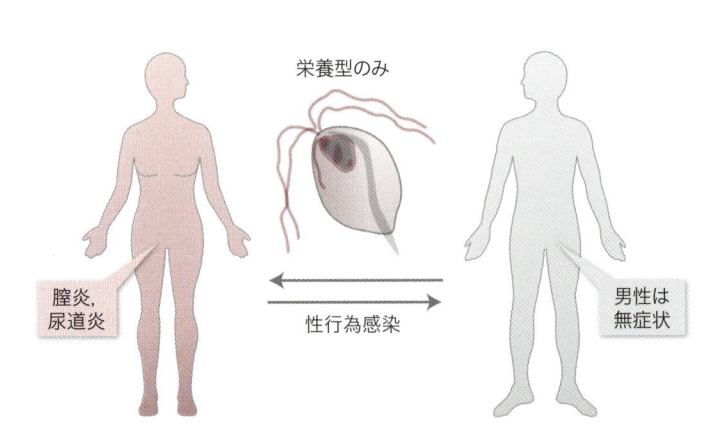

●図6　膣トリコモナスの生活史

[*13] **ショ糖遠心浮遊法**：オーシストより比重の大きなショ糖溶液を用いて，オーシストを液表面に浮遊，糞便を沈澱させ，液面を採取することでオーシスト検出する方法．

[*14] **抗酸染色**：赤い色素（石炭酸フクシン液）で標本を染色した後，硫酸で脱色し，青い色素（メチレンブルー）で後染色する．クリプトスポリジウムのオーシストは赤く染まった後，硫酸で脱色されない（＝抗酸性）が，他の糞便成分，ほとんどの細菌は脱色され，後染色により青く染まるため，オーシストを検出しやすくなる．

[*15] **蛍光抗体法**：病原体特異的な抗体に蛍光色素を標識した試薬で病原体を検出する方法．特殊な光を当て，顕微鏡で観察すると目的の病原体が光ってみえるため，低倍率でも検出可能．

7 膣トリコモナス

1）疫学
膣トリコモナス（*Trichomonas vaginalis*）は世界中に分布し，年間1.8億人が新規に感染すると推計されている．日本では成人女性の約10％が感染していると考えられている．性感染症の原因微生物として重要である．

2）生活史（図6）
膣トリコモナスは楕円形の一端から伸びる5本の鞭毛を有する**栄養型のみで，囊子などに変化しない**．女性の膣や尿道に寄生する．男性の尿道や前立腺にも寄生するが，男性には長期間寄生しない．性行為により女性の膣から男性の尿道へ感染し，次の性行為で他の女性へ感染する．

3）感染経路
性行為感染で伝播する．例外的に便器や産婦人科の診察器具で院内感染したと考えられる症例もある．また，感染母体から生まれた女児へ**産道感染**することがある．

4）病原性
膣炎や尿道炎の原因となる．膣炎では外陰部の掻痒感，帯下の増量，不快臭を呈し，膣壁の発赤，出血，**乳白色～黄白色の泡沫状膣分泌物**が出現する．症状は月経後の出現が多い．しかし，女性感染者の半数と男性感染者のほとんどが無症状である．

5）検査
膣分泌物，尿沈渣を検鏡し，活発に運動する栄養型を観察する．またはこれらの塗抹標本を**ギムザ染色**することで特徴的な栄養型を観察できる．

6）治療
患者のみならず**性的パートナーを同時に治療**しないと再感染を繰り返す．処方例：**メトロニダゾール**500mg 分2内服と，女性では同剤の膣錠250mg 1日1回を併用し，10日間投与する．ただし，メトロニダゾールは妊婦に禁忌であることに注意．

8 アカントアメーバ

1）疫学
アカントアメーバ（*Acanthamoeba castellanii*, *A. polyphaga*）の感染は，**ソフトコンタクトレンズ**装用者の増加に伴い，増加している．

2）生活史（図7）
寄生を必要とせず，河川や土壌に普遍的に生息している．棘状（アカントは棘状の意）の偽足を持つ栄養型と2重の膜（囊子壁）を有する多角形をした囊子（シスト）の2型がある．囊子は乾燥に強く，風に運ばれ，容易に人家などへ拡散する．使用期限

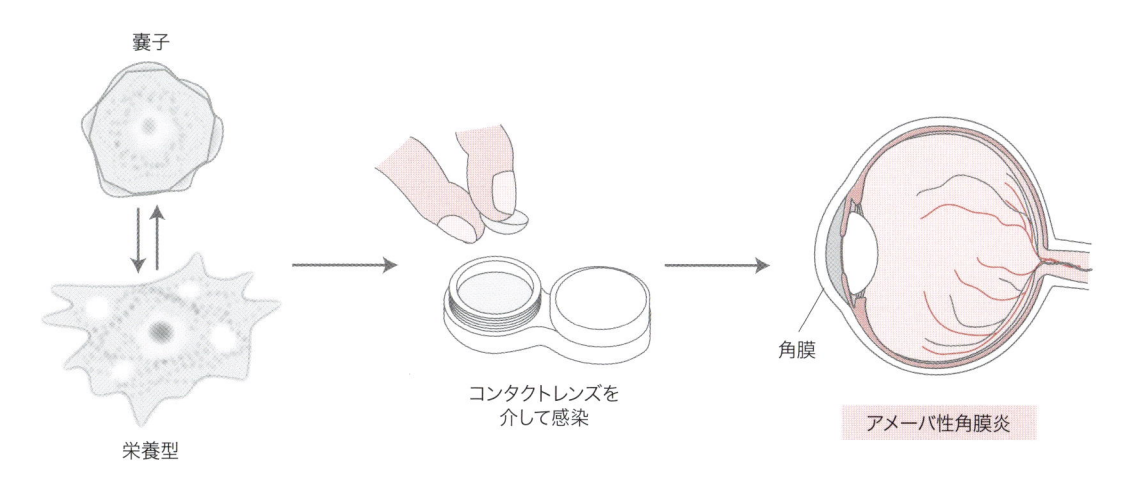

●図7 アカントアメーバの生活史

を過ぎるなど衛生状態の悪いコンタクトレンズ保存液に入ると，そこで栄養型となり，保存液に繁殖した細菌を食べて増殖する．

3）感染経路
コンタクトレンズに付着した栄養型，囊子が角膜に感染する（間接感染）．

4）病原性
アメーバ性角膜炎の原因となる．眼痛，結膜充血を伴い，ぶどう膜炎，角膜潰瘍から失明することもある．

5）検査
角膜洗浄液，コンタクトレンズ保存液を塗抹し，位相差顕微鏡で直接検鏡し，栄養型，囊子を検出する．

6）治療
早期であれば病巣の洗浄・搔爬（そうは：病巣部位を削り取る），抗真菌薬の点眼，内服を併用する．難治性の場合は，polyhexamethylene biguanide（PHMB）などの消毒薬を用いる必要がある．処方例：フルコナゾール点眼・軟膏塗布，イトラコナゾール内服．

まとめ
- 原虫の種類によって流行地域が異なり，日本で感染しない種類（本章ではマラリア原虫）もある
- 原虫の感染経路，宿主（感染源）を知ることで診断のみならず，感染予防にも役立つ．
- 診断のために，原虫そのものをみる検査が重要である．そのため，原虫が寄生する臓器や組織，採取するべき検体を知る必要がある．
- 原虫は単細胞の真核生物であり，抗菌薬や抗ウイルス薬は原則無効である．
- 原虫感染症の治療薬には日本で販売されていない薬剤も多く，熱帯病治療薬研究班を通じて入手する．

7章 寄生虫

寄生虫の実物をみたことのある人は少なく，ときに奇っ怪なイメージを持たれていることもあるが，寄生虫は生物の分類ではヒトと同じ動物であり，体の構造や代謝系も他の病原体に比べればわれわれと近い．サナダムシや吸虫はプラナリア*1の仲間で，回虫やフィラリアは昆虫やエビ・カニ類などの節足動物と近縁である．寄生虫はわれわれの体内に住んでいて，侵入方法には大きく経口感染，経皮感染，節足動物の吸血に伴う感染がある．我が国では食品から感染することが多い．いくつかの寄生虫は肉眼で鑑別できる大きさ（概略図）なので，おおまかな特徴を知っておくと実物に遭遇したときに便利である．

Keyword 食品由来寄生虫疾患，幼虫移行症，好酸球，吸虫，条虫，線虫

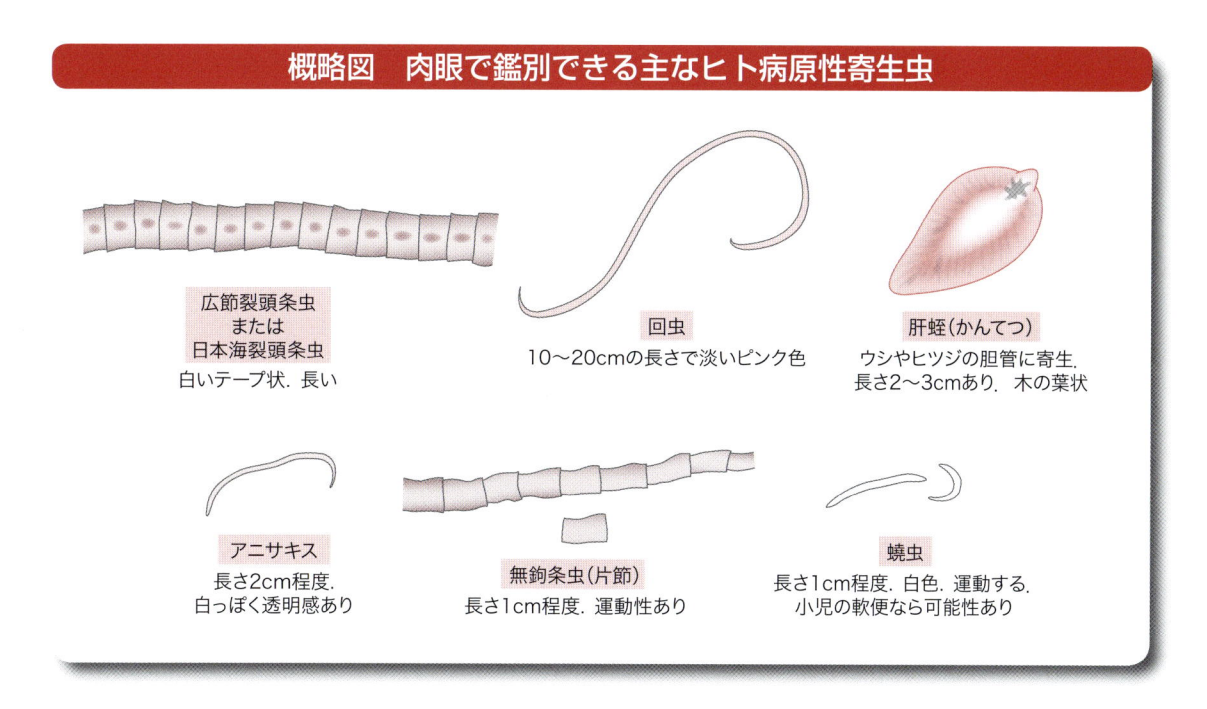

概略図　肉眼で鑑別できる主なヒト病原性寄生虫

広節裂頭条虫または日本海裂頭条虫
白いテープ状．長い

回虫
10〜20cmの長さで淡いピンク色

肝蛭（かんてつ）
ウシやヒツジの胆管に寄生．長さ2〜3cmあり．木の葉状

アニサキス
長さ2cm程度．白っぽく透明感あり

無鉤条虫（片節）
長さ1cm程度．運動性あり

蟯虫
長さ1cm程度．白色．運動する．小児の軟便なら可能性あり

1 寄生虫とは
―最もヒトに近い病原体

　地球上の生物は，大きく古細菌，細菌（真正細菌），真核生物の3つのグループに分けられる．これらのうち真核生物は，核や細胞内小器官を持つ細胞から形成されており，ほとんどすべてがミトコンドリアによる好気呼吸によって生活している．つまり真核生物は，もともと無酸素だった原始地球大気が，光合成細菌の代謝によって高濃度の遊離酸素分子を含むようになってから大発展を遂げたと考えられる．

　真核生物のうち，われわれの目に付きやすいのは肉眼で見分けられる動物や植物だが，海水中や淡水中，土壌中には膨大な種類の肉眼ではみえない真核生物が棲息している．これらの真核生物がどのような系統関係（進化的つながり）にあるのかについては諸説あり，いまだ確立されていない．

　原虫は，真核生物のうち寄生性の単細胞生物を指し，赤痢アメーバやマラリア原虫は系統的（進化的）には遠く隔たっている．一方，本章で扱う寄生虫は，系統分類的にはすべて「動物」に分類され，単一の祖先から進化してきたと考えられている（これを単系統という）．つまり，ヒトも回虫もサナダムシも，祖先は同じである．病原体の種類は多いが，寄生虫ほどわれわれ人類と生物として近いものはなく，したがって体の構造や生化学的な反応系も似通っている．

2 寄生虫の基礎知識

1 分類

　一般に寄生虫学の用語では，寄生性の単細胞生物を原虫，**寄生性の多細胞生物を蠕虫**（ぜんちゅう）といい，両者を合わせて寄生虫とするが，本書では「蠕虫」＝「寄生虫」として記述を進める．蠕虫とは「骨格のない柔らかなうごめく虫」というほどの意味であり，系統分類学的な用語ではない．また，ここでは宿主体内に寄生する内部寄生虫[*2]のみを取り扱うことにする．

　系統分類とは，生物進化にのっとって生物を分類するやり方で，進化の上で近縁なものを同じグループに分ける．寄生虫とわれわれヒトが属する「動物」は，古生代カンブリア紀[*3]までにはかなりの進化を遂げており，現在みられる動物門の多くが化石記録に残されている．門とは，からだの基本的なつくり（体制）を共有し先祖を同じくする種の集まりをい

Column
生物の自然発生と寄生虫

　フランチェスコ＝レディ（1626-1697年）はイタリアのトスカーナ大公に仕えた医師で，優れた科学者，文学者でもあった．彼の生物学上の業績は生物の自然発生説を一連の実験によって否定したことであり，その内容は1668年に出版された著書によって知ることができる．ところが彼が悩んだのが寄生虫の存在であった．生きている虫がヒトや動物の体内に住んでいるのは明らかなのに，その虫がどこからやって来るのかがわからない．彼の時代に実用にたえる顕微鏡はなく，虫卵や幼虫をみることはできなかったからだ．しかしながら彼は100種類以上の寄生虫の忠実なスケッチを残し，今日「寄生虫学の父」と称えられている．

---

*1 **プラナリア**：淡水産のウズムシ．個体をいくつかに切断してもそれぞれが一匹のプラナリアになるという著しい再生能力を持つ．遺伝子ノックダウンやトランスジェニック個体の作製が可能であることから，再生研究のモデル生物として多くの研究成果を生んでいる．ノックダウンすることで再生個体の体中に脳が形成されるnou-darake（脳だらけ）遺伝子は我が国発の成果として有名．

*2 **内部寄生虫**：宿主の体内に寄生する寄生虫を内部寄生虫という．これに対し，ダニのように宿主の体表に寄生するものを外部寄生虫という．

*3 **カンブリア紀**：肉眼的な化石が多数出現するようになってからの地質時代を古い方から古生代，中生代，新生代と分ける．古生代はさらにいくつかの地質年代に分けられるが，その中で最も古い時代をカンブリア紀という．約5億5千万年前から5億年前まで．三葉虫やアノマロカリスなどの特徴的な動物で知られる．

●図1　代表的な動物門の類縁関係

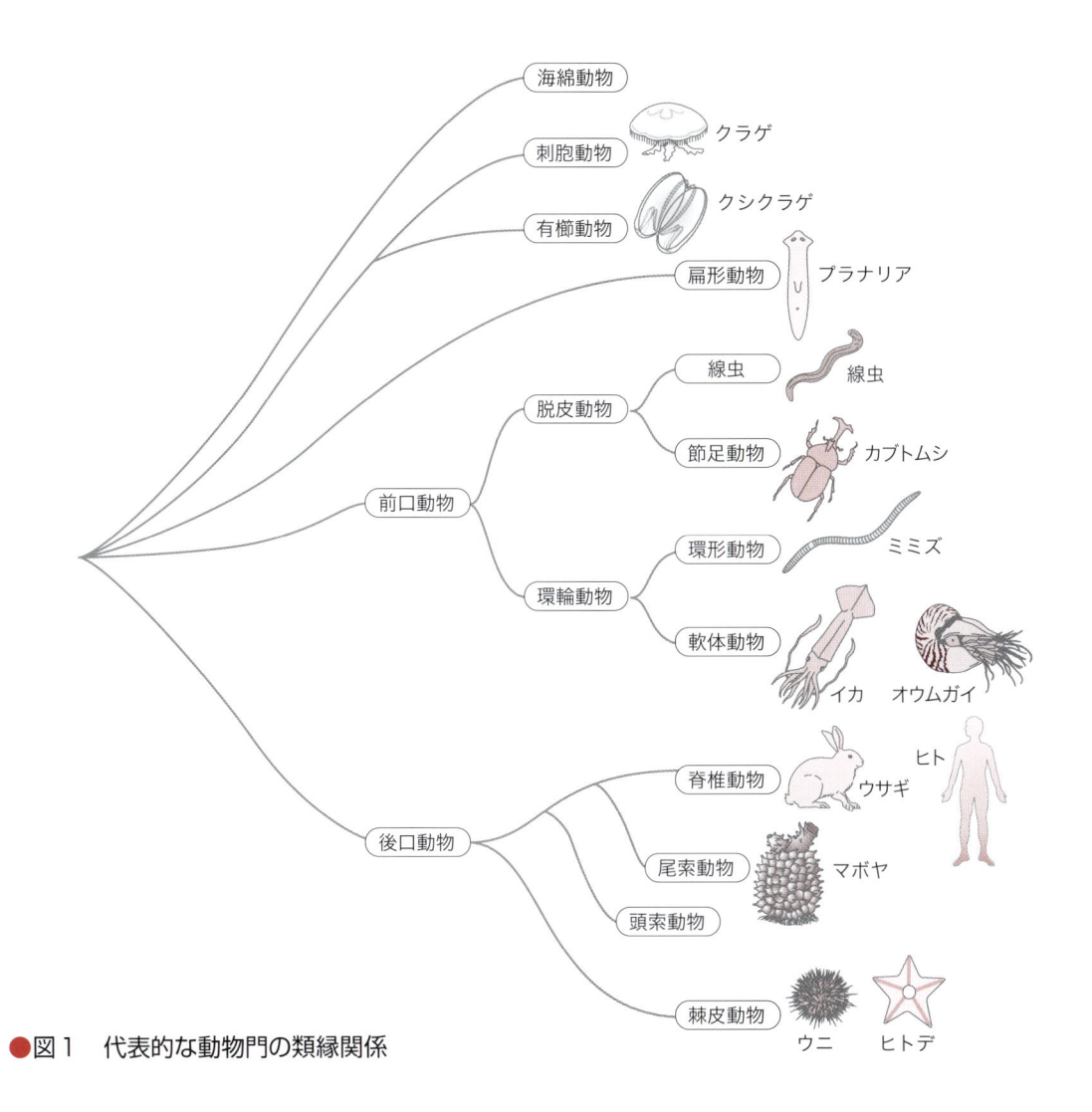

う．たとえば，動物では脊椎動物門や節足動物門がある．代表的な寄生虫やなじみの深い動物を含む門を図1に示した．

寄生という生活様式は普通にみられるもので，寄生生活を営む動物の種類もきわめて多い．脊椎動物門を除いて，ほぼすべての動物門には寄生種が存在する．寄生する二枚貝や寄生するエビ・カニなどもおり，カニの内臓と見紛うフジツボの仲間（フクロムシ）のように興味深い寄生虫も存在する．しかしながら，医学領域で重要な内部寄生虫はほぼすべてが扁形動物門と線虫門のどちらかの動物である．

1）扁形動物　−　吸虫と条虫

比較的原始的な体制を持つ動物で，渦虫（ウズムシ）類，単生類，吸虫類，条虫類に分けられる．プラナリアなどの自由生活種は渦虫類に属し，単生類，吸虫，条虫はすべて寄生種である．単生類は魚類の寄生虫で，ヒトに寄生するのは吸虫および条虫である．扁形動物の体制は比較的単純で，体腔がなく柔組織の中に生殖器や排泄器が埋まっている（図2A）．原則として雌雄同体である．

吸虫は口吸盤と腹吸盤を持ち，消化管は盲端に終わり肛門を持たない（図2B）．種数は多くさまざまに分類されるが，臨床上重要な吸虫類は，住血吸虫類とその他の吸虫類（肺吸虫，横川吸虫，肝吸虫，肝蛭など）と分けて把握しておくのが便利である．**吸虫の成虫は，消化管かその付属器（肝臓，胆嚢など）および肺に寄生する．**

条虫の成虫は脊椎動物の消化管に寄生し，体は頭

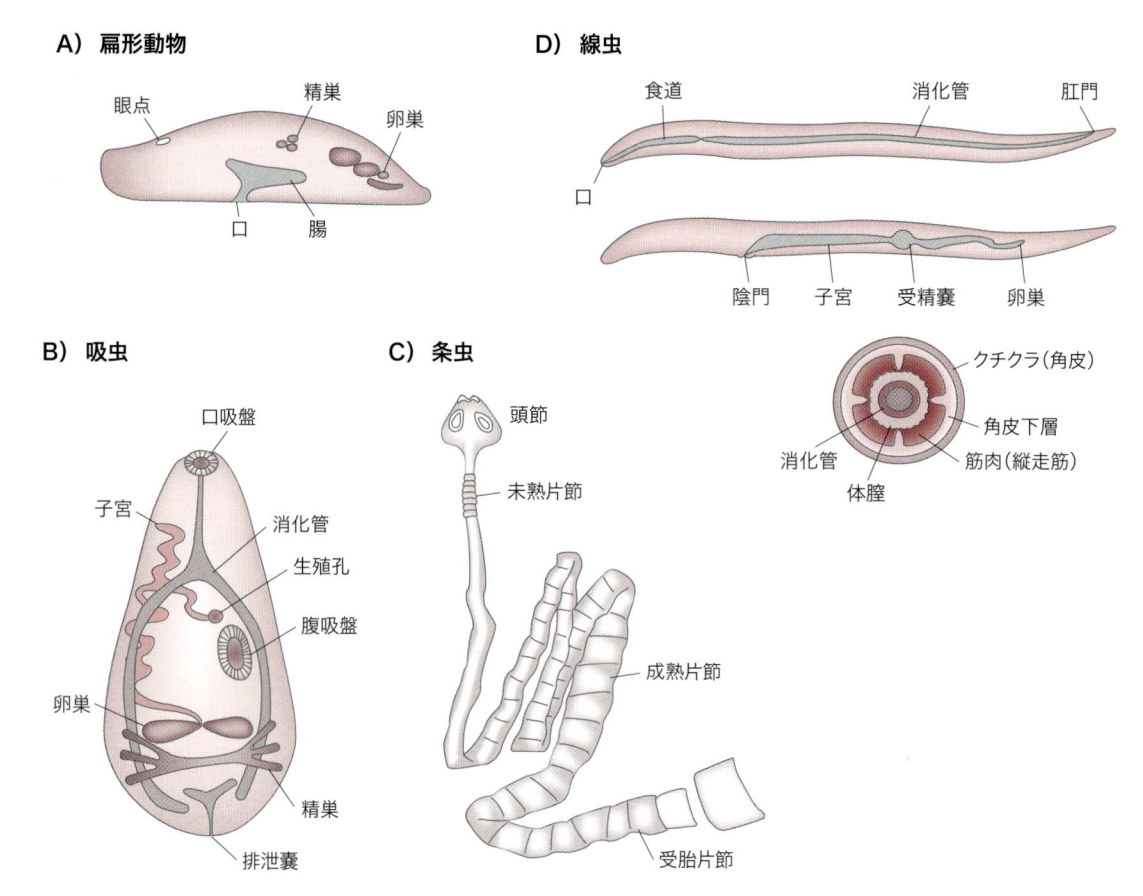

●図2　扁形動物と線虫の基本的体制および吸虫と条虫の模式図

節と片節という雌雄生殖器を備えた単位の連なりからなる（図2C）．頭節に近い片節は未熟で末端に近い片節は成熟した生殖器と成熟虫卵を含む．消化管を完全に失っており，体表から栄養分等を吸収する．

ヒトに寄生する条虫は，擬葉類*4（日本海裂頭条虫，マンソン裂頭条虫など）と円葉類*5（有鉤条虫，無鉤条虫，多包条虫，単包条虫など）である．擬葉類と円葉類の条虫は生活史がかなり異なっている．擬葉類には海や河川などの水環境の存在が必須なのに対し，円葉類は陸地に適応している．

2）線虫

線虫は一般には目立たない動物だが，種数，個体数ともにきわめて多い．生息環境もさまざまで，自由生活種は海洋や淡水，土壌中にみられる．寄生種も，植物に寄生するもの，昆虫などの無脊椎動物に寄生するもの，鳥類や哺乳類に寄生するものなど多様である．

線虫の体は細長く，体制は扁形動物より分化が進んでいる．消化管は口と肛門を備え，食道と腸管に分化して体の中心を走る．体表はクチクラ*6で覆われており，体壁には縦走筋が走る（図2D）．原則として雌雄異体である．体長は概ね数mm以下だが，回虫は体長20〜30cmになる．

線虫は，系統的には大きく5つのグループに分類

---

*4　**擬葉類**：条虫類の大多数は成虫しか知られておらず，成虫の頭節の形状で分類されている．擬葉類の頭節は溝を有し吸盤や鉤は持っていない．条虫のほとんどの種は生活史の詳細が不明だが，円葉類とともに擬葉類の仲間は比較的生活史が解明されている．

*5　**円葉類**：陸上の哺乳類を終宿主とし成虫の頭節は吸盤を有する．有鉤条虫やエキノコックスのように小鉤を有する種もある．中間宿主は節足動物や哺乳類など種によってさまざまである．

*6　**クチクラ**：角皮（cuticle）ともいう．線虫の体表を被覆する非細胞性の組織で角皮下層細胞から分泌されるキチンが主成分である．脱皮のたびに脱ぎ捨てられる．

される．扁形動物では寄生種は単生類，吸虫類，条虫類のように独立した分類単位を形成しているのに対し，線虫では5つのグループそれぞれに寄生種が散在する．これは，線虫の進化の過程で，寄生という生活様式がぞれぞれ独立して獲得されたことを示す．臨床上重要なものとして，回虫，アニサキス，イヌ回虫，蟯虫（ぎょうちゅう），広東住血線虫，フィラリア，顎口虫，糞線虫，旋毛虫などがある．

2 寄生虫の宿主特異性と臓器特異性

寄生虫が住む生物をその寄生虫の宿主という．寄生虫はどんな宿主にも寄生できるわけではなく，特定の寄生虫が寄生できる宿主は決まっている．これを**宿主特異性**という．単一の種にしか寄生しないものや，いろいろな宿主に寄生できる寄生虫がいる．ヒトに寄生する寄生虫は他の哺乳類にも寄生できることが多い．つまり多くの寄生虫疾患は人畜共通感染症である．

体内に入った寄生虫は体のどこにでも気ままに寄生することはなく，寄生虫と宿主の関係によっておよその寄生部位が決まっている．これを寄生虫の**組織特異性**あるいは**臓器特異性**という．寄生部位は寄生虫疾患の症状を理解するうえで最も重要な因子のひとつである．

3 感染方法

寄生虫は幼虫時代に宿主へ侵入して一定の発育をとげる．侵入方法は基本的に3つしかない．経皮感染，経口感染，吸血動物の吸血に際した侵入のどれかである．

1）経皮感染

幼虫が能動的に宿主の体表から侵入する．アメリカ鉤虫や糞線虫では土壌中の感染幼虫と呼ばれる幼虫が皮膚から侵入する．住血吸虫ではセルカリアという感染型の幼虫が水の中を浮遊して，この水に接触した宿主の皮膚から侵入する．

2）経口感染

きわめて多くの寄生虫が採用している．とくに条虫類はすべて経口的に感染する．吸虫類も，終宿主への感染は，住血吸虫（経皮感染）以外はすべて経口感染である．

経口感染にはふた通りあり，ひとつは食品や飲料水あるいは手指などが寄生虫の虫卵や幼虫によって汚染されて口から入ってくる場合，もうひとつは食品に寄生虫が感染している場合である．後者は，アニサキスの幼虫が寄生しているサバやイカを食べてアニサキスに感染するような例で，食品と寄生虫の関係を知っておくことは診断や予防において重要である（表）．

3）吸血動物による媒介

蚊やブユのような吸血昆虫によって媒介される寄生虫疾患がある．代表的なものは線虫のフィラリア類やオンコセルカ類で，フィラリアは蚊，オンコセルカはブユの吸血時に感染する．吸虫類と条虫類では吸血に際して感染するものはない．

4 寄生部位の特徴

1）消化管内腔

多くの寄生虫は消化管内に住んでいる．すべての条虫と多くの吸虫類の成虫は消化管内寄生である．線虫も多い．消化管内は，宿主にとってある意味体外であり空間的にも広いので，宿主に対する病原性が比較的低い．腸管内寄生の利点は外界へのアクセスが容易だということである．すなわち腸管内の成虫が産み出した虫卵や幼虫は糞便とともに外界に排

● 表　食品から感染する寄生虫

食品		寄生虫
海産魚介類	サケ・マスなど イカ・サバなど ホタルイカ	広節裂頭条虫 アニサキス 旋尾線虫タイプX
淡水産魚介類	アユ・ウグイ モロコ・タナゴなど ドジョウなど モクズガニ・サワガニ	横川吸虫 肝吸虫 顎口虫 肺吸虫
獣肉	ウシ ブタ トリ イノシシ クマ・アザラシなど	無鉤条虫，肝蛭 有鉤条虫，旋毛虫 マンソン孤虫，ブタ回虫，イヌ回虫 肺吸虫 旋毛虫
その他	ヘビ・カエルなど ナメクジ・カタツムリなど 野菜など 湧水・河川水	マンソン孤虫，顎口虫 広東住血線虫 回虫，ブタ回虫，イヌ回虫 多包虫，単包虫

出され，次の世代の生活史がはじまる．

2）肺および消化管の付属器

多くの線虫や吸虫類の成虫は，消化管と空間的につながっている肺や，腸管の付属器である胆道，肝に住む．これらの臓器は腸管内に次いで外界へのアクセスが容易で，たとえば肺吸虫という吸虫は肺実質内で産卵するが，虫卵は喀痰とともに飲み込まれ，糞便とともに外界へ出て行く．

3）消化管外寄生

中枢神経や筋肉，あるいは皮下などに寄生している場合は，外界へのアクセスは容易ではない．寄生虫は，宿主ごと他の動物に食べられるか，体液ごと吸血昆虫に吸われるか，あるいは宿主の体表を破って外へ出る．

最後の方法を用いる例にメジナ虫という線虫がある．この寄生虫は後腹膜腔という体内の奥深いところに寄生しているが，メスは子宮内の虫卵が成熟してくると宿主（ヒト）の下肢に下降して皮下の浅いところに出てくる．患者が足を水に浸けると皮膚を破ってメス虫の体が脱出し，虫体が破れて子宮内に充満した幼虫が水中にばらまかれる．水中に出た幼虫は中間宿主のミジンコに取り込まれて感染型に発育し，次のヒトは水とともにミジンコを飲み込んで感染する．

3 生活史

細菌やウイルスとの大きな違いに，寄生虫にははっきりした発育ステージがあるということがあげられる．寄生虫は卵から産まれ，幼虫時代を経て成虫に発育する．卵から成長して次の世代の卵へ至る一連の経過を生活史または生活環という．寄生虫の生活史に関する知識は，感染経路や病態，予防法を理解するうえで欠かせない．

寄生虫の中には，幼虫のときと成虫になってからでは違う宿主に寄生するものがあり，幼虫が寄生する宿主を**中間宿主**，成虫が寄生する宿主を**終宿主**という．幼虫の発育段階によって2つの中間宿主を必要とするときは，最初の中間宿主を第一中間宿主，次の宿主を第二中間宿主という．第三中間宿主まで要する寄生虫はいない．

終宿主と中間宿主以外に**待機宿主**と呼ばれるものがある．待機宿主とは寄生虫の発育に必須ではないものの，食物連鎖に沿って終宿主にいたる「つなぎ」の役割を果たす宿主のことである．後述するように，寄生虫の中には何種類もの待機宿主を経て終宿主にたどり着くものがいる．

動物全体を見渡せば実に多様な寄生虫の生活史パターンが存在するが，医学上重要な線虫，吸虫，条虫に限れば，寄生虫生活史のポイントは以下の5点に絞ることができる．

1）分類・生態との関係

① 中間宿主を要しない寄生虫および吸血昆虫によって媒介される寄生虫はすべて線虫であり，陸上で生活史が完結する．

② 第一中間宿主と第二中間宿主を要するのは住血吸虫以外の吸虫と擬葉類条虫で，どちらの中間宿主も水生動物である．

③ 中間宿主がひとつの寄生虫は，分類群にかかわらずほとんどが陸上で生活史が完結する（例外は住血吸虫類とメジナ虫）．

2）寄生部位との関係

④ 成虫が消化管内や肺，あるいは消化管付属器に寄生していても幼虫は腸管外寄生であることが多い．

⑤ 中間宿主や待機宿主内ではすべて腸管外に寄生する．

■ 中間宿主のいらない寄生虫の生活史

1）蟯虫

生活史としては最も単純である．ヒトが蟯虫の幼虫包蔵卵[*7]を摂取すると，小腸内で孵化した幼虫が発育し，盲腸を中心とする大腸に移動して成熟し交尾する．蟯虫で特筆すべき点は，メスは大腸内で産卵せず，宿主が夜間寝ているときに肛門から外に這

[*7] **幼虫包蔵卵**：寄生線虫において，卵殻内に感染力のある幼虫が形成されている虫卵のこと．幼虫形成卵ともいう．経口摂取して感染する．

幼虫包蔵卵

④ 気管を上行し消化管へ

③ 肺で気道へ脱出

② 血流で肝へ

① 小腸で孵化

⑤

⑥ 成虫は小腸で交尾し産卵

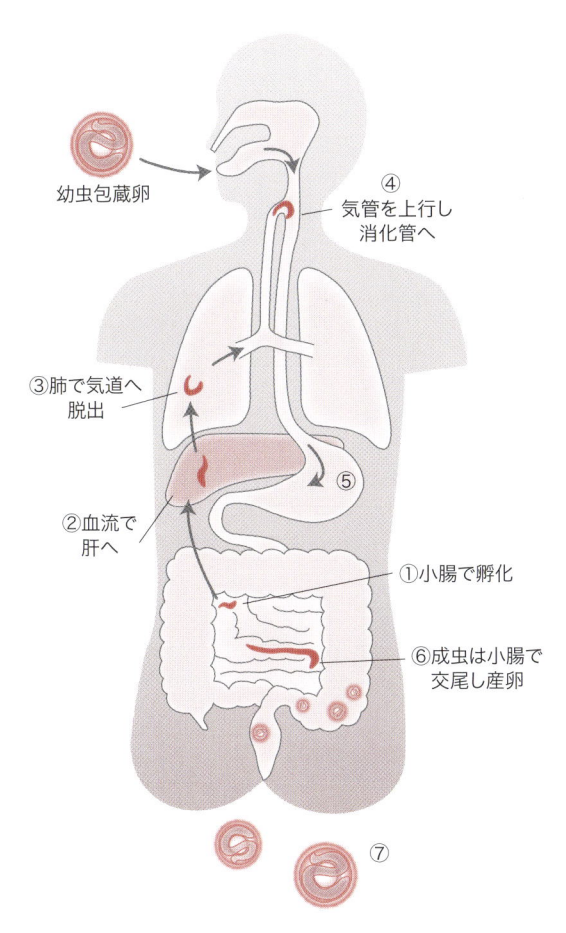

⑦

● 図3　回虫の体内移行経路

す．成虫は小腸で交尾し，メスが産出した虫卵は糞便とともに外界へ排出される（⑦）．産卵直後の虫卵は感染力がないが，適度な環境下では2〜3週間で幼虫包蔵卵が形成される．ヒトは**幼虫包蔵卵で汚染された野菜などを摂取して感染**する．

　回虫は，少数の成虫が小腸内腔に寄生しているだけならほぼ無害だが，なぜか小さな穴にもぐり込みたがる性質があり，総胆管に迷入して急性胆嚢炎による腹痛を引き起こすことがある．現在は国内ではまれな疾患といってよいが，かつて回虫症が珍しくなかった時代，回虫が鼻腔から耳管に迷入し外耳から出てきたという症例すら報告されている．また回虫は，ひとりでに便とともに出てきたり，口から吐出されたりすることがある．「ミミズのような虫がお尻から出てきた」「ミミズのような虫を吐き出した」と聞いたら回虫の可能性が高い．

　回虫のように土壌中に散布された虫卵から野菜等が汚染されて感染する寄生虫をまとめて**土壌媒介性寄生虫疾患**という．回虫のほか，ズビニ鉤虫，東洋毛様線虫，鞭虫などがある．

3）イヌ回虫

　イヌ回虫は回虫の仲間で，生後間もない仔イヌが好適宿主である．仔イヌが幼虫包蔵卵を摂取すれば回虫と同じような体内移行を経て小腸に成虫が寄生するが，この寄生虫の存続には待機宿主の存在が重要である．

　成熟したイヌ回虫卵を仔イヌ以外の動物（成犬，トリ，ウシ，ヒトなど）が摂取すると，小腸で孵化した幼虫は肝臓を経てさらに肺へ至るが，ここから消化管へは下りてこず，幼虫は血流を経て体内の各所へ散らばり，筋肉や中枢神経に寄生する．この幼虫は感染性を長く維持しており，これらの宿主が肉食獣や雑食獣に摂取されると，また同じように筋や中枢神経に寄生する（図4）．

　待機宿主がメス犬に摂取されると，やはり幼虫は筋肉や中枢神経に寄生する．イヌが妊娠すると，体内の幼虫は胎盤を経由して胎仔の肝に移動する．そして分娩後に肝臓から肺，そして気道から消化管と体内移行し，仔イヌの小腸に到達してここで成熟する．母乳を介した母子感染もある（図4）．

　ヒトは成熟虫卵の経口摂取または待機宿主であるトリやウシの肉を生食して感染する．**トリやウシの**

い出して**肛門周囲の皮膚に産卵**することである．虫卵は数時間以内に発育して幼虫包蔵卵になる．

　蟯虫症では幼虫包蔵卵への発育が早いので，患者が幼虫包蔵卵の付着した肛門周囲を掻いた指をしゃぶるなどして再び感染し，なかなか治癒しない．また，家族も感染している可能性が高く，一家全員が駆虫薬を服用する必要がある．

2）回虫

　蟯虫と同じように幼虫包蔵卵を摂取して感染し，成虫は小腸に寄生する．しかしながら，小腸で孵化した幼虫は（①）そのままそこで成熟するのではなく，幼虫は腸管粘膜から血管に入って肝臓（②），次に肺へ移動して（③），気道を逆のぼって嚥下（④・⑤）され，最終的に小腸に至って（⑥）成熟する（図3）．このような幼虫の「体内移行」により，大量の虫卵を一度に摂取すると一過性の出血性肺炎を起こ

●図4　イヌ回虫の生活史

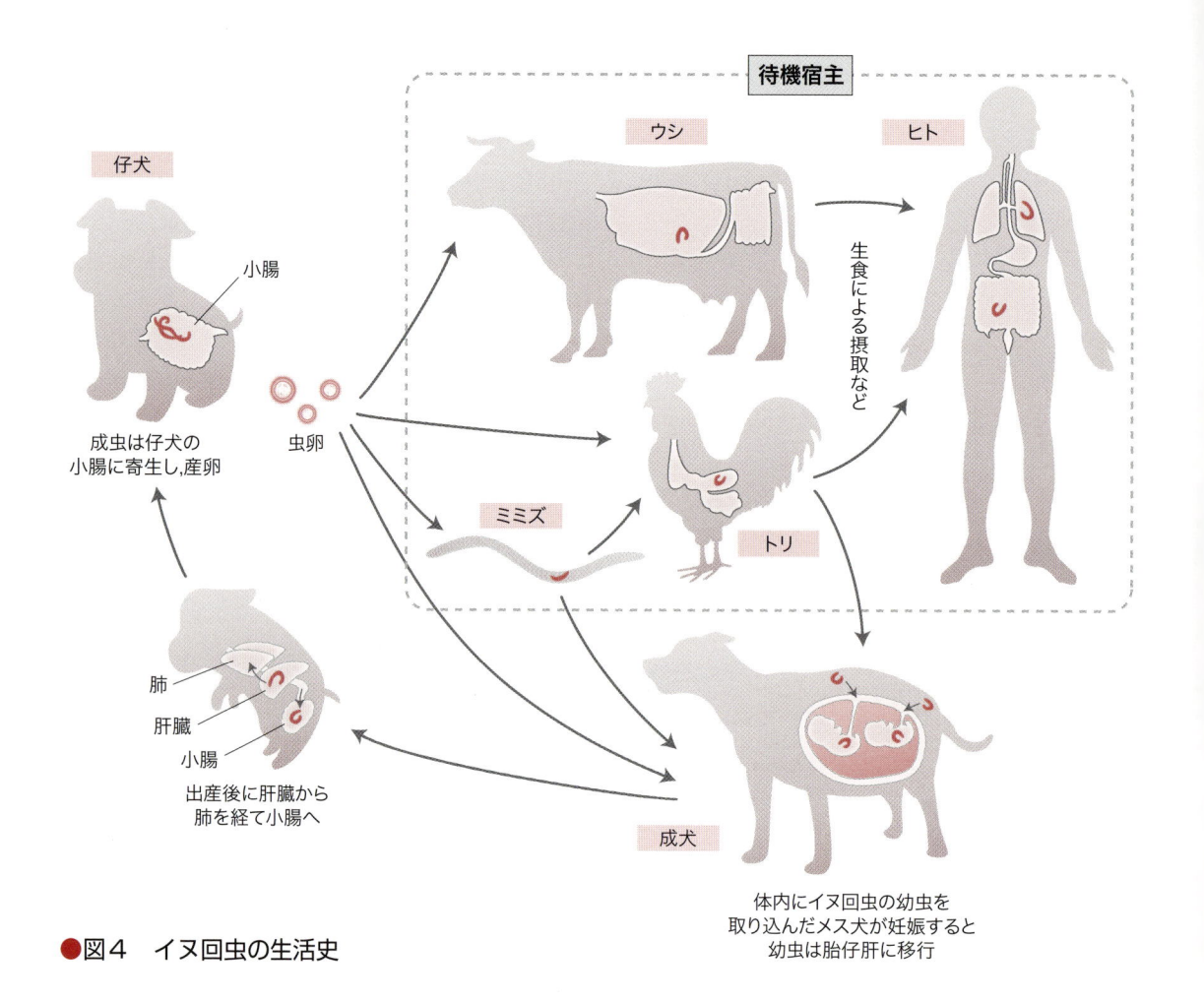

レバーの刺身による感染がよく報告されているが，肝臓は幼虫が必ず通る経路なので幼虫がいる可能性が高いからである．

4）糞線虫

中間宿主を要せず経皮的に感染する寄生虫には，糞線虫とアメリカ鉤虫がある．感染幼虫と呼ばれる感染型の幼虫が土壌中に潜み，皮膚から侵入する．幼虫は結合組織を進んで血管に侵入し，血流に運ばれて肺へ到達する．この後は回虫と同様に気道をさかのぼって消化管に至り，成虫は小腸上部粘膜に寄生する．

糞線虫症は我が国では西南諸島以南に分布している．ヒトの小腸上部の粘膜に寄生している成虫はすべてメスであり，交尾はせず単為生殖*8により産卵する．虫卵は消化管を下降する間に孵化し，便中には幼虫が排出される．糞線虫の際立った特徴は，腸管に寄生しているメスが産んだ虫卵から孵化した幼虫が，外界でそのまま成虫に発育して自由生活するオスとメスになり，交尾して次世代を生み出すことである．外界で暮らす世代を**自由生活世代**といい，宿主に寄生している世代を**寄生世代**という．糞線虫は自由生活世代と寄生世代を交互に繰り返して世代を維持している（図5）．鉤虫やその他の寄生虫にはこのような自由生活世代はない．

ところが，寄生世代のメスが産んだ卵から孵化した幼虫の一部が，外界に出る前に感染幼虫に発育し

---

*8　**単為生殖**：本来交配によって世代を維持する動物において，メスが単独で次世代を産むことをいう．糞線虫の寄生世代の成虫はすべてメスで，卵は体細胞分裂と同様にして産出される．つまり，ある特定の寄生世代メスから産まれたメスはすべて一種のクローンと考えてよい．

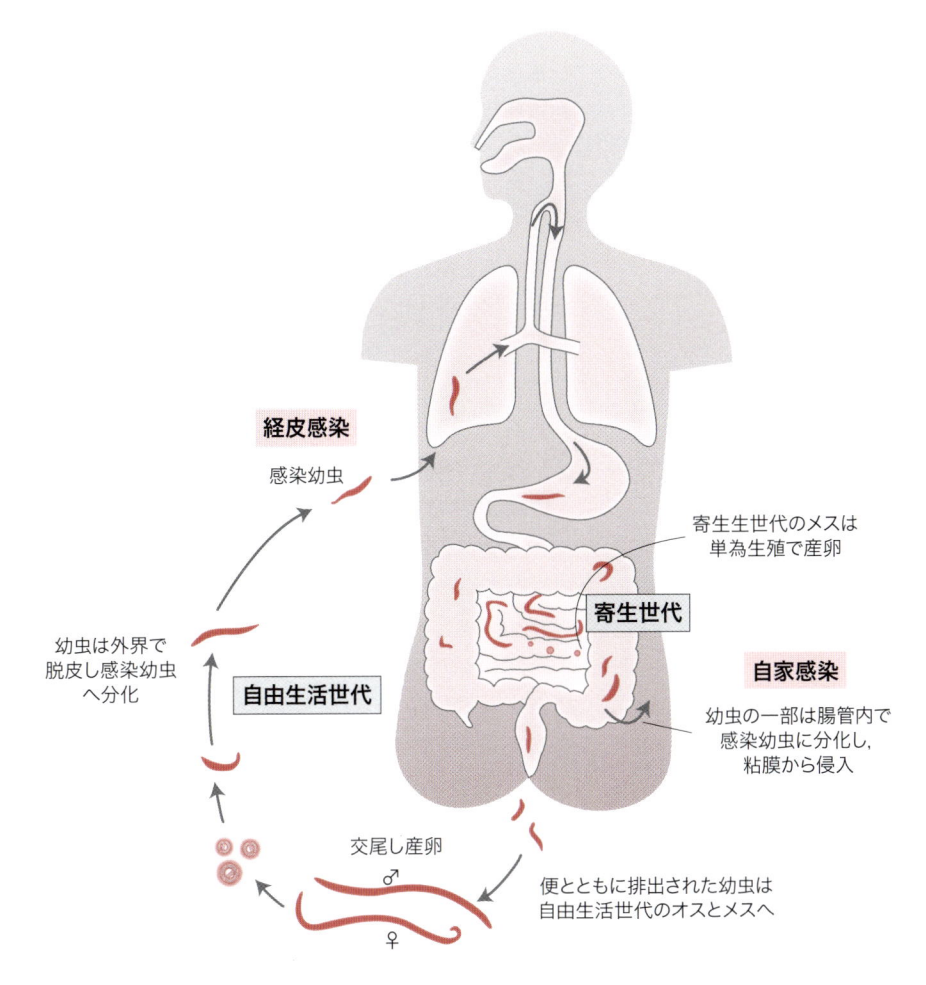

●図5　糞線虫の生活史

(図中ラベル)
- 経皮感染
- 感染幼虫
- 寄生生代のメスは単為生殖で産卵
- 寄生世代
- 自家感染
- 幼虫の一部は腸管内で感染幼虫に分化し，粘膜から侵入
- 幼虫は外界で脱皮し感染幼虫へ分化
- 自由生活世代
- 交尾し産卵
- 便とともに排出された幼虫は自由生活世代のオスとメスへ

大腸粘膜や肛門周囲の皮膚から感染して小腸で成虫になることが起きる．これを**自家感染**[*9]という．自家感染を起こす幼虫の割合は低いが，臨床的には重大な意味を持つ．

ひとつは糞線虫の寿命よりもはるかに長く感染が持続することである．子供時代に感染し中年以降になって発症することがある．もうひとつは，宿主の抵抗力が落ちると感染幼虫になる割合が増加し，小腸に寄生する成虫の数が急激に増えることである．これを**重症糞線虫症**といい，腸管内には膨大な数の成虫が寄生し，大腸粘膜から大量の幼虫が侵入する．侵入の際に腸内細菌を体内に持ち込むため，菌血症や細菌性髄膜炎などの致命的病像を呈することがある．

2 吸血昆虫によって媒介される寄生虫の生活史

このカテゴリーに含まれるのはフィラリア類で，リンパ管や血管内に寄生する狭義のフィラリアと，結合組織に寄生するオンコセルカ類がある．

1）リンパ系フィラリア

中間宿主は蚊である．ヒトを終宿主とするものにはマレー糸状虫とバンクロフト糸状虫があり，どちらも成虫はリンパ管に寄生していることからリンパ

[*9] **自家感染**：宿主が自らに寄生している寄生虫が生み出した虫卵や幼虫によって感染すること．有鉤条虫，糞線虫などで観察される．

7章 寄生虫

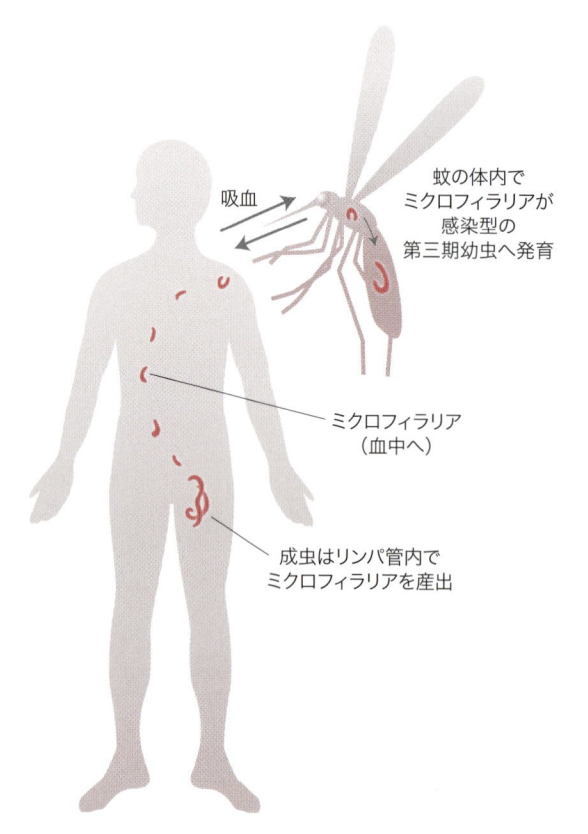

●図6　リンパ系フィラリアの生活史

系フィラリアとしてまとめられる．熱帯から亜熱帯に分布し，我が国には存在しない．ただしイヌ糸状虫というイヌの肺動脈に寄生するフィラリアは国内感染があり，イヌ糸状虫症を起こす．イヌにとっては死に至る病気だが，ヒトでは成熟できず病害性は低い．

フィラリアは卵胎生で，メスは虫卵ではなくミクロフィラリアと呼ばれる幼虫を産出する．リンパ系フィラリアでは，**ミクロフィラリア**はリンパ管から血管に入り血液中を循環する．末梢血とともにミクロフィラリアが蚊によって取り込まれると，蚊の体内で幼虫は発育し，感染型の幼虫になる．吸血時に幼虫がヒト体内に入り次の感染が成立する（図6）．

2）オンコセルカ類

オンコセルカはブユによって媒介される．ヒトを終宿主とするオンコセルカは中南米やアフリカに分布している．成虫は結合組織内に寄生して皮下腫瘤を形成し，ミクロフィラリアが成虫周囲の結合組織に放出されて慢性症を引き起こす．ブユが頭部を咬む種類だと炎症が網膜および視力を失う．これを**河川盲目症**という．

❸ 中間宿主をふたつ以上要する生活史

基本的に淡水産あるいは海産の水棲動物を必須とする．吸虫類と条虫類に加え，線虫でもこのカテゴリーに属す寄生虫がある．ヒトは終宿主か待機宿主で，すべて食品由来感染症である．ヒトが唯一の終宿主という寄生虫はおらず，すべて**人畜共通感染症**である．

1）吸虫（住血吸虫以外）

成虫は脊椎動物の消化管かその付属器（肝，胆管など）ないし肺に寄生し，そこで産卵する．虫卵は河川や湖沼の淡水に入って孵化し，ミラシジウムと呼ばれる繊毛を持った幼虫が泳ぎ出して第一中間宿主の淡水産の巻貝に侵入する．吸虫にとって貝は必要不可欠で，貝のいないところには吸虫もいない．たとえば肝吸虫は我が国では激減したが，これは第一中間宿主のマメタニシが絶滅状態だからである．貝の中で幼虫は無性的に増殖し，最終的にセルカリアという幼虫になって水中に遊出し，魚類，甲殻類，植物などの第二中間宿主に接着または侵入する．その後**メタセルカリア**という感染型になる．ヒトは，第二中間宿主の淡水魚類や甲殻類などを食べて感染する（図7）．

2）裂頭条虫類

裂頭条虫類の成虫は脊椎動物の消化管に寄生する．虫卵は河川や海に入って成熟，孵化してコラシジウムと呼ばれる幼虫が泳ぎ出す．コラシジウムは第一中間宿主の甲殻類に摂取されてプロセルコイドという幼虫に発育し，これが第二中間宿主の魚類や両生類などに食べられると**プレロセルコイド**になる．ヒトはプレロセルコイドを持つ魚やトリ，カエル，ヘビなどを食べて感染する．

ヒトに関係する擬葉類条虫には**日本海裂頭条虫**と**マンソン裂頭条虫**がある．日本海裂頭条虫にとってヒトは終宿主で，ヒトの腸内で数メートルもの大きさになることがある．しかしながら自覚症状に乏しく，排便時に虫体が排出されて気付かれることがほとんどである．「お尻から白い虫が出てきた．引っ張ったら千切れた」という訴えを聞いたら，ほぼこ

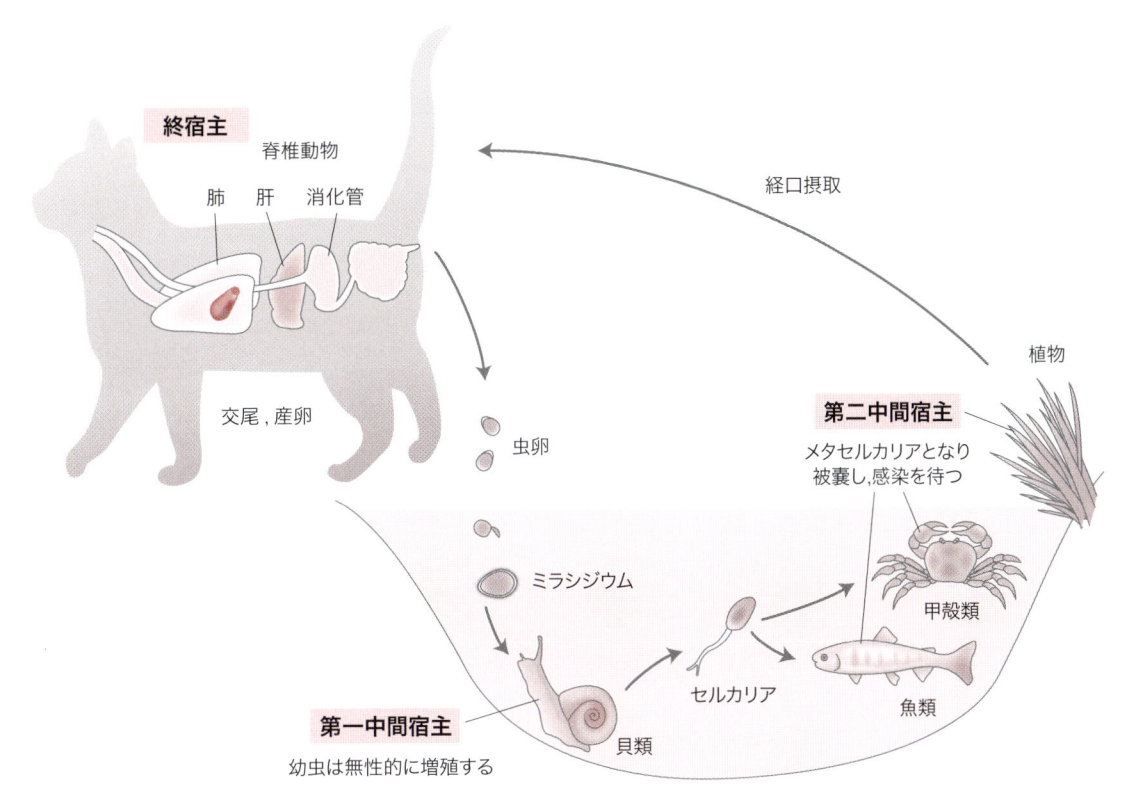

●図7 吸虫（住血吸虫を除く）の生活史の模式図

の寄生虫に間違いないと考えてよい．第一中間宿主は海産の甲殻類，第二中間宿主はサクラマスなどの魚類で，ヒトへの感染源である．

マンソン裂頭条虫はイヌ類を終宿主とする擬葉類で，第一中間宿主は淡水産のケンミジンコ，第二中間宿主は淡水魚，両生類，爬虫類，鳥類，イヌ以外の哺乳類である．これらの動物は待機宿主でもあり，感染した魚類や爬虫類を補食したトリや哺乳類の体内にプレロセルコイドが生存し続ける（図8）．ヒトは加熱不十分な淡水魚類，ヘビ，カエル，野生の鳥類を食べて感染する．プレロセルコイドは人体内を動いて移動性皮下腫瘤などを形成する．有効な薬剤がなく外科的に虫体を摘出する以外に治療法がない．ヒトのマンソン裂頭条虫症を**マンソン孤虫症**[*10]という．

3）顎口虫類

線虫でマンソン裂頭条虫に似た生活史を持つのが顎口虫類である．成虫は哺乳類の胃に寄生しており，虫卵が糞便とともに外界に排出される．虫卵が河川や湖水に入ると第一中間宿主のミジンコに摂取され，次に第二中間宿主の淡水魚類，両生類，爬虫類などに摂取される．日本で症例が多いのはドロレス顎口虫である．ヒトは加熱不十分な淡水魚類やヘビを食べて感染し，生活史が似ているマンソン孤虫との重複感染も報告されている．顎口虫にとってヒトは待機宿主で，幼虫は腸管外の臓器組織を動き回る．臨床的には**皮膚爬行皮疹**や移動性皮下腫瘤を形成する．

4）アニサキス

アニサキスは回虫に近いグループの線虫で，成虫はクジラ類の胃に寄生している．生活史は日本海裂頭条虫と似ており，第一中間宿主は海産の甲殻類，第二中間宿主は小型海産魚類やイカである．大型の魚類やイカは待機宿主にもなり，ヒトはこれらを刺

[*10] **孤虫症**：孤虫とは，成虫が不明な裂頭条虫のプレロセルコイドをいう．人体から摘出されるマンソン裂頭条虫は，長い間成虫が不明だったので，マンソン孤虫と名付けられていた．今では成虫がわかりもはや孤虫ではないが，病名としてはマンソン孤虫症と呼ばれている．

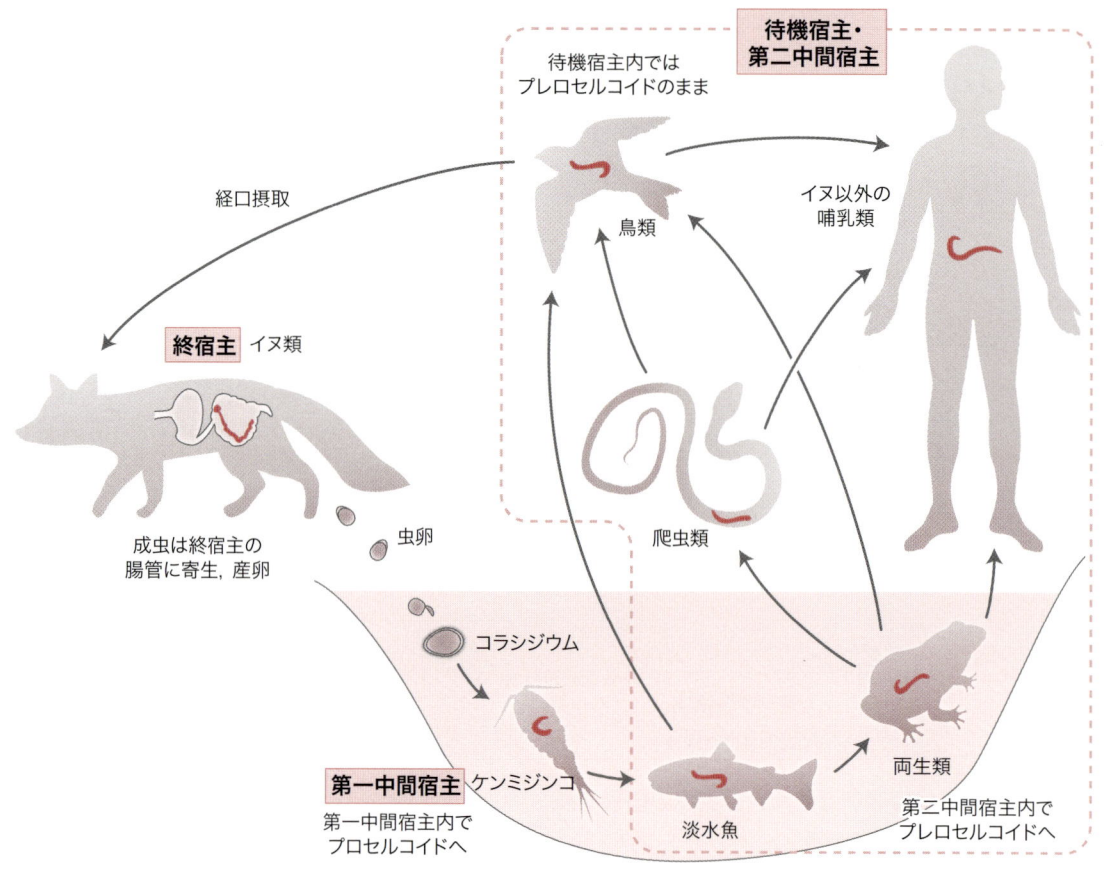

●図8　マンソン裂頭条虫の生活史

身で食べて感染する．典型的には**イカやサバを生食後数時間で強い腹痛**を訴える．胃内視鏡で虫体を摘出することが可能で，診断と治療を兼ねる．発生数は多いと考えられるが，ほとんど届出がされていないので実数は不明である．

4 中間宿主をひとつ要する生活史

吸虫では住血吸虫類，条虫では円葉類，線虫類では旋毛虫，広東住血線虫，メジナ虫などがこのカテゴリーに入る．終宿主への感染は，住血吸虫類以外はすべて経口感染である．代表的なものについてここで述べる．

1）住血吸虫類

住血吸虫類は吸虫の中でも例外的に第二中間宿主を必要としない．また，これも例外的に雌雄異体である．貝から遊出したセルカリアが直接終宿主に経皮的に侵入し，血管内に入ってしばらく肺で過ごした後，最終的な寄生部位へ移動する．日本住血吸虫とマンソン住血吸虫は消化管の静脈（門脈），ビルハルツ住血吸虫は膀胱静脈である（図9）．

メスは静脈内で産卵して虫卵が塞栓を起こすので，日本住血吸虫とマンソン住血吸虫では消化管，ビルハルツ住血吸虫では膀胱の粘膜組織が破壊される．日本住血吸虫とマンソン住血吸虫では虫卵が肝臓の血管で塞栓を起こし，虫卵周囲に慢性の炎症を起こす．肝臓組織が破壊され，**末期には肝硬変**に移行する．

かつて我が国にも**日本住血吸虫症**が風土病として存在する地域があった．筑後川流域や甲府盆地などである．水田や河川にセルカリアがいたために，農作業などの際に感染した．日本住血吸虫症を撲滅するため，中間宿主のミヤイリガイ（宮入貝）は，殺貝剤散布や河川改修，あるいは水田の果樹園への転用などで生息環境を徹底的に破壊され，駆除された．

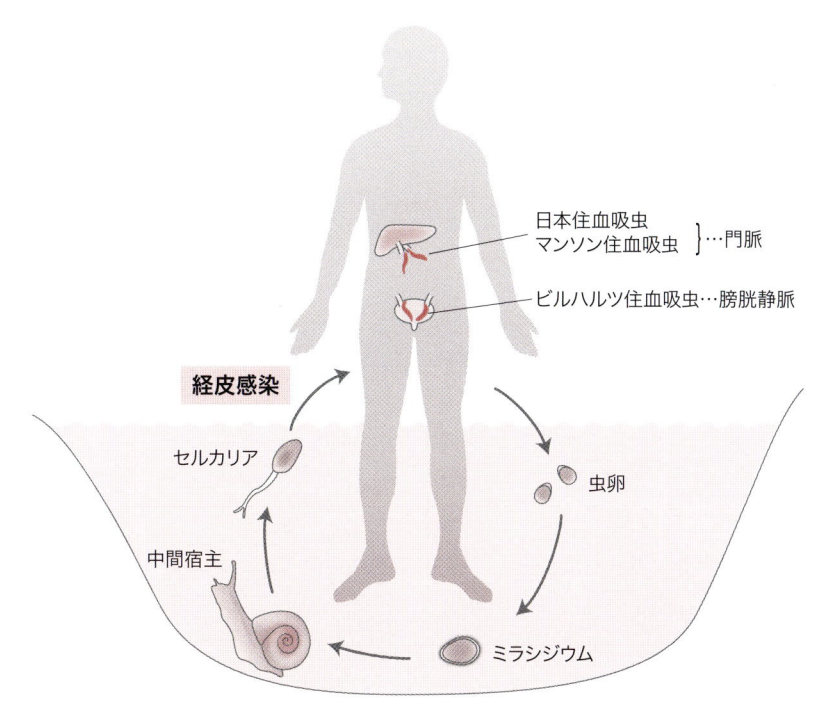

●図9　住血吸虫類の生活史

結果として今日我が国に日本住血吸虫症は存在しない．かつての流行地であった福岡県久留米市には「人間社会を守るため，人為的に絶滅に至らされた宮入貝をここに供養する」と刻まれた碑が建てられている．

2) 無鉤条虫と有鉤条虫

円葉類のうち，無鉤条虫と有鉤条虫ではヒトは終宿主である．嚢虫と呼ばれる感染型の幼虫が寄生している筋肉や臓器を摂取して感染する．ウシには無鉤嚢虫（無鉤条虫の幼虫），ブタには有鉤嚢虫（有鉤条虫の幼虫）が寄生しうる．これらの幼虫をヒトが摂取すると腸管内で成長し，患者は便中に片節を排出するようになる．片節内には中間宿主への感染型である**六鉤幼虫**[*11]という幼虫が形成されていて，片節を食べたウシやブタが感染する（図10）．

成虫自体はほぼ無害と考えてよいが，有鉤条虫症では自家感染の危険性がある．つまり，腸管内で成熟片節が破れて成熟虫卵が腸管腔内に放出され，孵化した六鉤幼虫が腸管外へ脱出して血流に乗り，各種臓器へ散布されて有鉤嚢虫を形成する．これを人体有鉤嚢虫症といい，脳で形成された有鉤嚢虫によるてんかん発作が初発症状だったりする．

3) 多包条虫と単包条虫

やはり円葉類に属するが，これらではヒトは中間宿主の立場である．どちらも終宿主はイヌやキツネである．自然界の中間宿主は，単包条虫はヒツジやウシ，ウマ，ウサギなど，多包条虫はネズミ類である．国内では北海道のイヌやキツネに多包条虫が感染している．ヒトは，感染したイヌやキツネの糞便に含まれる虫卵を摂取して感染する．孵化した六鉤幼虫は肝臓へ移動し，ここで包虫と呼ばれる幼虫ステージに発育する．多包条虫の幼虫を多包虫，単包条虫の幼虫を単包虫という（図11）．

多包虫症（**エキノコックス症**：感染症法で唯一4類感染症に指定されている寄生虫疾患）は肝がんのような包虫組織が肝臓に形成され，肺や脳などの遠隔臓器に転移することもある．観光客がキタキツネ

---

*11　**六鉤幼虫**：円葉類条虫の成熟虫卵内に形成されている感染性の幼虫のこと．3対の鉤を持つのでこの名がある．中間宿主が摂取すると感染する．一般的に条虫にとって鉤は幼虫の形質で，擬葉類条虫のコラシジウムも鉤を持っている．

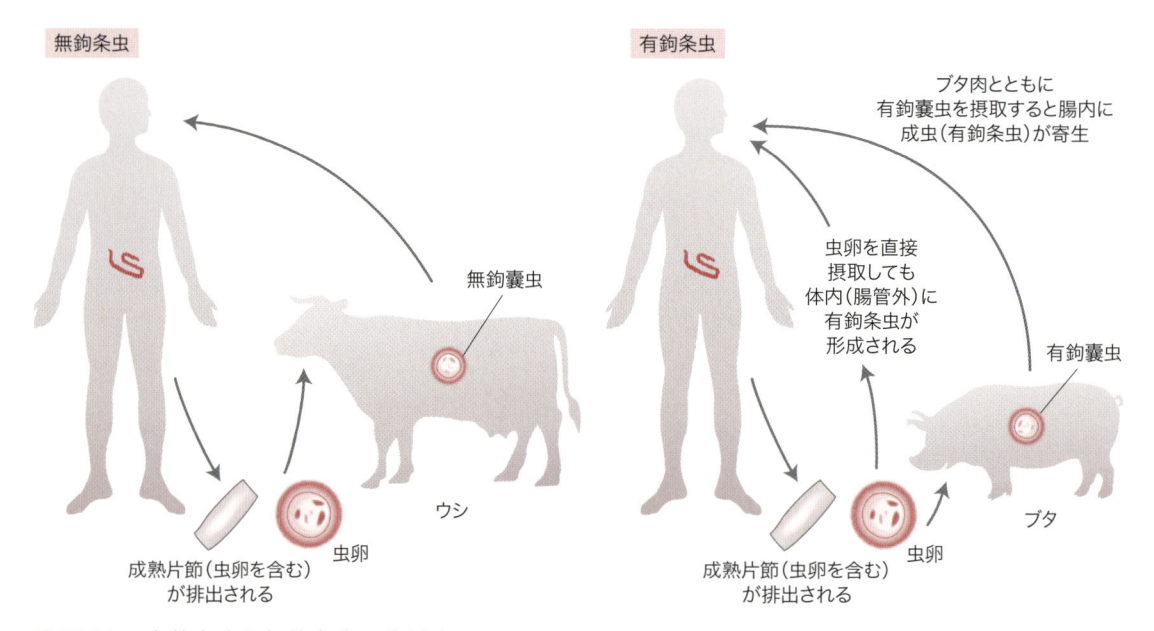

●図10　有鉤条虫と無鉤条虫の生活史
有鉤条虫が寄生している腸内で片節がくずれて孵化した六鉤条虫が全身に散布されて，体内各所に多数の有鉤嚢虫が形成される

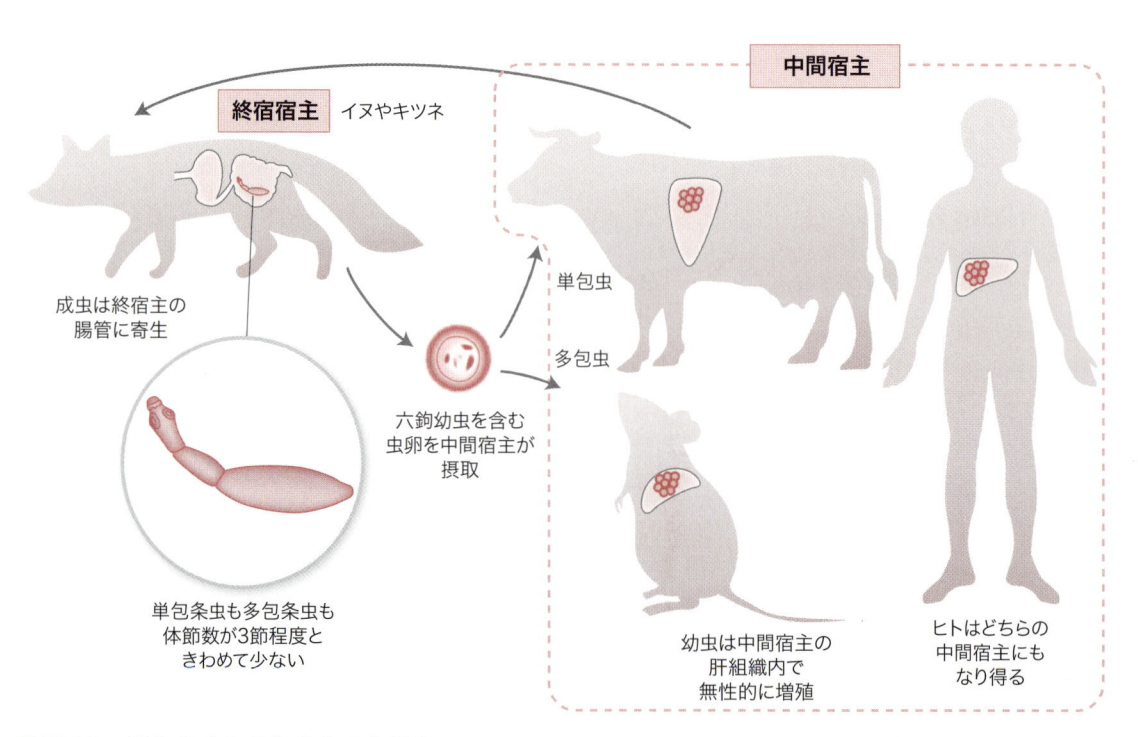

●図11　単包条虫と多包条虫の生活史

4）旋毛虫

旋毛虫は体長1～2mmの小さな線虫である．旋毛虫はヒト，ブタ，イヌ，ネコ，ネズミ，クマ，イノシシなど種々の哺乳類に寄生できるが，そのどれもが終宿主にも中間宿主にもなりうる．

成虫は哺乳類の小腸粘膜に寄生し，交尾によって幼虫が生み出される．幼虫は血流やリンパ流に乗って最終的に横紋筋に到達したものが発育できる．**幼虫は筋肉細胞内に寄生**して感染型になり，宿主が肉食獣か雑食獣に捕食されるのを待つ．食べられた幼虫は消化された筋肉から脱出して小腸上皮細胞に寄生し，すばやく脱皮して成熟し交尾する．

以上のように，旋毛虫は生活史を通じて宿主体外に出ることは一度もなく，線虫でありながら細胞内寄生体である．感染量が多いと呼吸筋や心筋が傷害され呼吸不全，心不全を引き起こす．ヒトは感染したブタ肉などを食べて感染する．最近は国内で発生していないが，かつてクマ肉からの感染事例が報告された．

5）広東住血線虫

中間宿主は軟体動物（貝やナメクジ）で，カエルや淡水産の甲殻類が待機宿主になる．ヒトは中間宿主の貝やナメクジ，または待機宿主のエビやカエルを摂取して感染する．

終宿主はネズミで，成虫はネズミの肺動脈に寄生している．虫卵は肺の毛細血管で塞栓を起こし，孵化した幼虫は肺胞内へ脱出する．幼虫は気管と消化管を経て糞便とともに外界に排出され中間宿主に摂取される．

ネズミが感染すると小腸で孵化した幼虫は血管に入り，血行性に脳に集まってくる．次に脳のクモ膜下静脈から心臓を経由して肺動脈にいたる．ヒトは不適合宿主であり，感染すると虫体は肺動脈にたどり着けず，脳実質，クモ膜下腔，脊髄などに寄生する．これにより激しい頭痛で発症する**好酸球性髄膜脳炎**を起こすことになる．ただし，ほとんどの症例は後遺症など残すことなく治癒する．

4 寄生虫疾患の病理・症状と診断法

1 病理と症状

消化管腔内寄生ではほとんど病理変化はないか消化管上皮の萎縮程度である．自覚症状も重症例でない限り下痢か腹痛程度である．しかしながら，いったん組織内に侵入すると虫体周囲に好酸球をはじめとする炎症細胞が浸潤して好酸球性炎症を起こす．末梢血中の好酸球数が増え，IgE値も上昇する．炎症によって組織傷害が起きるので，自覚症状はどこに虫体があるかによる．皮下ならば移動性の皮疹，肺であれば咳や喀痰，中枢神経ならばてんかん発作や麻痺，網膜なら視力低下などが起きうる．

ヒトが中間宿主や待機宿主である場合には好酸球

Column

寄生虫病とアレルギー

寄生虫病とアレルギーの病理が似ているということは昔から知られていたが，最近になって両者に共通する物質としてキチン（chitin）が注目されている．キチンはN-アセチルグルコサミンがβ-1,4結合でつながった多糖の一種で，線虫のクチクラ，節足動物の外骨格，真菌類の細胞壁などにみられる．キチンはマクロファージを刺激してロイコトリエンB4を産生させ，局所に好酸球などのIL-4産生細胞を集結させる．そしてIL-4はTh2を誘導し，IL-13依存性に酸性哺乳類キチナーゼ（acidic mammalian chitinase）が発現する．線虫や真菌感染では，キチナーゼがキチンを分解して病原体に対し防御的に作用するのに対し，ハウスダストとともにダニ（節足動物）を吸入すると，ダニのキチンに反応して好酸球浸潤やTh2応答が誘導され，喘息などのアレルギー症状を引き起こすというわけである．

浸潤などを伴う多彩な症状を呈し，これらを**幼虫移行症**[*12]という．原因寄生虫は，イヌ回虫，ドロレス顎口虫，マンソン孤虫などである．**末梢好酸球増多や移動性皮下腫瘤**などのような特徴的な症状で気付かれる．**抗体検査**が診断に有効である．

2 診断法

これは寄生虫がどこにいるかで決まる．成虫が消化管腔内寄生では**便検査**，消化管付属器では便検査と抗体検査，肺寄生では喀痰検査や胸水の抗体検査が有効である．肺吸虫症はとくに抗体検査が有効である．幼虫の寄生では虫体自体を検出できることはきわめてまれで，抗体検査による以外方法がない．フィラリアやオンコセルカはミクロフィラリアの検出がゴールドスタンダードだが，抗原検出または抗体検査でも診断する．囊虫症や包虫症も一種の幼虫移行症であり，抗体検査が有効である．

我が国でも依然寄生虫疾患は発生している．慢性で原因不明の下痢に対しては便検査を実施し，末梢の好酸球増多や高IgE血症に対しては抗体検査や抗原検査を実施して，寄生虫疾患を見逃すことのないようにしたい．

まとめ

- 人体内に寄生する寄生虫は，線虫，吸虫，条虫のどれかである．
- 幼虫は消化管外に，成虫は消化管またはその付属器に寄生することが多い．
- 国内では食品由来の寄生虫疾患が多く，吸血昆虫によって媒介される寄生虫疾患はまれである．
- 消化管内の寄生虫は慢性の下痢や腹痛を起こす
- 消化管外の寄生虫は好酸球増多や高IgE血症を起こす

Column

日本でみられる寄生虫症（疫学）

国内の感染者数は蟯虫症とアニサキス症が最も多いと考えられる．蟯虫症は小児の虫卵陽性率が0.3%であり（2008年，東京都），アニサキス症ではかつて実施された全国調査で年間2,000〜3,000例と報告されている．宮崎大学医学部寄生虫学では全国の医療機関から寄生虫病の血清診断依頼を受けており，国内の寄生虫症の動向についてある程度把握できる．われわれが経験する中で最も多いのが動物由来の回虫類（イヌ回虫やブタ回虫）による幼虫移行症で年間数十から百例前後，次が肺吸虫症で年間30〜40例である．このほかは顎口虫症，糞線虫症が年間数例程度ある．大腸がんなどの切除標本に虫卵がみつかる陳旧性（数十年も前の感染で虫体や虫卵は死滅しており治療を要しない）の日本住血吸虫症もときにみつかる．最近になって，それまでほとんど報告のなかったイノシシに寄生するオンコセルカの人体寄生例が立て続けにみつかっており，寄生虫疾患の発生が止む気配はない．

[*12] **幼虫移行症**：ヒト体内で成虫になれない寄生虫の幼虫が体内を移動して起こす一群の疾患を幼虫移行症という．ほとんどが食品由来であり，我が国の寄生虫疾患の中では多数を占める．

8章 感染症の診断・治療・予防・制御

感染症は，迅速で適切な診断により，病悩期の短縮や治癒が期待できる疾患である．治療は，抗微生物薬を中心に，一部に「血清療法」が行われる．逆に，診断に遅延や誤りがあれば，感染症患者の予後が不良になるばかりではなく，病原体はヒトあるいは環境中で増殖するので感染源となり，他の入院患者に院内感染させることすら起こりうる．感染症の原因である微生物に対して，感受性個体をワクチン接種で感染抵抗性個体にすることで予防したり，消毒・除菌・滅菌の知識で新たな感染症の発生を阻止することも可能である．感染症についての正しい知識を持つか否かで，結果は，大きく異なってくる．

Keyword MIC，抗菌スペクトラム，抗微生物薬，血清療法，ワクチン，バイオセーフティ，消毒滅菌

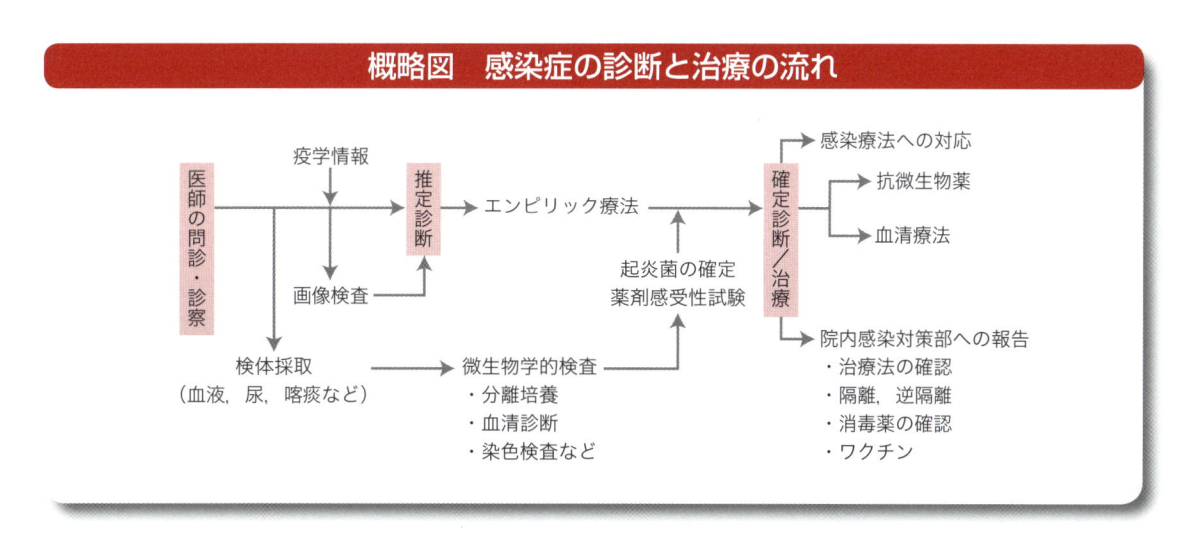

概略図　感染症の診断と治療の流れ

医師の問診・診察 → （疫学情報・画像検査）→ 推定診断 → エンピリック療法 → 確定診断／治療
- 検体採取（血液，尿，喀痰など）→ 微生物学的検査
  - 分離培養
  - 血清診断
  - 染色検査など
- 起炎菌の確定，薬剤感受性試験

確定診断／治療：
- 感染療法への対応
  - 抗微生物薬
  - 血清療法
- 院内感染対策部への報告
  - 治療法の確認
  - 隔離，逆隔離
  - 消毒薬の確認
  - ワクチン

1 感染症の診断を医師はどのように進めるか？

　普段正常な体温のヒトが発熱を訴えたとすると，まず感染症を疑う．次に，どの臓器の感染症かを探る．そのために各臓器に特有な症状の有無を聞き出す．その裏づけを診察で取る．絞り込めたら，推定している感染症の感染ルート・感染源があるかどうかをできるだけ聞き出す．詳細な病歴，渡航歴，食歴，疫学情報なども参考にする．また，患者自身の基礎疾患（閉塞性疾患，免疫抑制剤の使用など）の有無も参考にする．可能なら**CRP**[*1]と**血液像**（白血球数）を緊急検査する．

　微生物学的検査用の検体が取れるような感染症の場合（たとえば，腹水，喀痰や下痢便）は，培養検査に依頼するとともにその塗抹標本を**グラム染色**して顕微鏡で観察する．これらが臨床事例から予想した感染症と矛盾しないことを確かめることで，診断の精度を上げることができる．CRP陽性の場合は感染症の可能性をまず考える．白血球数が多いときは細菌感染症を，少ないときはウイルス性感染症を考える．ただし，例外もあるので，これらの検査結果に縛られずに総合的に判断する．重篤感のある例では，ショックのため体温の上昇がみられない場合がある．重症な感染症例が疑われる場合，血液培養検査するのが良い．この際，採血用注射針の皮膚穿刺部を充分消毒して皮膚表面の正常細菌叢を持ち込まないように注意する．これらを済ませた後，必要ならただちに予想する感染症に有効と思われる抗菌薬を投与する（いわゆる**エンピリック療法**）．

　微生物検査室に提出していた検体から起炎菌が検出されるとその結果や薬剤感受性試験結果を参考に，他のファクター（薬剤の臓器分布，投与ルート，排出臓器，副作用の出やすい臓器など）も考慮して抗菌薬の変更も考える．特に2日以上の初期治療で好転する気配がない場合は，抗菌薬の投与計画はもちろん，診断の誤りの可能性も見直す．発症後5〜7日以降になると患者血清を用いて病原体特異抗体，あるいは特異抗原の有無を調べると，補助診断に役立つことがある．

　原因菌が培養法で特定できれば，特に院内感染の原因となりやすい微生物の場合，同じような感染患者が周囲にいないかを検討し，疑わしい例があるときは，検査室や感染管理スタッフに相談する．彼らはPFGE（遺伝子型別法のひとつ：図1）やOやK血清型別，などを実施し同一の菌株か否かを判定し疫学所見も取り入れながら，院内感染の可能性を検討し，必要な対策を考える．

1 治療のための微生物検査

　一般的には，医師が検体を採取し，看護師が検体の保管，検査技師が検体の処理・検査を行う．検体採取は，無菌操作にのっとって行わなくてはならないし，検体の保管は重要で，低温で保管すると死滅（たとえば，淋菌の場合）し，空気（酸素）に触れると死滅する（たとえば，嫌気性菌の場合）病原菌もいるので，正しく保管する．また，容器の中には危険な病原菌が存在していることを忘れないで，事故に注意する．検体の処理は専門家に任せるべきであるが，簡単に述べると，必要に応じて増菌培養後にあるいはこれを省略して，選択分離寒天培養する．1〜数日後に疑わしいコロニー[*2]を検出すれば，菌の形態（グラム染色，大きさ，形，配列，鞭毛・芽胞・莢膜の有無など），菌の生化学性状（糖・アミノ酸の分解能，栄養要求性など），菌の血清型，16S rDNA配列などを参考に，病原菌の同定を進める．近年は，検査結果を迅速に出す努力がなされ，たとえば，インフルエンザウイルスの**イムノクロマト法**[*3]による迅速検査法が実用化されているし，**PCR**[*4]という遺伝子増幅法が迅速検査法として広く行われ

---

*1 **CRP**：C-reactive protein（C反応性タンパク質）の略称で，急性期炎症のマーカーの検査として頻用される．正常値は1.0mg/dL以下である．肺炎球菌の莢膜のC-多糖と反応して沈降するタンパク質として発見された．CRPは細菌や真菌の多糖類に結合し，補体や貪食細胞を活性化し，生体防御に働く．CRPは，マクロファージが産生するIL-6，IL-1，TNF-αなどの炎症性サイトカインにより肝臓でつくられる．血中半減期は6時間程度と短い．

*2 **コロニー**：寒天（固形）培地上に植菌することで1個の菌が基になって増殖し，肉眼で観察できる大きさの菌の塊りとなること．

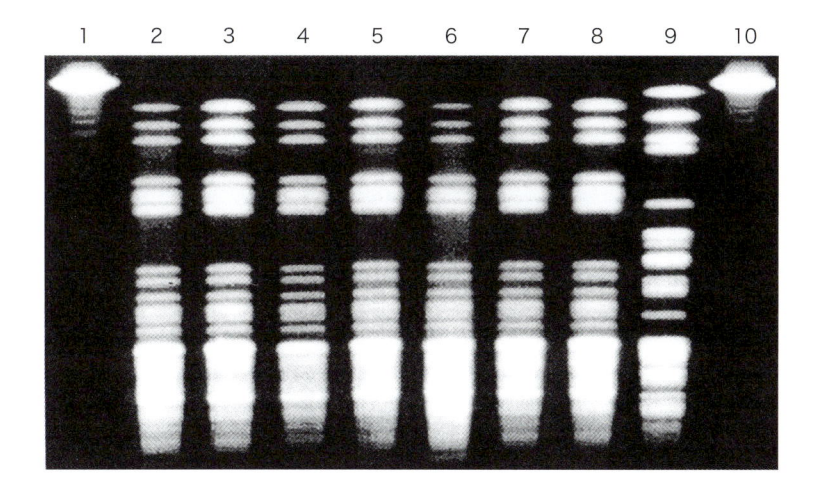

● 図1 パルスフィールドゲル電気泳動（PFGE）による菌株の分別
2〜9はそれぞれ異なった患者から分離されたが、2〜8は同一の菌株、9は異なった株と思われる（9章153ページ大腸菌の項参照）

出した．しかし，それぞれ欠点もあり，培養法は現在も標準的診断手法である．

2 薬剤感受性試験

感染症の起炎菌が判明すると，**抗菌スペクトラム表**（図2）*5を参考にするなど過去のデータからその菌に有効な**抗菌薬***6はある程度の予測が立つ．しかし，耐性菌の可能性は常に否定できないので，どの抗菌薬がどの程度の濃度で有効かを，患者分離株を直接用いて調べるべきである．この検査を**薬剤感受性試験**という．薬剤を倍々希釈して菌と反応させ，菌の発育を抑制する**最小発育阻止濃度**（minimum inhibitory concentration：**MIC**）を指標としたり，菌を殺菌する最も少ない濃度である**最小殺菌濃度**（minimum bactericidal concentration：**MBC**）を指標として，化学療法薬の抗菌力を求める．

2 感染症の治療
—抗微生物薬，血清療法

感染症の治療の柱は，抗微生物薬である．重篤な感染症と判断した症例では，検査結果を待たずに抗菌剤を投与する例が多い（いわゆるエンピリック治療）．感染巣の臓器，推定される起炎菌，薬剤の移行性，予想される副作用，さらに疫学的な情報などを総合的に考え，抗菌薬とその投与法を選ぶ．絞り込みが困難な場合があるので，抗菌スペクトルの広い薬剤を選ぶことが多い．しかし，不必要な広域スペクトルの抗菌薬の使用は耐性菌を生み出す素地となるので，検査結果を参考にしながら，狭域スペクトルの抗菌薬に切り替える．

補助的に一部の特殊な感染症に血清療法を行うこともある．

---

*3　**イムノクロマト法**：検体を濾紙上で拡散させて分離し，抗原抗体反応を行わせることで，迅速（15分程度）で高感度に抗原の有無を肉眼判定できるようにした感染症迅速検査法のひとつ．

*4　**PCR**：polymerase chain reactionの略．目的の遺伝子上の塩基配列の2カ所に設定したプライマー間の遺伝子配列をDNA合成酵素を用いて短時間（数時間）で数十万倍にも増幅させ，遺伝子の有無を高感度に判定しようとする遺伝子増幅法．

*5　**抗菌スペクトラム**：抗菌薬が効力を発揮する菌種の一覧表で，ある菌種に対して優れた抗菌活性のある薬剤は何か，をある程度知ることができる．

*6　**抗菌薬**：薬剤が微生物の代謝産物である場合を抗生物質，化学合成物質の場合を抗菌化学療法剤と言い分けて来たが，次第にオーバラップしてきている．本書では，これらの総称名として主として抗菌薬（剤）あるいは抗微生物薬（剤）を用いている．

抗菌薬名（一般名）	抗菌薬（略称）	ブドウ球菌 MSSA	ブドウ球菌 MRSA	レンサ球菌	肺炎球菌	淋菌	髄膜炎菌	インフルエンザ菌	大腸菌	サルモネラ	赤痢菌	セラチア	エンテロバクター	緑膿菌	バクテロイデス	マイコプラズマ	リケッチア	クラミジア
アンピシリン	ABPC	○	—	○	○	—	○	○	○	○	○	—	—	—	—	—	—	—
セフォタキシム	CTX	○	—	○	○	○	○	○	○	○	○	○	○	—	—	—	—	—
セファレキシン	CEX	○	—	○	○	—	—	—	○	—	—	—	—	—	—	—	—	—
セファクロール	CCL	○	—	○	○	—	—	○	○	—	—	—	—	—	—	—	—	—
アズスレオナム	AZT	—	—	—	—	○	○	○	○	○	○	●	○	●	—	—	—	—
ゲンタマイシン	GM	○	—	—	—	—	—	○	○	○	○	●	○	○	—	—	—	—
アミカシン	AMK	○	—	—	—	—	—	○	○	○	○	○	○	○	—	—	—	—
エリスロマイシン	EM	○	—	○	○	○	—	○	—	—	—	—	—	—	—	●	○	○
クラリスロマイシン	CAM	○	—	○	○	○	—	○	—	—	—	—	—	—	—	●	○	○
ミノサイクリン	MINO	○	●	○	○	○	○	○	○	○	○	—	—	—	—	○	○	○
オフロキサシン	OFLX	○	—	○	○	○	○	○	○	○	●	○	○	○	—	○	○	○
バンコマイシン	VCM	○	●	○	○	—	—	—	—	—	—	—	—	—	—	—	—	—

●：有効菌種，○：感受性あり，—：感受性なし．MRSAの薬剤感受性は施設により異なる
（『日本語版サンフォード感染症治療ガイド2015（第45版）』（David NG，他/編，菊池賢，橋本正良/監），ライフサイエンス出版，2015を参考に作成）

●図2　抗菌スペクトラム表の例

1 抗菌化学療法剤

近年の化学療法の進歩はめざましく，多くの有用な**抗菌化学療法剤**（抗菌薬・抗生物質などともいう）が開発されている．化学療法の進歩は結核・肺炎・赤痢などの感染症による死亡率の減少をもたらし，また疫学・診断・微生物学など医学の各分野に大きな変革をもたらした．しかし，その反面，抗菌力の優れた薬剤が臨床に使用されるにつれ，**耐性菌**の出現が問題となっている．これまでの経験から，いかなる抗菌薬も耐性菌の問題を避けて通ることができないといえる．本項目では，抗菌化学療法剤の特徴を作用機序，耐性化などの観点から述べる．

1）抗菌化学療法剤の作用機序

細菌細胞は原核細胞（原核生物）に，またヒトを含む動物細胞は真核細胞（真核生物）に属し，細菌とヒトの細胞には相違点がある．抗菌化学療法剤はこの微妙な相違点に特異的に働いて，細菌に対して抗菌力を示す．抗菌化学療法剤の作用機序は次のようなグループに分類される（図3）．

①細胞壁の合成阻害

　ペニシリンやセフェムなどのβ-ラクタム系抗生物質

②細胞質膜の傷害

　コリスチン，ポリミキシンB

③タンパク質合成の阻害

　アミノ配糖体抗生物質，テトラサイクリン系抗生物質，マクロライド系抗生物質，クロラムフェニコール

④核酸合成の阻害

　RNAの合成阻害：リファンピシン

　DNAの合成阻害：キノロン系抗菌薬

⑤補酵素の合成阻害

　葉酸の合成系を阻害するサルファ剤およびトリメトプリム

代表的な各抗菌化学療法剤の作用機序について以下に記す．

❶キノロン系抗菌薬

キノロン系抗菌薬はDNAジャイレース[※7]に作用し，DNAの複製化を阻害することにより殺菌する．

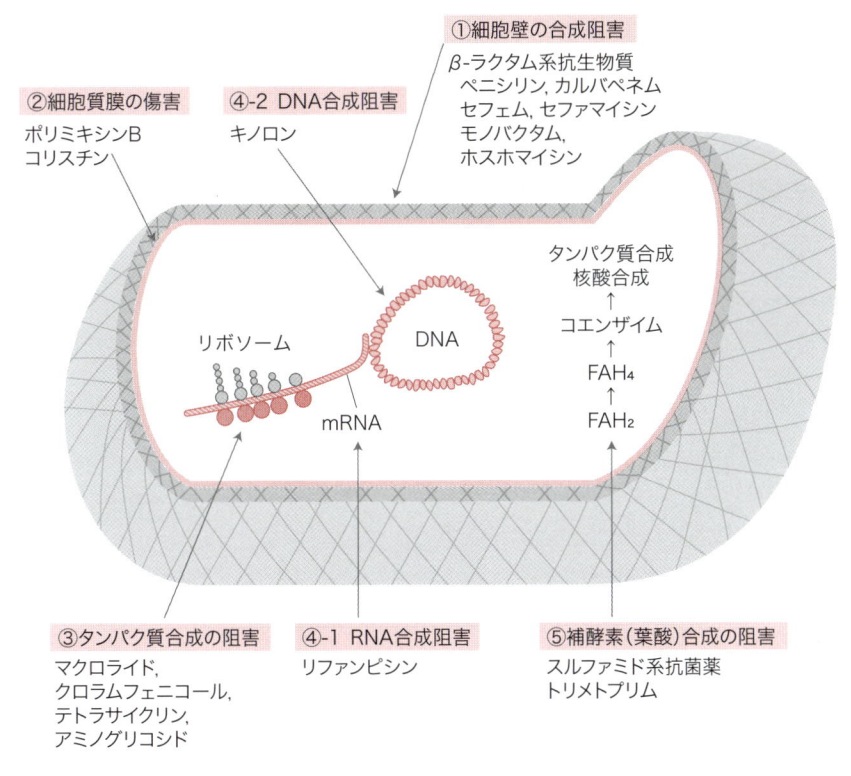

●図3 細菌細胞における抗生物質および合成抗菌薬の作用部位

①細胞壁の合成阻害
β-ラクタム系抗生物質
ペニシリン，カルバペネム
セフェム，セファマイシン
モノバクタム，
ホスホマイシン

②細胞質膜の傷害
ポリミキシンB
コリスチン

④-2 DNA合成阻害
キノロン

③タンパク質合成の阻害
マクロライド，
クロラムフェニコール，
テトラサイクリン，
アミノグリコシド

④-1 RNA合成阻害
リファンピシン

⑤補酵素（葉酸）合成の阻害
スルファミド系抗菌薬
トリメトプリム

大腸菌などのDNAジャイレースはAとBのサブユニットがそれぞれ2分子ずつからなる四量体構造をしている．サブユニットAはDNA結合後，DNA鎖の切断と再結合をうながす活性を有し，DNA鎖の超らせん化を起こす作用を示す．一方DNA鎖を切断したり，再結合したりするためにはエネルギーが必要で，DNA依存のATPの水解反応が共役しており，サブユニットBがこのATPase活性を有する．キノロン系抗菌薬はジャイレースのサブユニットAに作用し，DNAの複製化を阻害する．

❷β-ラクタム系抗生物質

β-ラクタム系抗生物質は，動物細胞には存在せず細菌細胞固有の構造である細胞壁に作用し，ペプチドグリカンの生合成を阻害して菌を溶菌，殺菌する．細胞壁のペプチドグリカンの生合成過程は，細胞質内で行われる第1段階，細胞質膜上でリン脂質の関与のもとで進行する第2段階，架橋形成反応が行われる最終（第3）段階，と3つの過程に分けられ

る．β-ラクタム系抗生物質は，この最終段階であるトランスペプチダーゼ反応を阻害する（図4）．

❸ホスホマイシン

細胞壁ペプチドグリカン合成の初期段階にホスホエノールピルビン酸の類縁化合物としてUDP-GlcNAcピルビン酸トランスフェラーゼ反応を阻害する（図4）．

❹アミノ配糖体抗生物質

アミノ配糖体抗生物質は細菌細胞の70Sリボソームの30Sサブユニットに結合してタンパク質合成を阻害すると考えられていたが，最近ゲンタマイシン，カナマイシンおよびフラジオマイシンなどは50Sサブユニットにも結合することがわかった．したがってアミノ配糖体抗生物質の詳細な抗菌作用機序は未だ完全には解明されていないように思われるが，以下の2つの作用が考えられている．

①リボソームに結合し，タンパク質合成を阻害する（図5）

---

*7 **DNAジャイレース**：細菌DNA複製に欠かせない酵素であり，DNA二本鎖を切断し，再結合させる活用を持っている．

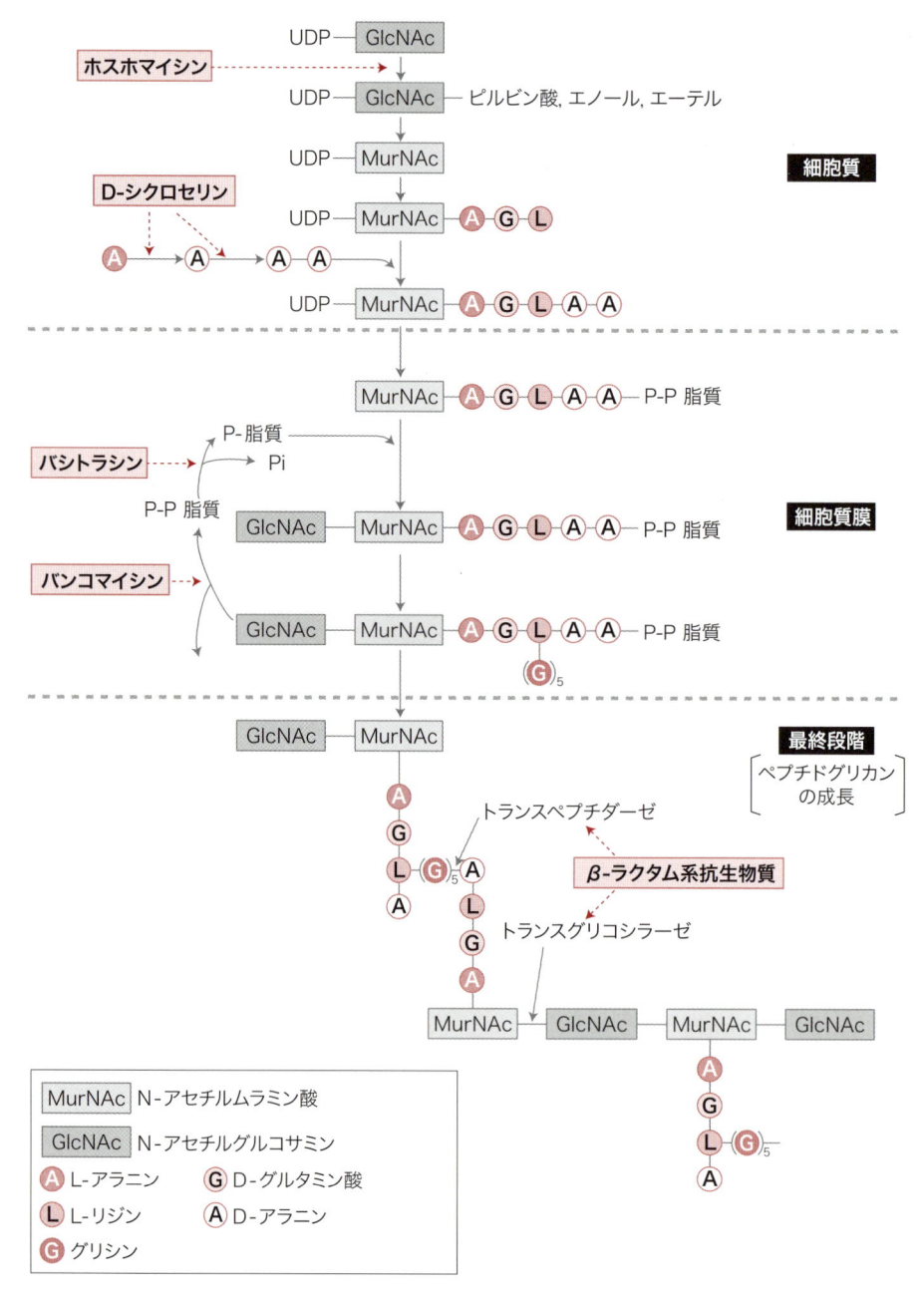

●図4　黄色ブドウ球菌のペプチドグリカン生合成経路と各種抗生物質の作用部位

②細胞質膜に対する阻害作用

❺マクロライド系抗生物質

　マクロライド系抗生物質は細菌のリボソームの50Sサブユニットに結合し，ペプチド転移反応を阻害する結果，細菌のペプチド鎖が伸長しなくなり，タンパク質合成が阻害される（図5）．

❻テトラサイクリン系抗生物質

　テトラサイクリン系抗生物質は細菌のリボソームの30Sサブユニットに結合し，アミノアシル-tRNAのリボソームへの結合を阻害する．したがって，ペプチド鎖の伸長が阻害され，タンパク質合成が阻害される（図5）．

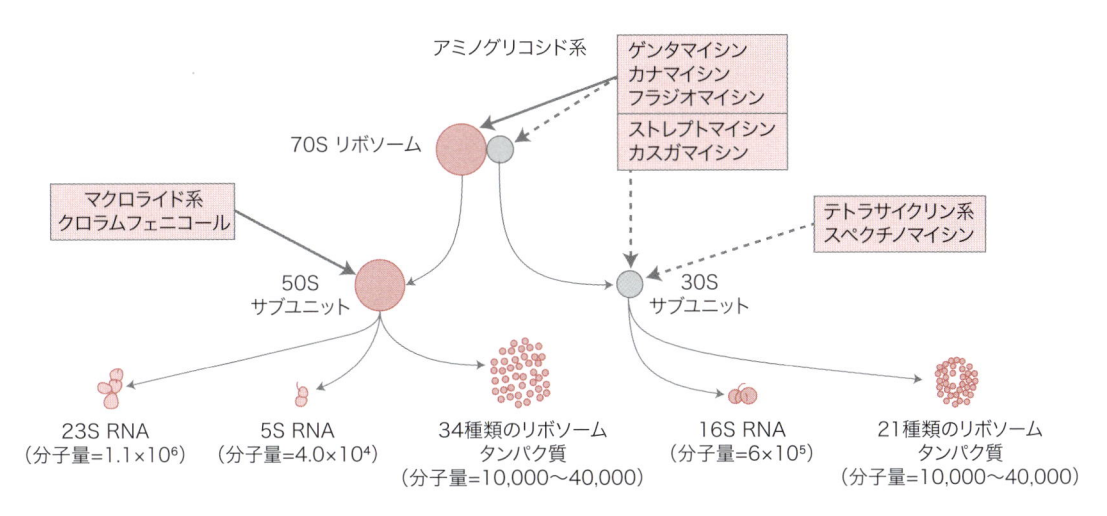

●図5 リボソーム粒子の構成成分とタンパク質合成阻害抗生物質の作用部位

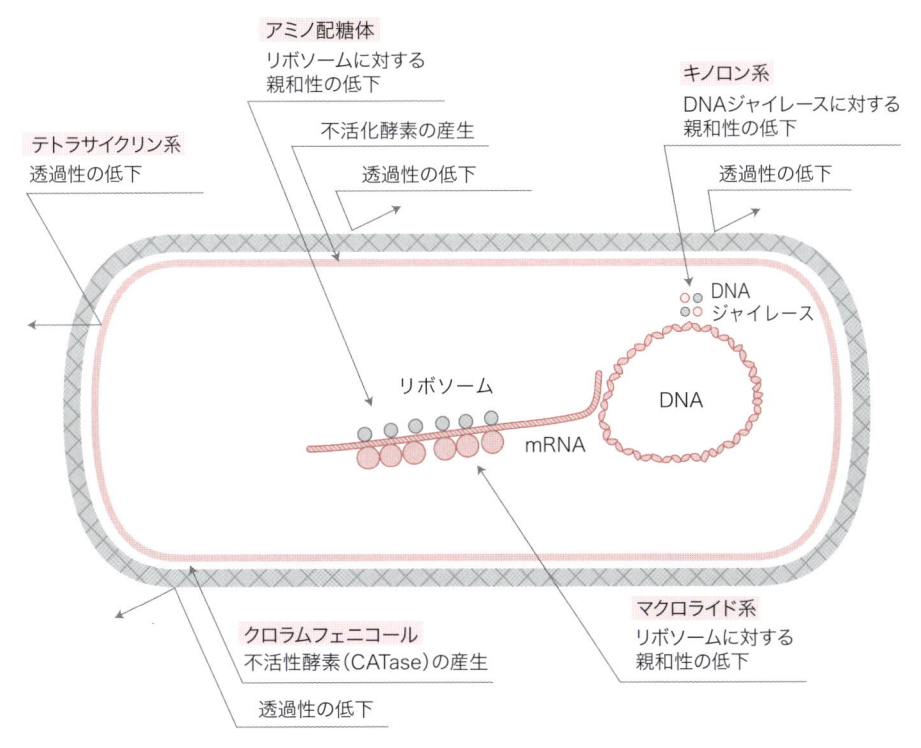

●図6 タンパク質合成阻害抗生物質およびキノロン系抗菌薬耐性化のしくみ

❼クロラムフェニコール

リボソームの50Sサブユニットに結合し，mRNAとリボソームの結合を障害することによりタンパク質合成を阻害する（図5）．

2）薬剤耐性（図6）

薬剤耐性について簡単に触れるが，詳しいメカニズムは3章-7を参照のこと．

❶耐性の伝達

薬剤耐性を支配する遺伝子やプラスミドは耐性菌から感受性菌に種々の遺伝学的機構を通して伝達される．**多剤耐性菌**の出現にはこのような耐性遺伝子の伝達が関与している．

①染色体性の耐性

化学療法剤に対する感受性を支配する菌の染色体

上の遺伝子の自然突然変異によって生ずる．主にキノロン系抗菌剤などでみられ，その伝達速度は遅い．
②プラスミドによる耐性
　薬剤耐性を支配するプラスミド遺伝子は細胞質性遺伝因子で薬剤不活化酵素の産生や，細胞膜透過性の変化を起こし，細菌を耐性化する．主にセフェム系，ペニシリン系などで，その伝達速度は速い．
❷伝達機構の種類
①形質転換
　情報を持った菌が溶菌しそのDNA断片（耐性遺伝子）が別の菌の中に入りこむ．
②形質導入
　バクテリオファージのDNAに耐性遺伝子の情報をとりこんで別の菌に運びこむ．
③接合
　細菌と細菌が接触し，一方の遺伝情報（耐性遺伝子）が雌雄の菌の接合によって別の菌に移される．
④細胞分裂
　細胞分裂時に染色体上の耐性遺伝子情報が親から子に移される．
❸耐性のメカニズム
　抗菌剤に対する細菌細胞の耐性メカニズムとしては次にあげるものが重要である．
①薬剤を不活化する酵素の産生
　β-ラクタマーゼ，アミノ配糖体不活化酵素，CP不活化酵素
②標的部位の変化による薬剤の親和性の低下
　β-ラクタム抗生物質，アミノ配糖体抗生物質，マクロライド系抗生物質，サルファ剤，キノロン系抗菌薬
③透過性の低下（薬剤排出促進や流入阻害による機構を含む）
　β-ラクタム抗生物質，アミノ配糖体抗生物質，キノロン系抗菌薬

2 抗真菌薬

　真菌は，菌という名称はついているが，細菌とは全く異なり，核を持つ真核生物である．真菌症は，主に皮膚や粘膜の疾患である表在性真菌症と，ヒトの組織内に侵入して感染する深在性真菌症に分けられる．真菌は，ヒト細胞と同じ真核生物であるので，選択毒性を狙うのは細菌の場合よりも難しい．薬剤の標的部位としては，真菌の細胞膜に特徴的な脂質エルゴステロールがある．核酸合成阻害薬も使用される．また，近年，真菌に特徴的な細胞壁を標的とした，細胞壁合成阻害薬であるキャンディン系抗真菌薬も開発され，使用されている．
　代表的な各真菌薬と作用機序について以下に記す．
❶アゾール系抗真菌薬
　トリアゾール系（フルコナゾール，イトラコナゾール）とイミダゾール系（ミコナゾール，ケトコナゾール，クロトリマゾール，エコナゾール）がある．ラノステロールC-14脱メチル化酵素を阻害し，真菌細胞膜構成成分エルゴステロールの生合成を阻害する．また，細胞膜のリン脂質と結合し，透過性を変化させる．抗真菌スペクトル[*8]は広い．

Column

今問題となっている多剤耐性菌

　人類と耐性菌の闘いは，フレミングが1929年に発見した初の抗菌薬であるペニシリンが，臨床で用いられて以来，いたちごっこのように繰り返されている．初期の耐性菌は，ひとつの薬に対する耐性遺伝子をひとつ保有している単剤耐性型のものが多かった．しかしながら，近年では，これまでの細菌がつくり出した複数の耐性遺伝子を取り込んで，多くの抗菌薬に耐性を示す，多剤耐性菌の出現が大きな問題となっている．これら耐性遺伝子は異なる種や属でも受け渡すことができる場合があり，多剤耐性が複数の種類の菌に広がっている．代表的な多剤耐性菌としては，MDRP（多剤耐性緑膿菌），MRSA/VRSA（メチシリン耐性黄色ブドウ球菌，バンコマイシン耐性黄色ブドウ球菌），VRE（バンコマイシン耐性腸球菌），多剤耐性アシネトバクター，XDR-TB（超多剤耐性結核菌）等がある．

[*8] **抗真菌スペクトル**：薬が効く真菌の種類の範囲を抗真菌スペクトルという．

❷ポリエン系抗真菌薬

　ナイスタチン，アムホテリシンB，トリコマイシンがある．真菌膜構成成分エルゴステロールと結合し，膜障害を起こす．アムホテリシンBは抗真菌作用が強く現在も用いられるが，副作用も強い．

❸キャンディン系抗真菌薬

　ミカファンギンが含まれる．キャンディン系と呼ばれる大環状構造を持つ化合物であり，真菌の細胞壁の主要構成成分である（1→3）β-Dグルカンの合成酵素を阻害する．カンジダ属やアスペルギルス属には優れた活性を示すが，（1→6）β-Dグルカンが主成分となるクリプトコッカス属やムコールには無効である．類縁の化合物にカスポファンギンとアニデュラファンギンがあるが，国内ではまだ許可を受けていない．

❹その他，核酸合成阻害薬等

・グリセオフルビン：真菌細胞の紡錘体を破壊して細胞分裂を阻害する．内服で皮膚糸状菌を治療する．
・テルビナフィン，ブテナフィン：真菌細胞内のスクワレンエポキシダーゼの選択的阻害によりエルゴステロール生合成を阻害する．
・フルシトシン：真菌細胞内に選択的に取り込まれ，脱アミノ化により，フルオロウラシルとなり，核酸合成を阻害する．内服薬．

3 抗原虫薬

　原虫は単細胞微生物であり少なくとも1個の核と多数の細胞内構造物を有している．数種類のアメーバは肉眼でみえるほど大きいが，構造の観察・研究には顕微鏡を使わねばならない．多くの原虫はもっと小さな微生物を飲み込むあるいは摂取することにより栄養を得る．ほとんどの原虫は動くことができるが，少数は，特に人間に病気を起こす原虫は運動することができない．いくつかの種は他の生物に表面あるいは内部に傷害を与えることなく存在するという共生性であり，少数が寄生性である．マラリアを起こす原虫も含めて，ある種の原虫は赤血球に侵入し，増殖する．原虫はもともと原生動物と同義であったが，現在では，原虫という言葉は，ヒト寄生性で特に病原性を保持しているものを示していることが多い．

代表的な抗原虫薬と作用機序について以下に記す．

❶抗マラリア薬

・キニーネ：キナ皮から得られるアルカロイドでキニジンの左旋性異性体である．無性生殖体に致死的に作用し抗マラリア作用を示す．抗マラリア作用の他に解熱作用を持つ．
・スルファドキシン・ピリメタミン：葉酸合成・活性化を阻害する．

❷抗トリコモナス薬

・トリコマイシン：ポリエン系抗菌剤．原虫では特にトリコモナスに有効である．また，カンジダにも有効である．
・メトロニダゾール：ニトロ基が微生物のDNAと結合し，DNA二重鎖が切断され，核酸合成を阻害する．細菌である偏性嫌気性菌による感染症にも有効．

❸抗トリパノゾーマ薬

・ジアミジン類：睡眠病の病原体であるトリパノゾーマに作用する．虫体のタンパク質と結合して，代謝系を阻害することにより，作用を示す．

❹ニューモシスチス・カリニ肺炎治療薬

・ペンタミジン：ニューモシスチス・カリニ原虫のグルコース代謝およびタンパク質合成を抑制し，DNA合成・RNA合成・ヌクレオチド合成などを抑制する．ジヒドロ葉酸レダクターゼ活性抑制作用も持つ．
・ST合剤：スルファメトキサゾールとトリメトプリムの合剤で，葉酸代謝経路の連続した2ヶ所をそれぞれ阻害する．

4 抗ウイルス薬

　ウイルスによる感染症は細菌感染症と並んで，人類にとって最大の脅威である．たとえば，インフルエンザウイルスは，1918年のスペイン風邪の流行により全世界で数千万人の死者を出したのを皮切りに，周期的に大流行を繰り返して，毎年のごとく流行するほか，鳥インフルエンザのように致死率が60％以上という強毒型ウイルスも生まれている．エイズウイルスも1980年代以降世界的に広まったいわゆる**新興感染症**である．アデノウイルスが原因となる風邪のように，対症療法以外の薬が全くないものもあり，この場合，解熱剤や鎮痛剤が投与されるだけで，細

菌感染を併発しないよう抗生物質の投与は行われるものの，多くは自然治癒に任される．このように，ウイルスは一般に抗生物質は効かず，その治療は細菌に比べて困難である．

しかし，ウイルスに対する予防法として古くから行われているものに**ワクチン療法**（予防法）がある．ワクチン療法が有効なウイルスにはもっとも効果的な予防法であるが，なかにはエイズウイルスのようにワクチンがいまだ開発できないウイルスも存在する．ワクチン以外のウイルス治療法としては，**インターフェロン療法**と**化学療法**がある．インターフェロン療法は，ワクチンと同じく免疫賦活化療法の一種であり，ウイルスの生活環の各段階に介入してウイルス酵素の働きを阻害することにより抗ウイルス作用を発揮する．ウイルス病に対する化学療法の問題点は，細菌とは異なって，ウイルスは宿主の細胞内でのみ増殖し，その増殖には大部分宿主の装置を利用する点にある．したがって，これに作用する抗ウイルス剤は，宿主細胞の代謝過程にも障害を与える可能性が高くなり，副作用が大きくなる傾向がある．しかしながら，今日では特定のウイルスタンパク質を標的とした分子標的創薬が可能になってきており，立体構造に基づく創薬も可能なことから，今後は副作用の少ない効果的な抗ウイルス薬の開発が期待される．

代表的な抗ウイルス薬について以下に記す．

❶ビダラビン

ウイルスのDNA依存性DNAポリメラーゼ反応を阻害し，DNAウイルスの増殖を阻害する．帯状疱疹や単純疱疹に使用される．副作用として，精神神経系症状（幻覚，錯乱），骨髄抑制がある．

❷アシクロビル

ヘルペス群ウイルスに対して有効．ウイルスのチミジンキナーゼによってリン酸化され，活性型アシクロビル三リン酸となり，DNAポリメラーゼを阻害し，DNAの合成を阻害する．帯状疱疹や単純疱疹に用いる．正常細胞では活性化されないので，毒性は低い．

❸バラシクロビル

投与後，速やかにアシクロビルに変換され，作用を発現する．帯状疱疹や単純疱疹に用いる．

❹ガンシクロビル

サイトメガロウイルス感染細胞内でリン酸化され，活性型（ガンシクロビル三リン酸）となり，DNAポリメラーゼを阻害する．サイトメガロウイルス感染症に使用される．

❺アマンタジン

A型インフルエンザウイルスに有効．A型以外には無効である．インフルエンザウイルスの宿主細胞への侵入・脱殻を阻害する．パーキンソン病治療薬としても使用されている．近年，耐性化が問題となっている．

❻ザナミビル水和物

A型，B型インフルエンザウイルスに有効．インフルエンザウイルスのノイラミニダーゼを選択的に阻害する．

❼オセルタミビル

ザナミビル水和物と同様，A型，B型インフルエンザウイルスに有効．ノイラミニダーゼを阻害することで，インフルエンザウイルスが感染細胞から正常なエンベロープを形成して出てくるのを阻害する．ロシュ・ダイアグノスティックス社により商品名タミフル®で販売されている．

❽ジドブジン（AZT），ジダノシン（ddI），ラミブジン（3TC），ザルシタビン（ddC），サニルブジン（d4T）

エイズ治療薬．細胞内でリン酸化され活性型となり，HIV（ヒト免疫不全ウイルス）特有の逆転写酵素を阻害し，ウイルスの増殖を抑制する．

❾インジナビル（IDV），サキナビル（SQV），リトナビル（RTV）

エイズ治療薬．HIVのプロテアーゼを選択的に阻害し，ウイルスの増殖を阻害する．

❿インターフェロン

B型，C型肝炎治療薬．

5 血清療法

血清[*9]中に感染症の発病予防に有効な抗体活性があれば，それを感染症の予防・治療や発症の軽減のために用いることがある．この原理は，ベーリング

[*9] **血清**：その本体はγグロブリンで，そのうちの抗体活性のあるタンパク質

● 表1 血清療法に用いられる免疫グロブリン製剤の例

	製剤など	メーカーなど	使用目的など
ヒト血清由来	筋注用ヒト免疫グロブリン	各社	非特異的,半減期20日
	静注用ヒト免疫グロブリン	各社	非特異的,半減期10〜30日
	高度免疫ヒト免疫グロブリン	ヘパトセーラ®(化血研)など各社	抗HBs抗体(B型肝炎予防)
	高度免疫ヒト免疫グロブリン	テタノセーラ®(化血研-アステラス)など各社	抗破傷風毒素抗体(破傷風の発症予防)
ウマ血清由来	まむしウマ抗毒素	化血研	まむし
	はぶウマ抗毒素	化血研	はぶ
	ガス壊疽ウマ抗毒素	化血研(厚労省)	ガス壊疽
	ジフテリア抗毒素	化血研(厚労省)	ジフテリア
	ボツリヌス抗毒素	化血研(厚労省)	ボツリヌス中毒

* 化血研=化学及血清療法研究所(一般財団法人)

と北里柴三郎によりジフテリアの治療法として発見され,**血清療法**あるいは**免疫療法**といわれるようになった.**受動免疫**のひとつである.古くは,ウマを免疫して得られた血清(抗体)が用いられた.しかし,ウマ血清はヒトにとって異物なのでウマ血清タンパク質に対して抗体ができるため,さまざまな症状を伴う**血清病**[*10]の原因となった.これを避けるため,近年はヒト回復期血清あるいはワクチン接種後のヒト血清(いずれも抗体価が高い)を利用する方向にある.感染症の血清療法として用いられている血清の例を表1に示した.また諸外国では,毒ヘビ,毒グモ,サソリ(世界では年30万人がこれらで死亡)に対しても抗血清が開発され,多くの命を救っている.

たとえば,破傷風には,ペニシリンを主とする抗菌療法と,抗体(テタノブリン®やテタノセーラ®など)を用いて治療する.ジフテリアには,ペニシリンあるいはエリスロマイシンによる抗菌療法とウマ血清を用いた抗血清[*11]療法を軸に治療する.麻疹の感染暴露後3日以内に免疫グロブリンを投与することで,A型肝炎では14日以内の投与で,発症予防が可能である.これらのグロブリン製剤の半減期は20〜30日程度である.特定の病原体に対する抗体価の高いヒト免疫グロブリン製剤もある.たとえば,B型肝炎ウイルス(HBs)に対するものでヘパトセーラ®,ヘブスブリン®など.破傷風に対するものとして,テタガムP®やテタノブリンIH®など.

非特異的なヒト免疫グロブリン製剤も一般の感染症に対して補助的効果を期待して用いられている.さまざまな製剤があり,筋注だけでなく静脈内投与が可能な製品もある.作用機序は不明であるが,**川崎病**の急性期に免疫グロブリンを十分量投与することで,冠動脈瘤の発生を抑えることができる.しかし,ヒト血清は,一般感染症に非特異的な効果を期待して安易に投与すべきでない.血清中には現在知られている感染性因子は除かれているが,未知の因子は除ききれていない可能性が0ではないからである.

*10 **血清病**:ウマでつくらせた抗毒素血清を治療や発症予防を目的にヒトに用いたとき,投与後発熱,発疹,関節痛,タンパク尿,リンパ節腫脹などさまざまな副反応症状を呈することがある.これを血清病という.ウマ血清タンパク質がヒトにとって異物なのでこれに対する抗体ができて諸症状を呈する病態である.異種血清の初回投与で起こる血清病はⅢ型アレルギーによるもので,投与1〜2週後に発症する.異種血清投与直後に現れる激しい症状を呈する血清病は,血清の再投与時にみられ,アナフィラキシーショック(Ⅰ型アレルギーによる)と呼ばれる病態に陥り,死に至ることがある.以前に異種血清投与を受けたことが有るか否かの問診が予防に重要.

*11 ごく少なくなりメーカーの取り扱いはなく,ボツリヌス抗毒素やガス壊疽抗毒素と同様厚生労働省が管理.

3 感染症の予防—ワクチン

1 ワクチンの現状

人類の生存にとって脅威であった天然痘のウイルスを地球から駆逐したのは，牛痘を用いた種痘[*12]といわれる感染予防法であった．これは18世紀のことで，ジェンナーがはじめた．この方法の有用性を後に確かめたパスツールが，ワクチニア（天然痘）にちなんで新語ワクチンと命名した．このように能動的に感染防御免疫を誘導することで感染症を予防することを，**予防接種**（**ワクチン接種**）といい，これに用いる抗原（微生物あるいはその毒素，菌体由来感染防御抗原など）を，ワクチンという．

その後，多くの重篤な感染症に対してワクチンをつくり出し，いわゆるVaccine Preventable Diseases（**VPD**：ワクチンで防ぐことができる感染症の総称）の概念は人類の生命の安全に大きく貢献している．しかし，強い病後免疫が成立しやすい，たとえば天然痘，ポリオ，麻疹などのワクチンは生涯に1度のワクチン接種で感染予防ができるとされているが，病後免疫ができにくいインフルエンザ，HIV（いわゆるエイズウイルス）感染症などに対するワクチンは，いまだ十分満足できるとはいえない．自然感染を受けると普通回復時には病後免疫が，ワクチン接種では類似した免疫が成立し，これらは**獲得免疫**と総称される．これは，他人の血清（抗体）を注射でもらう**受動免疫**に対比した言葉である．

ワクチンについて，誤解されやすい点は次のような点である．①ワクチンは発症を抑えるが，感染予防については完全ではなく，重篤化を防ぐ程度のものと考えること．②ワクチンは安全でなくてはならないが，多少の副作用については病気の重篤な症状と比較したうえで，ワクチンの副作用の意味を考えること．③遺伝的要因により，特定のワクチンを接種しても免疫が誘導できないヒトが極少数ながらいること（**1次性ワクチン効果不全**）こと．また，④ワクチン接種後不顕性の自然感染のため免疫が再活性され，効果が一見持続すると考えられる例が多いこと，この自然感染を受けないため，免疫抵抗が低下し感染発症することがある（**2次性ワクチン効果不全**）こと．

感染症に罹患したヒト（感染源）は，次々と感染を広げる可能性がある．ワクチンはこのような感染の連鎖を防ぐ仕組みとして必要である（**感受性対策**）．つまり，ワクチン接種は個人の防衛のみならず，社会防衛的な意味合いを併せ持つ．ワクチンの接種努力義務が国民に定期接種として課せられている（**予防接種法**）．このような点を踏まえた現行の予防接種スケジュールを図7に示した．

なお，最近我が国でもワクチン接種の意義が見直され，VPDである**肺炎球菌ワクチン**，**Hibワクチン**，**パピローマウイルス（子宮頸がん）予防ワクチン**などが，輸入ワクチンとして導入され出した．肺炎球菌は，我が国の死亡原因の4位（1位：悪性新生物，2位：心疾患，3位：脳血管疾患）である肺炎の主要な原因のひとつであるが，この菌による肺炎を予防する7価「肺炎球菌ワクチン」（ジフテリア毒素結合型）を，多くの自治体が公費助成している．小児への接種とともに，肺炎で死亡するヒトの95％が65歳以上なので，65歳以上の高齢者にも薦められる．米国に遅れること20年（**ワクチンギャップ**といわれる）である．*Haemophilus influenzae*〔インフルエンザ菌b型（Hib）〕に対するHibワクチンは，この菌による**髄膜炎**の予防のために小児に用いられる．2009年にはパピローマウイルス（HPV）ワクチンが，性感染症の原因のひとつであるHPVに対する感染を予防し，ひいてはHPVによる子宮頸がんの予防のために承認された．不活化ポリオワクチン，ロタウイルスワクチンなどの開発導入も計画されている．

2 ワクチン抗原の種類

ワクチンの抗原として何を用いるかによって，次のような種類がある．

1）（弱毒）生ワクチン・生菌ワクチン

病原ウイルスあるいは病原細菌の病原性を何らか

[*12] **種痘**：ウシの乳絞り達が天然痘（痘瘡）に罹りにくいことにヒントを得たジェンナーが，牛の痘瘡（牛痘）をあらかじめヒトに接種することで，天然痘を防げることを発見（1796年）．この方法を種痘という．

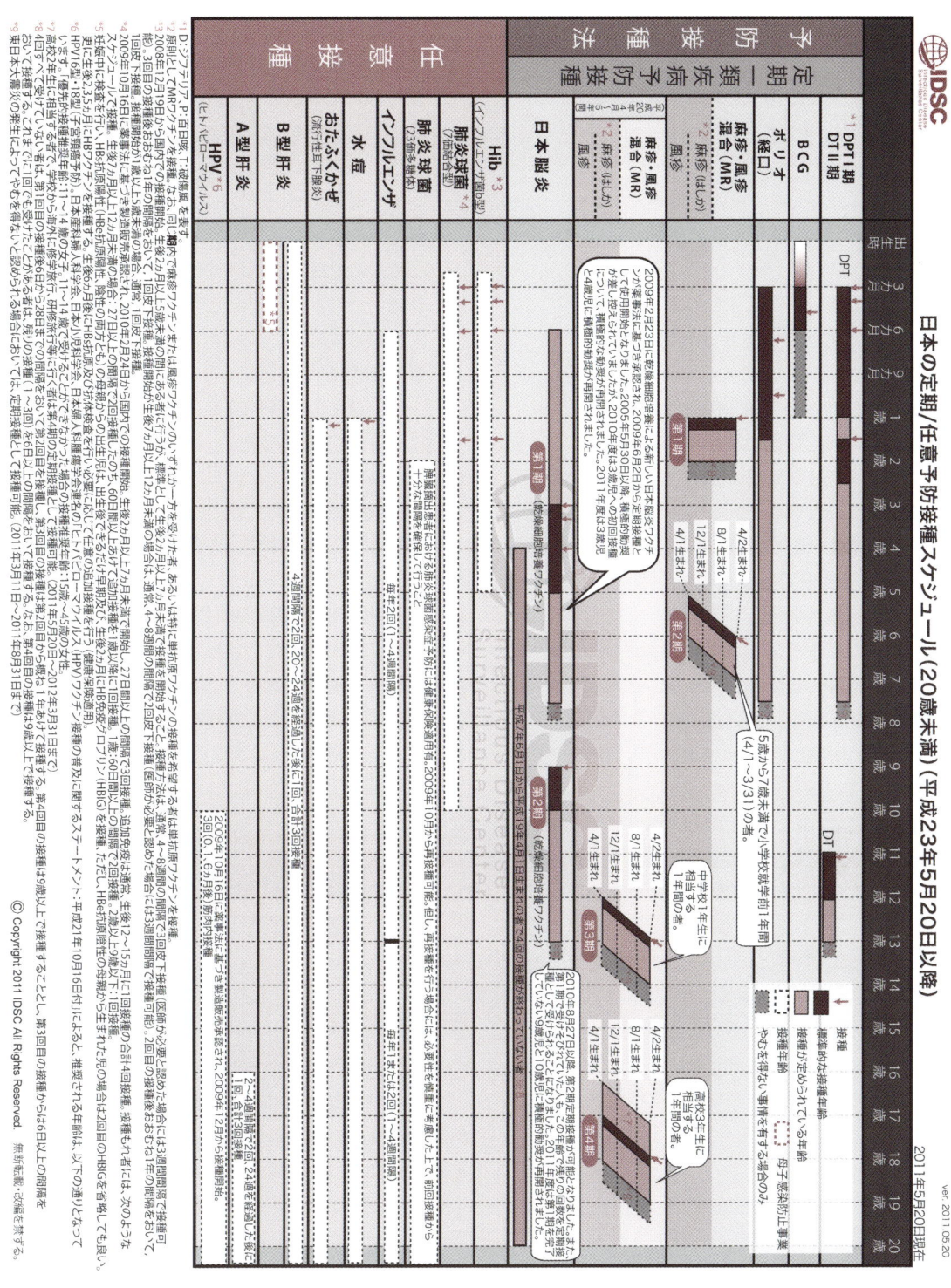

●図7　現行の予防接種スケジュール
国立感染症研究所感染症情報センター（http://idsc.nih.go.jp/vaccine/dschedule.html）より転載

の方法で弱くしてワクチンとして用いる．たとえば，ポリオ，麻疹，BCG（弱毒ウシ型結核菌）[*13]ワクチン．これらは**液性免疫**のみならず**細胞性免疫**も誘導でき，病後免疫に近い強い感染防御免疫を成立させる．

2）トキソイドワクチン

タンパク質毒素をホルマリンで処理すると，毒素活性はなくなるが，免疫原性は残存する（トキソイドという）ので，これをワクチンとして用いる．ベーリングと北里柴三郎の発見が基盤となっており，ジフテリアや破傷風のような**毒素性感染症**の予防に有効．

3）不活化ワクチン・死菌ワクチン

病原ウイルスあるいは病原細菌をホルマリン，加熱などで死滅させ，免疫は成立させるが，病気は引き起こせなくしたワクチン．効果は病後免疫に比べ弱く，液性免疫のみの誘導．

4）成分ワクチン・コンポーネントワクチン・サブユニットワクチン

ワクチンの副作用を少なくするため，病原微生物の**感染防御抗原**を単離してワクチンとして用いる．かつて，百日咳に対して死菌ワクチンが用いられていたが副作用が強く，コンポーネントワクチンに切り替えたことがある．

5）その他

莢膜抗原を利用した肺炎球菌ワクチンやHibワクチンが実用化されているほか，DNAワクチンなども研究されている．また，抗原性はないがワクチンの作用を高める化学物質が知られ，アジュバントといわれる．最近，LPSやアルミニウム塩のようなアジュバントは自然免疫の担い手である樹状細胞を活性化し，T細胞に抗原提示することによることが明らかになった．

3 ワクチン行政

予防接種の行政から見た分類を行うと，

①**予防接種法**に基づく予防接種（すなわち定期の予防接種）は，市区町村長が行い，1および2類疾病に対するワクチンがある．1類疾病に対する予防接種は，国民自ら受ける努力をしなければならない（**勧奨接種**），とされている．2類疾病に対する予防接種については，努力義務は課せられていない（**任意接種**）．

- ◆1類疾病：ジフテリア，百日咳，破傷風，急性灰白髄炎（ポリオ），麻疹，風疹，日本脳炎，結核
- ◆2類疾病：季節性インフルエンザ（65歳以上のもの，60～65歳で重度の障害を持つもの）

②任意の予防接種の対象となる主な疾患（ワクチン）

- ◆季節性インフルエンザ，おたふくかぜ，水痘，B型肝炎，多価肺炎球菌莢膜ポリサッカライド，小児用肺炎球菌（7価肺炎球菌結合型），A型肝炎，インフルエンザ菌b型（Hib），子宮頸がん，黄熱，狂犬病

予防接種法には，以下のようなことなどが記載されている．

予防接種の実施主体である市区町村は，接種を受けることを希望する者に対して，予防接種を受ける体制を整える義務がある．予防接種は原則として，個別接種により実施する．妊娠中の予防接種は不適当である．接種後2カ月間は妊娠を避けること．

4 感染症の制御
―消毒・滅菌

1 バイオハザード，バイオセーフティ，感染性廃棄物処理

多くの微生物はそれぞれ病原性の強さが異なる．伝染性が強いものもあれば，伝染性は低いが罹ると重篤な感染症に陥る場合もある．医療者は自分が取り扱う微生物がどのように危険か，を理解したうえで作業しなければならない．微生物のような生物がヒトの健康に危害を及ぼすことを**バイオハザード**という．これに対して，微生物の危険性を回避し，安

[*13] BCG：ウシ型結核菌の継代培養を繰り返して弱毒化した結核菌で，結核の予防に用いる．ウシ（Bovine）由来からB，開発者の名前カルメットとゲランの頭文字からCG，を取ってBCGと呼ばれる．

● 表2 病原体等のリスク群による分類

リスク群1 「病原体等取扱者」および「関連者」に対するリスクがないか低リスク	ヒトあるいは動物に疾病を起こす見込みのないもの
リスク群2 「病原体等取扱者」に対する中等度リスク，「関連者」に対する低リスク	ヒトあるいは動物に感染すると疾病を起こしうるが，病原体等取扱者や関連者に対し，重大な健康被害を起こす見込みのないもの．また，実験室内の曝露が重篤な感染を時に起こすこともあるが，有効な治療法，予防法があり，関連者への伝播のリスクが低いもの．（例）*Vibrio cholerae*, *Cryptosporidium*
リスク群3 「病原体等取扱者」に対する高リスク，「関連者」に対する低リスク	ヒトあるいは動物に感染すると重篤な疾病を起こすが，通常，感染者から関連者への伝播の可能性が低いもの．有効な治療法，予防法があるもの．（例）狂犬病ウイルス, *Bacillus anthracis*
リスク群4 「病原体等取扱者」および「関連者」に対する高リスク	ヒトあるいは動物に感染すると重篤な疾病を起こし，感染者から関連者への伝播が直接または間接に起こりうるもの．通常，有効な治療法，予防法がないもの．（例）エボラウイルス，マールブルグウイルス

＊国立感染症研究所病原体等安全管理規程・付表1-1を参考に作成

全を確保する方策を考えることを**バイオセーフティ**という．このバイオセーフティを考慮する際の基盤は，病原微生物の危険度の分類である．これは国際的な基準をベースに各国の事情を考慮して，リスク群1から群4に分類・指定されている．リスク群1は危険度が最も低いもので，リスク群4は最も危険性が高いもので，エボラウイルス，天然痘ウイルスなどである（表2）．病原体の危険度に応じて，必要な取り扱い器具・設備・空調などが決められており，病原微生物の取り扱いに際してはその基準を満たす必要がある．これを**物理的封じ込め**（Physical containment：Pで表す）という．DNA組み換え実験では，用いるベクターの環境中での生存能などを考慮した**生物学的封じ込め**にも配慮し，バイオセーフティ確保に努める．

病院や感染性因子を用いて研究する機関などから出るいわゆる**医療廃棄物**とは，「ヒトが感染し，または感染の恐れのある病原体が含まれ，もしくは付着している廃棄物」をいう．廃棄物処理法により感染性廃棄物処理マニュアルが厚生労働省から通達されているので，これに従うこと．医療人が，感染性廃棄物を拡散して，市民の間に感染者を出してはならない．これもバイオセーフティ確保のうえで大切である．

2 消毒・滅菌とは？

消毒という言葉は，昔感染症が微生物で起こることを知らずにある種の毒で起こると考えていたころ，病気の原因である毒を消すという意味から消毒という言葉が生まれた．今風に定義すれば，「病原微生物を殺すか除去して感染性をなくすこと」をいう．この際，非病原微生物は生きていても良いことになる．これに対し，**滅菌**とは，「病原微生物はもちろん非病原微生物も含めすべての生物を死滅除去すること」をいう．消毒の例は，化学物質である，いわゆる消毒薬で，滅菌の例は**オートクレービング（高圧加熱蒸気滅菌法）**である．消毒・滅菌以外に類似した言葉が使われることがあるが，厳密な定義のもとに使われているとはいえない．たとえば，防腐，殺菌，静菌などの言葉である．消毒や滅菌の効果は，一般の化学反応と同じく使用濃度，温度，作用時間，pHなどに依存する．

1）消毒薬（化学的消毒法）

消毒剤（消毒薬ともいわれる）はさまざまな種類がある．どの消毒薬を用いるかは使用者が考えて選ぶのであって，一定の決まりがあるわけではない．強力な消毒薬を使うと安心だ，という意見もあろう．しかし，そのような薬剤は，手荒れ作用が強く手指消毒には向かない消毒薬も多い，などの理由で，特定の消毒薬を万能薬として推奨することはできない．また，担当する職場で受けやすい病原微生物の種類によってふさわしい消毒薬が異なる．栄養型の菌にはほとんどすべての消毒薬が有効なのに対し，結核菌，芽胞形成菌，真菌，ある種のウイルスには効きにくい傾向があるので，有効な消毒薬を吟味して選択使用しなければならない．この際の目安として，消毒薬を低，中，高にクラス分けして考えることもある．つまり，結核菌を除く栄養型菌に有効な低レ

● 表3　各種微生物に対する消毒薬の効果とその殺菌水準

殺菌水準	消毒薬の種類	一般細菌	多剤耐性菌	結核菌	芽胞	真菌	ウイルス
高い（医療器具など）	フタラール	○	○	○	○	○	○
	グルタラール	○	○	○	○	○	○
	過酢酸	○	○	○	○	○	○
	ホルマリン	○	○	○	△	○	○
中（創傷・手指など）	次亜塩素酸ナトリウム	○	○	△	△	○	△
	エタノール	○	○	○	×	○	△
	ポピドンヨード	○	○	○	△	○	△
低い（手指消毒など）	塩化ベンザルコニウム	○	△	×	×	△	×
	両性界面活性剤	○	△	×	×	△	×
	クロルヘキシジン	○	△	×	×	△	×

○：ほとんどの株が死滅する，△：株によって効果が異なる，×：ほとんどの株に無効である
＊ウイルス：エンベロープを持たず小型のウイルス（例，ポリオウイルス）は一般に抵抗性が高い

ベル，真菌・結核菌にも有効であるが，一部のウイルス，芽胞には効果が期待できない中レベルの消毒薬，ほとんどすべての微生物に有効な高レベルな消毒薬に分けて整理されている表を参考にする（表3）．

このように各施設ごとに消毒対象の微生物の種類を考慮するほかに，安全に使用できるか？使いやすいか？有機物の混入による効果の低下や金属などへの影響は少ないか？などを考える必要がある．感染症の制御には感染経路の遮断，特に手指消毒が最も重要なので，主として手指消毒に用いられる消毒薬について以下に概説する．

❶アルコール類

最も身近な消毒薬．エチルアルコール（エタノール）の消毒効果は70～80％がピークで，100％では低くなる．メチルアルコール（メタノール）も消毒効果がみられるが，毒性が強く実用的でない．イソプロピルアルコール（イソプロパノール）は毒性はあるが，消毒作用が高く安価であるのでしばしば用いられる．アルコールは細胞膜の破壊やタンパク質を固定して微生物を殺す．芽胞などは抵抗性である．揮発性があり残留しないのがメリットのひとつであるが，逆につくり置きすることで濃度が低下することに注意が必要である．なお，アルコールの速乾性を生かし，消毒効果を高めるなどの目的でアルコールに第4級アンモニウム塩やグルコン酸クロルヘキシジンなどを添加した消毒液が，擦り込み式手指消毒法として普及している．ベイスン式手洗い消毒法は，消毒効果が不安定なためあまり使用されなくなってきている．

❷塩素系消毒薬

塩素ガス，次亜塩素酸ナトリウム，さらし粉などで，次亜塩素酸あるいは次亜塩素酸イオンが酸化力として働き殺菌する．近年導入されてきた電気分解水の消毒効果の本体も，次亜塩素酸イオンと考えられている．これら塩素系消毒薬は，水道水やプール水の消毒にも用いられ，それぞれ残留塩素として0.1ppm（100万分の1），0.4ppm以上と決められている．医療用には**次亜塩素酸ナトリウム**が用いられる．他の消毒薬が効きにくいウイルスにも効果が期待できるが，金属の腐食作用に注意する．有機物の多いものの消毒にはさらし粉が用いられる．

❸ヨウ素系消毒薬

強い殺菌効果が期待できる．**ルゴール液**，**ポピドンヨード**（商品名イソジン®）は，皮膚や粘膜の消毒によく用いられる．

❹第4級アンモニウム塩

塩化ベンザルコニウムや**塩化ベンゼトニウム**があり，普通石けんと逆に（陽性に）荷電して殺菌効果を発揮する（逆性せっけんとも言われるゆえん）．一般細菌，真菌に有効だが，芽胞や結核菌には無効．

❺その他

グルコン酸クロルヘキシジン（商品名ヒビテン®）は芽胞，結核菌，ウイルスには効果がないが，手指に対する副作用が少ないので頻用されている．一部の菌がこの消毒薬に抵抗性を示す例が報告されている．両性界面活性剤（両性石けん）は喀痰中の結核

菌の消毒に用いる．**フェノール（石炭酸）** はリスターが用いた最初の消毒剤である．安定で，他の消毒薬の強さの基準として用いられる（**石炭酸係数**を求める際の基準薬）．

2）物理的感染防御法（フィルター，手袋，隔離，無菌室など）

❶熱を用いる方法

蒸気（湿熱）あるいは乾燥した熱（乾熱）のどちらかを用いる．

- 高圧蒸気滅菌：湿熱を用いる**高圧蒸気滅菌器**（オートクレーブ）が一般的に良く用いられる．蒸気圧を2気圧にセットすることで121℃が得られ，これを15〜20分維持することで，すべての感染性微生物を殺すこと（滅菌）ができる．ただし，**プリオン**の感染性は残存するので，より強力な条件が必要である（132℃，1時間）．
- 乾熱滅菌：**乾熱滅菌器**を用いて，160℃あるいは180℃でそれぞれ1時間あるいは30分間保つことで滅菌する．オートクレーブより高い温度を要するので，ガラス器具や金属など高温に耐えるものの滅菌に用いる．
- その他：**火炎滅菌法**（ガスブンゼンバーナーによる白金耳[*14]の滅菌などに用いる），患者の不要物（汚染の疑われる本など）の処理に焼却するなども熱を利用する滅菌法である．煮沸消毒はしばしば用いられたが芽胞などは生残するため，滅菌の目的には用いられなくなった．

❷ガス滅菌

酸化エチレンガスはすべての微生物を死滅させることができるので，高温にさらすことなく滅菌できる．しかし，このガスは人体に有害（催奇形性など）なので，作業環境中の濃度が規制され，利用されなくなってきている．ホルマリンガスも殺菌作用が強いが，発がん性などにより使用されなくなった．

❸放射線滅菌法

コバルト60からのγ線を利用した滅菌法である．透過性に優れ，信頼性のある滅菌法であるが，特殊な装置が必要で高価である．

❹濾過法

高温処理できない血液製剤など水溶液から主として細菌を除去する方法．各種のサイズの膜状になったメンブランフィルターが市販されている．ヘパフィルターは，空気中の微生物を除去するのに用いられる．たとえば，手術室の空気の清浄化，無菌治療室への無菌空気の供給，バイオセーフティ（リスク）レベル3および4の実験室の吸排気用空気の清浄化などに用いる．

❺紫外線

波長260nm付近の紫外線は微生物の核酸に効率よく吸収されて化学反応が起こりやすくなり，微生物は死滅する．ただし，影になる部分にはこの作用が行き渡らないので効果は期待できない．空気中の浮遊微生物や物の表面の消毒殺菌に用いる．ヒト細胞にも毒性があるので，直接の暴露を避ける必要がある．

まとめ

- 感染症患者で抗菌薬の必要性のある場合は，微生物検査用検体を採取した後エンピリック療法をはじめる．
- 細菌感染症の場合，治療の柱は抗菌薬である．抗真菌薬の開発も進んだ．さらに近年は，抗ウイルス薬や抗寄生虫・原虫薬も特定の一部のものに対して実用化されている．
- 一部の特殊な感染症に血清療法が有効であるが，血清病に注意する．
- 安全で有効なワクチンが利用できる感染症（VPD）には，可能な限りワクチンを接種し，予防に努める．我が国では，ジフテリア，百日咳，破傷風，急性灰白髄炎（ポリオ），麻疹，風疹，日本脳炎，結核（これらは1類疾病と分類される）とインフルエンザ（2類疾病）に対するワクチンが推奨ワクチンとされている．この他に，任意予防接種の対象となる疾患がある．
- 消毒・滅菌の正しい知識は，ワクチンとともに感染症の予防制御に重要である．

[*14] **白金耳**：白金線とともに細菌の移植・培養操作時に用いる用具で，もともとは白金でつくられていたが，現在はニクロム線が使われていることが多い．その形状から，耳（径数ミリのループ状），線状からなるのでそれぞれの名前が付けられた．火炎滅菌して用いる無菌操作には欠かせない小道具．

9章 病原微生物各論

主要な病原微生物の各論的事項を学ぶ．特に，個々の感染症に注目するのみならず，近年次第に明らかになってきた感染症の続発症にも注目したい．たとえば，感染症とがん化の問題や，腸管出血性大腸菌感染症と溶血性尿毒症症候群，カンピロバクター感染とギラン・バレー症候群といった記憶しておかなければ思いつかない続発症があるからである．これらとは逆に，ボツリヌス毒素は地球上最強の致死毒といわれるが，この毒を痙攣性疾患に治療薬としてわれわれは利用していることも知ろう．

Keyword 細菌感染症，ウイルス感染症，熱帯感染症，性感染症，腸管感染症

概略図　病原体の功罪

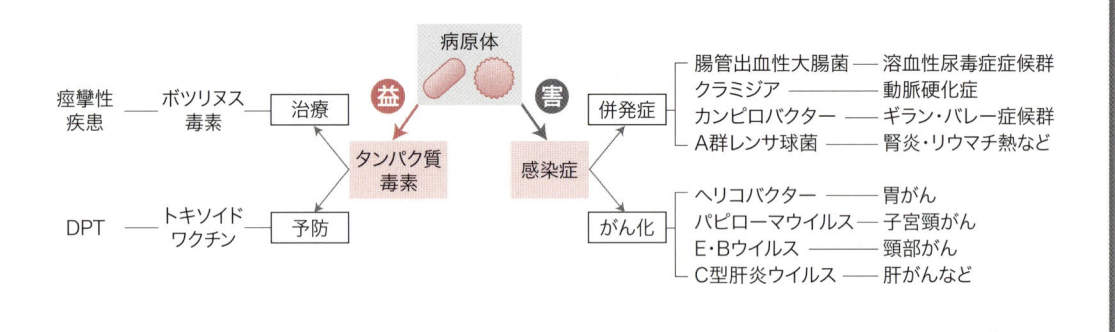

痙攣性疾患 — ボツリヌス毒素 → 治療
DPT — トキソイドワクチン → 予防
↑ タンパク質毒素
益 ← 病原体 → 害 → 感染症

併発症:
- 腸管出血性大腸菌 — 溶血性尿毒症症候群
- クラミジア — 動脈硬化症
- カンピロバクター — ギラン・バレー症候群
- A群レンサ球菌 — 腎炎・リウマチ熱など

がん化:
- ヘリコバクター — 胃がん
- パピローマウイルス — 子宮頸がん
- E・Bウイルス — 頸部がん
- C型肝炎ウイルス — 肝がんなど

1 細菌感染症各論—細菌と疾患

本章では多くの病原細菌を記憶・整理しやすいようにそれぞれの代表的な性状に基づいて群別して解説している．したがって，一般の教科書類の分類とは異なったグループ分けになっている例もあるので，注意されたい．

【Ⅰ．一般細菌】	1．グラム陽性菌／2．芽胞形成菌／3．グラム陰性桿菌／4．院内感染の原因となりやすい菌／5．性感染症と関係のある菌／6．抗酸菌／7．ワクチンと関係のある菌／8．有用微生物として用いる菌／9．その他
【Ⅱ．リケッチア】	各種リケッチア
【Ⅲ．クラミジア】	各種クラミジア

1 グラム陽性菌—球菌（2菌種），桿菌（2菌種）【Ⅰ．一般細菌】

1）ブドウ球菌 *Staphylococcus aureus*

- ブドウ状の球菌（グラム染色陽性）で，ヒトや動物の皮膚・鼻咽頭などに常在する．
- 病原性の強い**黄色ブドウ球菌**（*Staphylococcus aureus*）は，さまざまな化膿性疾患を引き起こす．たとえば，**膿痂疹（とびひ）**，**剥脱性皮膚炎**（剥脱毒素による表皮の剥離が全身に起こる）ほか肺炎，中耳炎など非特異的な化膿性疾患の原因となる．
- 食品中で増殖し，**エンテロトキシン**が産生され，この毒を摂取すると3時間程度の短い潜伏期を経て嘔吐を主とする食中毒となる．このエンテロトキシンは**100℃で10分**の加熱に耐えるので，食べる直前に加熱しても食中毒は防げない．
- 黄色ブドウ球菌が感染しTSSTと呼ばれる毒素が産生・吸収されると，**毒素性ショック症候群**を引き起こすことがある．生理用タンポンが原因で発症した例が有名．
- ペニシリン抵抗性の黄色ブドウ球菌に有効なメチシリンに耐性を獲得し多剤耐性となった黄色ブドウ球菌を**メチシリン耐性黄色ブドウ球菌**（Methicilin-resistant *S. aureus*：略して**MRSA**）という．MRSAが院内感染の原因となり（1982年以降に使われ出した第3世代セフェムがブドウ球菌に抗菌力が弱いため），その対策が問題となっている．MRSAにはバンコマイシン，テイコプラニンなどが有効．これらの多用のためVancomycin-resistant *S. aureus*（**VRSA**）が分離されるようになり，新たな脅威となっている．
- 表皮ブドウ球菌は表皮などに常在するが，病原性は弱く，まれに日和見感染を起こす．

2）レンサ球菌 *Streptococcus* spp.

- 数珠（レンサ）状につながった球菌で，グラム陽性．**化膿性レンサ球菌**（*S. pyogenes*），**肺炎レンサ球菌**＝肺炎双球菌（*S. pneumoniae*）などを含む．
- 化膿性レンサ球菌は，最もしばしば遭遇するヒト病原菌のひとつで，ストレプトリジンOなどを産生する．急性感染症として，上気道炎，**猩紅熱**[*1]，**膿痂疹**[*2]，**丹毒**[*3]などを引

[*1] 発赤毒素による皮膚発赤がみられる．
[*2] とびひ．黄色ブドウ球菌によるものと肉眼では鑑別できない．
[*3] 顔や下肢に硬い浮腫性の皮膚紅斑がみられる．

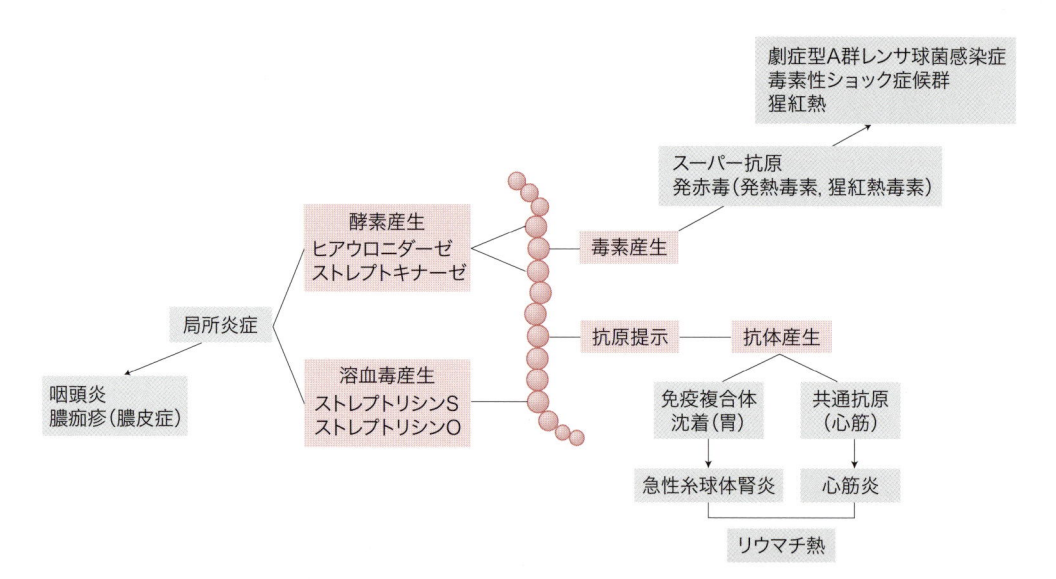

```
                                            劇症型A群レンサ球菌感染症
                                            毒素性ショック症候群
                                            猩紅熱

                                    スーパー抗原
                                    発赤毒（発熱毒素, 猩紅熱毒素）

         酵素産生
         ヒアウロニダーゼ
         ストレプトキナーゼ         毒素産生

   局所炎症                    抗原提示    抗体産生

 咽頭炎                             免疫複合体    共通抗原
 膿痂疹（膿皮症）    溶血毒産生          沈着（胃）    （心筋）
         ストレプトリシンS
         ストレプトリシンO       急性糸球体腎炎    心筋炎

                                        リウマチ熱
```

● 図1　種々のレンサ球菌感染症と病態に関与するレンサ球菌病原因子

　　　き起こす．本菌の感染に続く続発症として，**リウマチ熱**[*4]，**急性糸球体腎炎**[*5]などが知られている．これらの臓器とS. pyogenesとの共通抗原性のためと考えられている（図1）．

□　上記の疾患とは別に近年，**劇症型A群レンサ球菌感染症**が注目されている．A群（血清型）レンサ球菌が体内に侵入し，筋肉や皮膚などの軟部組織を壊死させ，肝臓，腎などを冒し，敗血症やショックに陥る．極めて進行が早い（1〜数日で死亡する例も）．治療には，早期に多量の抗菌薬投与，四肢切断を含む外科的治療も考慮する．

□　**肺炎レンサ球菌**（S. pneumoniae）のペニシリンに対する**MIC**が，年代とともに上昇し，問題となっている．**PBPs**[*6]の変異によるPBPsのペニシリンの結合性の低下による．本菌の細胞壁にあるC物質は炎症時に血清中で上昇するCRP（8章脚注*1を参照）と反応する．このCRPは炎症の活動性の重要な指標となる．

□　**腸球菌**（Enterococcus，かつてD群レンサ球菌と呼ばれていた）は，多くの抗菌薬に自然耐性であるが，高度耐性を獲得することがある．特に，MRSA感染に有効なバンコマイシンに抵抗性の腸球菌（Vancomycin-resistant enterococci：**VRE**）の出現は，その遺伝子が接合伝達できるものがあり，要注意．ヒトや動物の糞便中に常在するので，糞便汚染の指標菌のひとつ．

3）ジフテリア菌 Corynebacterium diphtheriae

□　グラム陽性の桿菌で，V, W, Y字型を取る．**異染小体**[*7]を持つ．

□　経気道感染し，ヒトからヒトへ広がる（**2類感染症**）．潜伏期2〜5日で，咽疼痛・嚥下痛，発熱，偽膜により呼吸困難に陥る．**偽膜**のできる部位により，咽頭ジフテリア，喉頭ジフテリア，鼻ジフテリア，皮膚ジフテリアがある．病原因子の主要なものは**ジフテリア毒素**

---

*4　心筋炎，関節炎，皮膚発赤などが咽頭感染の2〜3週間後に現れる．
*5　咽頭感染後1〜2週間後に乏尿，浮腫など急性腎不全症状を呈する．
*6　PBP：Penicillin-binding protein（ペニシリン結合タンパク質）の略語．PBPは本来細菌のペプチドグリカン層を合成する酵素であるが，ペニシリンはこれに結合し，その活性を阻害して殺菌作用を発揮する．PBPsのsは複数形．
*7　ジフテリア菌に特徴的な細胞内の小顆粒で，ナイセル染色で染色することができる．

である.
- 予防には，ワクチン（トキソイド）が有効．治療には抗菌薬と抗ジフテリア毒素血清を用いる．心臓障害やジフテリア後麻痺の発症に注意．

4）リステリア属 *Listeria* spp.
- リステリア・モノサイトゲネスは，短桿菌でグラム陽性．5℃程度の低温でも増殖可能．チーズなどの乳製品，家畜糞便汚染を受けた野菜などが原因となり，特異な食中毒の原因となる．
- 本食中毒は，発熱，菌血症，**髄膜炎**，肝障害などを引き起こし，死亡することもある．妊婦では経胎盤感染で流産・死産・**新生児リステリア症**など重篤な病態を引き起こす．

2 芽胞形成菌—グラム陽性桿菌（2属）【Ⅰ．一般細菌】

1）バチラス属 *Bacillus* spp.
- **炭疽菌**（*Bacillus anthracis*）は，有芽胞，グラム陽性の好気性桿菌．本来はウシ，ウマ，ヒツジなどの家畜で流行する感染症である**炭疽**の原因菌．ヒトへは畜産食肉関係者，獣医など，動物との接触の多いヒトが感染する（**人畜共通感染症**）．芽胞をつくるため安定で，感染力も強いため，バイオテロに用いられる危険がいわれている．感染経路や病像から皮膚炭疽，**肺炭疽**，腸炭疽に分けられる．病原因子としては毒素（3種類のタンパク質から成る）が重要．
- セレウス菌（*B. cereus*）は類縁の菌で，下痢毒素（タンパク質性）か嘔吐毒（ペプチド性）を産生する菌株がある．芽胞で生き残るため加熱済み米飯が原因の食中毒を起こすことがある．
- 枯草菌（*B. subtilis*）も炭疽菌に類似した性状を示すが，非病原性．納豆菌は枯草菌のひとつ．

2）クロストリジウム属 *Clostridium* spp.
- グラム陽性嫌気性桿菌．芽胞は100℃，1時間以上の加熱に耐える．嫌気条件下のみで増殖する．
- 破傷風菌（*C. tetani*）は創傷感染を引き起こし，嫌気条件で芽胞から栄養型に変わり，**破傷風毒素**を産生する．この毒素が神経末端部より神経細胞に入り，抑制性シナプスの神経伝達を阻害する結果，痙性麻痺を引き起こす．**牙関緊急**や**後弓反張**など**痙攣性症状**を呈する．抗菌薬と血清療法を行う．予防には，トキソイド化した破傷風毒素ワクチン接種が有効．
- ボツリヌス菌（*C. botulinum*）（の毒素）は経口感染（生体外毒素型）により食中毒の原因となるが，**乳児ボツリヌス症**，**創傷ボツリヌス症**（いずれも感染型）もある．
- ボツリヌス食中毒は，食品の中でつくられた**ボツリヌス毒素**[*8]（A・B・E・F血清型）が経口摂取・吸収され，神経細胞内に入り弛緩性麻痺を引き起こす（図2）．呼吸筋麻痺が死

[*8] **ボツリヌス毒素**：H鎖とL鎖から成る神経毒と無毒成分を含んだ分子量の大きなタンパク質性毒素．神経筋接合部に入り，アセチルコリンの分泌を阻害することで，神経の興奮を筋に伝えなくする．その結果，弛緩性麻痺に陥る．この作用を利用して，ボツリヌス毒素を痙攣性疾患（斜頸やシワ取りなど）の治療薬として用いられている．

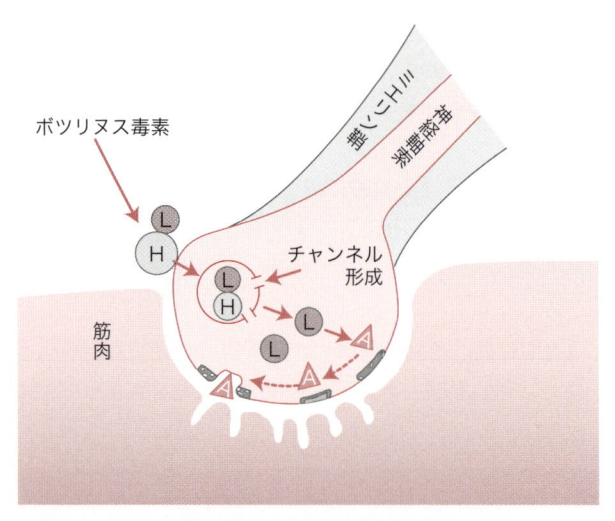

●図2　ボツリヌス毒素の神経筋接合部での作用
H：ボツリヌス毒素重鎖，L：軽鎖，A：シナプス小胞（アセチルコリンを含む）

因となりやすい．致死率20〜50％程度と高い．
- **乳児ボツリヌス症**は，生後8か月未満の腸内細菌叢が未完成の新生児がボツリヌス菌芽胞（たとえば蜂蜜中）を経口摂取すると腸管内で栄養型に変わり増殖することで起こる．その際，産生されたボツリヌス毒素が体内に入り，便秘，吸乳力の低下や弱い泣き声などを来す．まれに抗菌薬投与で腸内細菌叢が崩れた成人にも類似の病態が起こりうる（成人型ボツリヌス症）．
- **創傷性ボツリヌス症**は，破傷風と似た病態で，創傷部をボツリヌス菌で汚染すると局所で菌が増え，ボツリヌス毒素を産生する．この毒素が全身に回り，筋肉を弛緩させる．まれな疾患．

3）ウェルシュ菌 Clostridium perfringens

- ウェルシュ菌はエンテロトキシンを産生し，下痢を引き起こす．いったん加熱調理しても芽胞が生き残り，条件が整えば栄養型菌にもどり増殖することによる感染毒素型の食中毒の原因菌．
- 本菌は，創傷部感染して起こる**ガス壊疽**[*9]の重要な原因菌のひとつであり，約90％の症例から検出される．ガス壊疽からは，他に C. novyi, C. sporogenes, C. septicum なども検出されることがあり，これらの菌は**ガス壊疽菌群**と総称される．

4）ディフィシル菌 Clostridium difficile

- 抗生物質の長期使用により**菌交代症**が起こり，本菌により**偽膜性大腸炎**を起こす．老健施設などで，施設内感染を起こすこともある．

[*9] **ガス壊疽**：多くの場合複数のクロストリジウム菌種が創傷感染し，急激な筋肉の壊死を来し，周辺組織の皮下にガスの貯留を伴う，急性で進行性の病変をガス壊疽という．

● 表1　下痢原性大腸菌（腸管病原性大腸菌）の種類と特徴

原因菌	病原因子と発症機序	主要症状	主なO血清型
①腸管病原性大腸菌（狭義）（EPEC）	HEp-2細胞付着性，BFP，Intimin→attaching and effacing付着	下痢，発熱，腹痛，悪心，嘔吐（非特異的症状）	26, 44, 55, 86, 111, 114, 119, 125, 127, 128, 142, 158
②腸管侵入性大腸菌（EIEC）	侵入因子→上皮細胞への侵入・細胞破壊	下痢（粘血便），発熱，嘔気，腹痛，嘔吐	28ac, 112, 121, 124, 136, 143, 144, 152, 164
③毒素原性大腸菌（ETEC）	毒素：LT→アデニル酸シクラーゼ活性化　ST→グアニル酸シクラーゼ活性化　定着因子：CFA/I-IVなどの線毛	下痢（水様性），腹痛，発熱，嘔吐	6, 8, 11, 15, 25, 27, 29, 63, 73, 78, 85, 114, 115, 128, 139, 148, 149, 159, 166, 169
④腸管出血性大腸菌（EHEC，STEC）	毒素：VT1, VT2→タンパク質合成阻害作用，アポトーシス（?）　定着因子：Intimin	血便，腹痛，嘔吐，嘔気，発熱，HUS	26, 103, 111, 128, 145, 157
⑤腸管凝集付着性大腸菌（EAggEC）	HEp-2細胞付着性，AAF/I　ST様毒素（EAST1）	EPECの症状に類似（遷延性下痢が多い）	44, 127, 128

3 グラム陰性桿菌──主として腸管感染症を起こす10菌種【I. 一般細菌】

1）大腸菌 Escherichia coli

- □ 非病原性大腸菌と病原性大腸菌がある．
- □ 耐熱性のO抗原，易熱性のK抗原および鞭毛抗原Hがある．この血清型（特にO血清型）と病原性にある程度の相関がある．疫学調査の指標としても大腸菌の血清型が用いられるほか，ファージ型別，コリシン型別，抗菌薬感受性パターンや遺伝子型別〔代表的な解析手法にPFGE[*10]（パルスフィールドゲル電気泳動）がある〕なども用いられる．
- □ 大腸菌は動物の糞便に多数含まれ検出もしやすいので，飲料水などの糞便汚染の指標に用いる．
- □ 大腸菌は，①腸管感染症の原因となる他に，②尿路感染症の原因菌としても，③全身感染症，たとえば敗血症や髄膜炎などの原因ともなる．後二者は，大腸菌の本来の住家である腸管以外の感染であり，異所性感染といわれる．
- □ 腸管感染症の原因となる主な大腸菌はまとめて，腸管病原性大腸菌あるいは下痢原性大腸菌といわれる）（表1）
  - ①腸管病原性大腸菌（狭義）：腸管上皮細胞に付着しattaching and effacing（A/E）[*11]といわれる病変を引き起こす．
  - ②腸管侵入性大腸菌：赤痢菌と酷似した細胞侵入性を示す．
  - ③毒素原性大腸菌：耐熱性エンテロトキシン（ST）あるいは易熱性エンテロトキシン（LT）のいずれか一方あるいは両方を産生して病気を引き起こす．海外旅行者の下痢原因として重要．なお，LTはコレラ菌の毒素（CT）と類似している．
  - ④腸管出血性大腸菌：Stxあるいはベロ毒素（VT）と呼ばれる毒素産生とA/E病変を引き起こし，血便や強い腹痛を訴える．合併症に溶血性尿毒症症候群（HUS）[*12]，脳症などがある．**血清型O157の頻度が高い．3類感染症．**

[*10]　**PFGE**：染色体DNAを15から30断片に切断できる制限酵素で処理した後，特別に工夫された装置によりアガロースゲル電気泳動し，バンドのパターンの異同をみることで，菌株を区別する（8章の図1参照）．

[*11]　**A/E病変**：腸管病原性大腸菌や腸管出血性大腸菌を腸管由来培養細胞に作用させたときに，菌が微絨毛に付着して細胞骨格タンパク質のひとつであるアクチンが付着局所に集まり微絨毛が消失し，菌体と密着するような台座を形成する病変のこと．

⑤腸管凝集付着性大腸菌：詳細はまだ不明な点が多い．

2）サルモネラ属菌 *Salmonella* spp.

- □ サルモネラは血清型で約2,000にも分類されるが，菌種名とはならない．医学的に重要なものは *S. enteritidis* 1菌種のみで，血清型serovarを付ける．慣用的には *S.* Typhimurium, *S.* Enteritidisなどと表記する．臨床的には，チフス症（腸チフスとパラチフスA）とサルモネラ症（サルモネラ胃腸炎，サルモネラ食中毒）の原因となる．
- □ チフス症は，腸チフス菌（*Salmonella* Typhi）あるいはパラチフスA菌（*S.* Paratyphi A）による全身感染症．バラ疹（バラの花色の皮疹），高熱，脾腫などを認める．下痢は少ない．胆嚢などに保菌する病後保菌者は，感染源として重要．ヒトのみが感染し，動物の自然感染はない．抗体の上昇をみて補助診断（ウイダール反応）する．病初期には血液が，数週間遅れて尿，胆汁，便などが菌検出材料となる．回復時に発症することがある腸穿孔に注意したい．ワクチンはまだ開発中．3類感染症．
- □ サルモネラ症は，*S.* Enteritidis, *S.* Typhimuriumなどチフス症の原因となる菌以外のサルモネラ属の菌で起こる下痢性疾患．汚染飲食物摂取10〜70時間の潜伏期の後，下痢，腹痛，発熱などで発症する．鶏卵鶏肉の汚染やミドリガメ（ペット）や健康保菌者などが感染源として重要．

3）赤痢菌 *Shigella* spp.

- □ A〜Dの4亜群から成り，赤い下痢（＝血便）を特徴とする3類感染症の原因菌．A亜群赤痢菌は志賀潔の発見によるものであり志賀赤痢菌と名付けられた．この菌の一部は志賀毒素（ベロ毒素と同一）を産生し，病原性が最も強い．1〜4日の潜伏期で，菌は大腸の上皮細胞に侵入して次々と腸管上皮細胞を死滅させ，出血，血便となる．大腸を標的とするため，便意が続く（裏急後重，しぶりばら，テネスムス）．発熱を伴う．
- □ かつてはA亜群，その後輸入事例が増え，アジアに多いB亜群やもっとも軽症のD亜群が増えて来ている．

4）エルシニア *Yersinia* spp.

- □ エルシニア・エンテロコリチカ（*Y. enterocolitica*）や偽結核菌（*Y. pseudotuberculosis*）の他ペスト菌（*Y. pestis*）が含まれる．エンテロコリチカはさまざまな病気（虫垂炎，胃腸炎，結節性紅斑，関節炎など）との関係がいわれているが，明確でない点も多い．ただし，胃腸炎は毒素原性大腸菌のST様毒素によることが知られている．食中毒菌のひとつ．
- □ 偽結核菌も類似の病態との関係がいわれている．スーパー抗原毒の産生が明らかになり，泉熱との関係もいわれている．菌名は，動物実験で結核結節に類似した病変をつくることに由来する．
- □ ペスト菌は，ネズミのようなげっ歯類の動物の病原体で，ノミが媒介しヒトに感染する．臨床的には，腺ペスト（リンパ節炎に留まる）と肺ペスト（重症型ペストで，ヒトからヒトへ経気道的に感染が広がる）がある．
- □ 肺ペストの死亡率・伝染性はともに高く，黒死病の異名が有り，ペスト菌がバイオテロに

---

*12 **HUS**：Hemolytic uremic syndromeの略．溶血性貧血，尿毒症，血小板減少症を同時に引き起こす病態．腸管出血性大腸菌感染時の回復期に（発病から1週間後位から）全症例の数％程度に現れる．この菌が産生するベロ毒素（Stxとも呼ばれる）による病態と考えられるが詳細は不明．

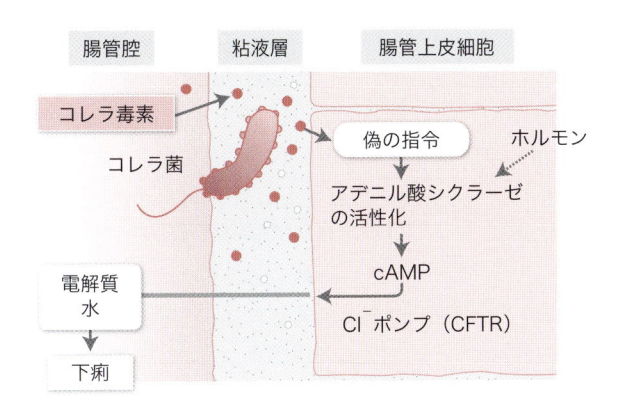

●図3 コレラ毒素の下痢誘導作用

用いられることが恐れられている．

5）コレラ菌 *Vibrio cholerae*

- ビブリオ属の代表的な菌で，現在も世界各地で流行している（**第7次パンデミック**）．菌の生物学的性状から**アジア型（古典型）とエルトール型**に分けられ，後者が現在流行中である．典型的なコレラ（激しい下痢）を引き起こすのは，**コレラ毒素**を産生するコレラ菌のうちO血清型が**O1**あるいは**O139**によるものである（**3類感染症**）．O1抗原は，小川，稲葉，彦島型に細分される．

- その他のO血清型（O2〜O138など）のコレラ菌はコレラほど激しくない下痢性疾患を引き起こすことがあるので，食中毒原因菌に指定されている．これをまとめて，non-O1/O139型コレラ菌あるいはnon-O1/O139 agglutinable *Vibrio*（NAGビブリオ）と呼ぶ．

- コレラ菌は主として水系感染するコンマ型桿菌．口から入り，一部は胃酸をくぐり抜けてTCP線毛などで付着．コレラ毒素は，G_{M1}ガングリオシドを受容体として腸管上皮細胞に作用し，アデニル酸シクラーゼを活性化し，cAMP濃度を上昇させ，Cl^-イオンチャンネルでCl^-イオンをくみ出す結果，激しい下痢となる（図3）．便性状は"**米のとぎ汁様**"と表現される．

- 発展途上国ではコレラで死亡する率は高く10〜30％程度の報告もある．先進国では1％以下．死因は，**脱水症**が多い．脱水症には，経口補液（ORS：水＋塩類＋糖）が安価で入手しやすい．口から取れない場合は，経静脈補液をする．一部の国では，経口弱毒生ワクチン，経口不活化コレラワクチンが予防に用いられている．

6）腸炎ビブリオ *Vibrio parahaemolyticus*

- 好塩菌で，海水中に生息し，淡水中では生存不可能である．魚介類が原因となる食中毒の原因細菌．1950年，大阪で発生したシラス食中毒事件を契機に藤野恒三郎博士らが発見した．OとK抗原の組み合わせで型別される．このOK血清型と病原性にはある程度の相関がある．近年は，O3：K6およびその変異型クローンが世界中で流行中である．

- 病原因子として，本菌の持つ特異な溶血活性（神奈川現象と名付けられた）を示す**耐熱性溶血毒**（TDH）とその類似毒素（TRH）が注目された．多くの一般的な細菌のように環状染色体1個を持つのと異なり，腸炎ビブリオのようなビブリオ属の細菌は大小2つの環状

染色体を持ち，それぞれの染色体上に1セットの**3型分泌装置**（T3SSあるいはTTSS）を持つ．とくにTTSS-2が腸管病原性と強い相関があり，TTSS-2のエフェクターの重要性がいわれている．
- **海産魚介類**を原因食とする感染毒素型食中毒の代表例．

7）ビブリオ-バルニフィカス *Vibrio vulnificus*
- 抵抗力の減弱した（たとえば肝硬変）ヒトに経皮的（皮膚の傷口）あるいは経口的に本菌が血中に侵入し，**軟部組織壊死**を引き起こし，急激に進行し，高い率で死に至らしめる．ビブリオ属菌は一般に下痢性疾患の原因となるが，本菌は腸管外感染症の代表例である．劇症型A群レンサ球菌感染症に臨床上類似しており，合わせて"ヒト食いバクテリア症"と一般にいわれることがある．

8）エロモナス *Aeromonas* spp.
- 創傷（傷口）感染する場合もあるが，食中毒の原因菌として知られている．汽水域に生息する．

9）カンピロバクター・ジェジュニ *Campylobacter jejuni*
- ラセン状菌で両端に鞭毛を持つ．微好気性菌（5% O_2）．鶏肉など動物由来食品による食中毒のことが多い．
- 下痢便から分離されるカンピロバクターの多く（90〜95％）は*C. jejuni*，まれに*C. coli*．
- 38℃台の発熱，腹痛，下痢，ときに血便．発症1〜2週間後に末梢神経性麻痺を起こすことがある（併発症/続発症）．これは，この菌のLPSの構造が末梢神経鞘のGm1型ガングリオシドに似るために起こる．**ギラン・バレー症候群**といわれる．

10）ヘリコバクター・ピロリ *Helicobacter pylori*
- カンピロバクターに似てラセン状の微好気性菌．Marshallらにより1982年に胃生検材料からはじめて分離された（2005年度のノーベル生理学・医学賞受賞）．菌体に数本の鞭毛がある．
- 強い酸のある胃で生きることができるのは，尿素を分解してアンモニアをつくるウレアーゼを産生し，酸を中和するためである．
- 乳幼児期に経口的に感染すると思われるが，詳細はまだ不明．発展途上国では乳児期の感染率が高く（＞50％），先進国では高齢者になるほど感染率が高い（＞40％）．感染すると，自然治癒はほとんど期待できない．
- **胃炎，胃・十二指腸潰瘍，胃がん**と本菌の間には高い関係がある（喫煙と肺がんの関係と同程度）．病原因子として**CagA**，**VacA**，**ウレアーゼ**などがいわれている．
- 病原性が明らかとなってきたので，積極的な化学療法による除菌法（3剤併用PACあるいはPAMレジメ療法）が保険適応となった．

4 院内感染の原因となりやすい菌—6菌種【Ⅰ. 一般細菌】

1）緑膿菌 *Pseudomonas aeruginoza*

- □ 1本の鞭毛を持つ桿菌．淡水・植物などさまざまな環境中の他，ヒト腸管など，水分の多い所に広く分布する．緑色の色素を産生し，臨床検体（膿など）が色付くことで本菌の感染に気付くことがある．
- □ グルコースを発酵できないグルコース非発酵菌の代表例．
- □ 抗菌薬に自然耐性を持ち，菌交代症，日和見感染，院内感染などの病気の原因となる．近年カルバペネム，アミノ配糖体系薬剤にも耐性となった多剤耐性緑膿菌MDRPが出現し，問題となっている．

2）鼻疽菌 *Burkholderia mallei* および類鼻疽菌 *B. pseudomallei*

- □ 外傷や経気道感染し，類鼻疽症（メリオイドーシス）の原因となる．熱帯・亜熱帯に多く，死亡率も高い．セパシア（*B. cepacia*）もバークホルデリア属の菌であるが，緑膿菌に似て，広く常在し，日和見感染，院内感染などを起こす．

3）クレブシエラ *Klebsiella* spp.

- □ **肺炎桿菌**（*Klebsiella pneumoniae*）と *K. oxytoca* が臨床的に問題となる．抗菌薬への耐性傾向があり，菌交代症から分離されることが多い．前者は呼吸器感染症，尿路感染症，敗血症，髄膜炎などから，後者は下痢性疾患から分離される．Neufeld（ノイフェルド）莢膜膨化試験は肺炎桿菌の莢膜抗原の検査法．

4）セラチア *Serratia* spp.

- □ 小型の桿菌で，**赤色色素**を産生する株がある．抗菌薬に自然耐性があるため，菌交代症として病院内の汚染が進みやすい．ネブライザー水の汚染が原因と思われる院内感染が報告されている．

5）レジオネラ属 *Legionella pneumophila*

- □ レジオネラ症（肺炎）型とポンティアック熱（かぜ様疾患）型の気道感染症の原因となる病原細菌．淡水中に生息，エアゾールとして経気道的に感染する．たとえば，クーラーの冷却水，入浴施設など．
- □ 肺では肺胞マクロファージに貪食されるも殺菌されず，自然水ではアメーバ（原虫）に入るも同様に消化・殺菌されず増殖する．*L. pneumophila* がヒトのレジオネラ属感染の80％以上を占める．抗菌薬で治療するが，細胞内に入り込み増殖するので，細胞内移行性の抗菌薬を用いる（マクロライド，リファンピシン，ニューキノロン）．
- □ 培養はBCYE α寒天培地．尿中の*Legionella*特異抗原の検出も有効．

6）アシネトバクター属 *Acinetobacter* spp.

- □ 土壌・水中などに広く分布，動物の糞便などからも分離される．院内感染・日和見感染（菌血症，肺炎，尿路感染など）の原因となる．近年，**多剤耐性菌**が出現し問題となっている．死亡例も報告されている．

● 表2　性感染症（sexually transmitted diseases : STD）の原因微生物

疾患名	原因微生物名	微生物の種類
梅毒	梅毒トレポネーマ*	細菌
淋病（淋疾）	淋菌*	細菌
軟性下疳	軟性下疳菌*	細菌
性病性リンパ肉芽腫症（第4性病）	トラコーマ・クラミジア*	細菌（クラミジア）
HIV感染症（エイズ）	HIV	ウイルス
尖圭コンジローマ/子宮頸がん	ヒトパピローマウイルス	ウイルス
性器ヘルペス	単純ヘルペスウイルス（HSV-2）	ウイルス
B型肝炎	B型肝炎ウイルス	ウイルス
腟カンジダ症	カンジダ・アルビカンス	真菌
アメーバ赤痢	赤痢アメーバ	原虫
腟トリコモナス症	腟トリコモナス	原虫
疥癬	疥癬虫	昆虫

＊旧性病予防法の適応とされた疾患

5 性感染症と関係のある菌─3菌種【Ⅰ．一般細菌】（表2）

1）ナイセリア属 Neisseria spp.

□ 臨床的に重要なのは，淋病の原因菌である**淋菌**（Neisseria gonorrhoeae）と流行性脳脊髄膜炎の原因である**髄膜炎菌**（N. meningitides）である．グラム陰性の双球菌．

□ 淋菌は性感染症の原因のひとつ．男性では，尿道炎・副睾丸炎，女性では腟炎・子宮頸管炎・卵巣炎などを起こし不妊になることもある．保菌産婦の場合，産道感染で新生児に淋菌性眼結膜炎（膿漏眼）となる．今でも発展途上国ではこのための失明が多い．抗菌薬の点眼で予防する（**クレーデ法**）．ペニシリナーゼ産生性淋菌（PPNG）が増えており，治療薬の工夫が必要である．

□ 髄膜炎菌は経気道感染し，菌血症から髄膜炎を引き起こす．発熱，頭痛などの非特異的な症状の他点状皮下出血などを伴う．誤診などで適切な治療がないと，死亡率は高い．

2）軟性下疳菌 Haemophilus ducreyi

□ 性病（接触感染）である軟性下疳の原因菌で，グラム陰性桿菌．

□ 感染20時間後より局所に発赤，腫脹，膿疱，潰瘍などが生じる．梅毒に似るが，病変部は軟らかい．

3）梅毒トレポネーマ Treponema pallidum

□ **梅毒の病原体**．ラセン状菌で，グラム陰性．スピロヘータの仲間で特有の回転運動をする．人工培養不可能．乾燥，温度などに対する抵抗性は弱いので，直接接触でのみ伝染する（性感染症）．

□ 10〜30日の潜伏期の後に局所に**硬性下疳**，領域のリンパ節腫脹が出現（第1期），その後，これらの症状は自然に改善するも，菌は全身に広がり，皮膚・粘膜の**発疹**や骨に梅毒性の変化を起こす第2期を経て，感染5年程度で皮膚潰瘍・肝臓などの内臓に**ゴム腫**を生ずる（第3期）．ついには中枢神経などの異常を生じ，**変性梅毒**となり，死に至る（未治療の場合）．妊婦の感染では，経胎盤的に母児感染し，死産や病期の進んだ**先天梅毒児**となる．

- [ ] 菌の培養ができないので血清診断する．カルジオリピンを抗原とした**ワッセルマン反応**，梅毒トレポネーマ菌体抗原を用いたTPHA試験など．

6 抗酸菌 *Mycobacterium* spp. —3菌種【Ⅰ．一般細菌】

1) 結核菌 *Mycobacterium tuberculosis*

- [ ] 抗酸性染色法（チール・ネールセン染色）で，フクシン系の赤色色素に染まると酸性下でも脱色されない細菌群を抗酸菌[*13]という．グラム染色では陽性．培養は，**小川培地**．**多剤耐性結核菌（MDR-TB）**が出現し，問題となっている．
- [ ] 結核菌（*M. tuberculosis*）が代表的なヒト病原性抗酸菌．細胞壁は脂質に富み，乾燥などに強く**空気感染**しやすい．はじめて結核菌に感染すれば，初期原発巣と局所のリンパ節炎が起こる（**初期変化群**）．これに続いて発症する1次結核症と高齢など抵抗力の低下で発症する2次結核症がある．
- [ ] 結核での全世界の死亡者は年約200万人と推定．我が国では，発症者が年約3万人，死亡者は年約2,000人で，減少傾向にあったが，1997年には罹患率が増加に転じ1999年には「結核緊急事態宣言」を出した．その後再び減少傾向にある．
- [ ] **ツベルクリン反応**は，遅延型過敏症反応の原理に基づく結核感染の有無を調べる検査法．しかし，予防に用いるBCGワクチン[*14]接種や非定型抗酸菌感染などと区別できない．被験者のリンパ球のインターフェロンγ産生能を調べる検査法は結核菌感染の診断法として有望．治療は化学療法が中心で，6ヵ月間の3剤併用（INH, RFP, SM/EB），さらに3ヵ月の2剤併用（INH, RFP）が一般的である．世界保健機構（WHO）は**DOTS**（directly observed treatment, short course）[*15]を薦めている．

2) 非定型抗酸菌 Atypical mycobacteria

- [ ] 非定型抗酸菌（非結核性抗酸菌）とは，**結核菌群以外の培養可能な抗酸菌群**で，ヒトからヒトへの感染はない．肺に基礎疾患を持つとか，感染抵抗の減弱した糖尿病，肝硬変などを持ったヒトに日和見感染的に肺結核類似症を起こす．抗酸菌症のうち約20％を占める．*M. avium* complex（MAC）によるものが多く75％を占め，*M. kansasii*が13％程度である．後者は化学療法が有効であるが，**MAC症は難治性**である．

3) らい菌 *Mycobacterium leprae*

- [ ] らい菌（*M. leprae*）は，**ハンセン病**（らい）の原因菌である．人工培養は現在も不可能．鼻粘膜から感染し，10年以上の長い潜伏期の後，発症する．体温の低い鼻，耳などのほか神経にも入り込み，増殖性炎症を起こす．結節型・らい腫型・中間型に分類することもある．新規患者は世界で年50万人，我が国では10例程度．RFPなどの化学療法が有効．

[*13] 抗酸菌のみを赤く染めることができるチール・ネルセン（Ziehl-Neelsen）染色法で染めて顕微鏡で調べる．検体中のおおよその菌数をガフキー（Gaffky）号数で表す（最近では－から1＋，2＋，3＋での記載法が薦められている）．

[*14] **BCGワクチン**：弱毒化したウシ型結核菌の生菌ワクチンで，肺結核の予防ワクチンと広く考えられているが，十分な証拠に乏しい．結核性髄膜炎や粟粒結核など重症化の予防効果は認められている．

[*15] **DOTS**：患者が指示通り薬を服用していることを目の前で確認しながら治療を進める投薬法．人手がかかるので，短期（強化）化学療法が薦められる．

7 ワクチンと関係のある菌—2菌種【Ⅰ.一般細菌】

1）百日咳菌 Bordetella pertussis

- ☐ 頑固な咳（痙攣性咳嗽）を特徴とする呼吸器感染症である百日咳の原因．長い（7～10日）潜伏期の後，カタル期（非特異的なかぜ様症状）を経て，咳嗽発作期に至り，**レプリーゼ**といわれる咳（吸気時に笛声様音が聞こえる）が特徴．この発作時に嘔吐，脱水，低酸素症，脳症などが加わり増悪することがある．やがて回復期に至る．
- ☐ 予防すべき感染症．ワクチンは**3種混合（DPT）ワクチン**として投与する．D：ジフテリア毒素（トキソイド），P：百日咳菌毒素（トキソイド）およびヘムアグルチニン，T：破傷風菌毒素（トキソイド）

2）インフルエンザ菌 Haemophilus inflenzae

- ☐ インフルエンザ（ウイルスによる疾患）の原因と間違われてこの名が付けられた（学名：*Haemophilus inflenzae*）．増殖にX因子とY因子が必要．莢膜の抗原性でa～fに型別され，b型菌が乳幼児の髄膜炎の原因となりやすい．予防に**b型莢膜抗原を用いたワクチン（Hibワクチン）**が用いられる．

8 有用微生物として用いる—2菌種【Ⅰ.一般細菌】

1）プロテウス Proteus

- ☐ 周毛性鞭毛を持つ桿菌で，遊走能（スワーミング）が強く寒天平板培地上でコロニーを形成し難い．O抗原がリケッチアと共通抗原性を有することを利用し，**リケッチア症の血清診断**に用いられる（**ワイル・フェリックス反応**という）．

2）乳酸桿菌 Lactobacillus spp.

- ☐ グラム陽性の桿菌．糖を発酵して乳酸をつくる．虫歯の原因となるものもあるが，ほとんどは非病原性で，常在細菌叢を形成する．チーズやヨーグルトの製造に利用する．
- ☐ **デーデルライン桿菌**は成人女性の膣内に常在し，病原細菌類の増殖を防ぐ自浄作用を担う乳酸桿菌群のひとつである．
- ☐ **ビフィズス菌**（Bifidobacterium）は，母乳栄養児の腸管内で病原菌の侵入を防いでいる乳酸・酢酸菌のひとつで，Y字型の分枝した形体を示す．

9 その他【Ⅰ.一般細菌】

1）マイコプラズマ属 Mycoplasma spp.

- ☐ 細胞壁とペプチドグリカンを持たない小型の細菌で，かつて濾過性病原体と呼んだ．泌尿生殖器や呼吸器に常在するマイコプラズマも多い．本菌の培養には，コレステロールが必要（PPLO培地など）．次の2つが，ヒト病原性を有する．
    - ①**肺炎マイコプラズマ**（*Mycoplasma pneumoniae*）による肺炎は，ペニシリン（ペプチ

● 表3　昆虫がベクターとなる経皮感染症

昆虫の種類	感染症名
蚊	マラリア，デング熱，日本脳炎，黄熱，ウエストナイル熱
ノミ	ペスト，発疹熱
ダニ	つつが虫病，日本紅斑熱，ライム病
シラミ	発疹チフス
ツェツェバエ	アフリカ睡眠病

ドグリカンが標的）が無効なため異型肺炎と呼ばれていた．現在では，マイコプラズマ肺炎として知られ，ヒト—ヒト感染が知られている．下肺野に淡い陰影をみる例が多い．マクロライド系抗菌薬が第1選択．

②**ウレアプラズマ**（*Ureaplasma urealyticum*）は尿道炎の原因となる．

2）野兎病菌 *Francisella tularensis*

□ ウサギなど野生動物が保菌．ノミ，ダニによる経皮感染と経気道や経口感染する．動物の毛皮や狩りで射とめた野生動物の肉などの摂取で感染する．発熱やリンパ節腫脹を呈する腺型野兎病と肺炎で発症する肺型野兎病がある．致死率10％程度．

3）レプトスピラ属 *Leptospira* spp.

□ 熱帯・亜熱帯地方の多様な動物の腎臓に感染し，尿中に排菌され環境水の汚染により，経皮的にヒト体内に侵入する．次の2つの病態がある．

①**ワイル病**：発熱に黄疸と粘膜の出血を伴い重篤．*Leptospira interrogans* による．

②**秋季レプトスピラ症**：地方によっては**秋疫**（あきやみ），**用水病**，**七日熱**などとも呼ばれる．我が国でも九州南部，沖縄でみられることがある．病原体は，ワイル病病原体のものと血清型が異なる．

4）回帰熱ボレリア *Borrelia recurrentis*

□ 回帰熱ボレリアは，ラセン状菌のひとつ．数日単位の有熱期と無熱期を繰り返す（**回帰熱**）．げっ歯類の動物がリザーバー（保菌動物）．

□ ライム病ボレリアは，**ライム病**（米国の地方名）の病原体で，発熱，関節痛，筋肉痛，遊走性紅斑．野生動物—ダニ—ヒト感染．

10 各種リケッチア 【Ⅱ．リケッチア】

□ グラム陰性の小球桿菌．動物細胞内でのみ2分裂増殖する．増殖するのに必須な物質を宿主細胞から供給されなければならないので，**偏性細胞内寄生性**という．細胞外では不安定（消毒剤に弱い）で，多くの場合，節足動物（リザーバー[*16]）には卵を介して垂直伝播する．ヒトは節足動物（ダニ・シラミなど）を介して感染する（節足動物はベクター[*16]でもある）（表3）．当初ウイルスと考えられたが，①DNAとRNAの両方を持つ，②抗菌

[*16] **リザーバー**：病原体を保有し続ける動物のことで，これらの動物を吸血し，ヒトに病原体を伝播させる節足動物（ノミ，ダニなど）を**ベクター**という．節足動物自身が病原体を保有し続ける場合もあり，リザーバーを兼ねる場合もある．

- 薬が有効，などから細菌である．
- □ **リケッチア症の病原体**で，**発疹チフス・発疹熱・ロッキー山紅斑熱・日本紅斑熱**の原因となる**リケッチア属**とつつが虫病の原因となる**オリエンチア属**のリケッチアがヒトに病原性を発揮する．エールリキア症などを起こすリケッチアは，単球や顆粒球細胞の食胞内で増殖する．抗体の増殖の有無を**ワイル・フェリックス反応**[*17]で検査する（補助診断法）．細胞内に入りにくいβ-ラクタム，アミノ配糖体などは無効で，細胞内へ移行できるテトラサイクリンが有効．
- □ **発疹チフスリケッチア**は，発疹チフスの病原体で，シラミが媒介（ベクター）する．感染後，10日くらいの潜伏期を経て，高熱，**バラ疹から出血疹**など．シラミの駆除で予防．
- □ **発疹熱リケッチア**は，発疹チフスの軽症型．ネズミが保菌，ノミが媒介．
- □ **紅斑熱群リケッチア**は，高熱と紅斑を主徴とし世界各地にみられる．ダニがリザーバー兼ベクターである．我が国では1983年にはじめて報告され，九州や四国などでみつかっている**日本紅斑熱リケッチア**がある．
- □ **つつが虫病リケッチア**はつつが虫病の病原体．ツツガムシ（ダニの1種）がリザーバーとベクターを兼ねる．ツツガムシに刺された後約10日の潜伏期の後，皮膚の刺し口に痂皮を伴う潰瘍を認め，全身症状として高熱，関節痛，発疹，リンパ節腫脹などを認める．現在見られる新型つつが虫病は，北海道・沖縄を除く各地で感染事例がある．

11 各種クラミジア 【Ⅲ．クラミジア】

- □ リケッチアに似て**偏性細胞内寄生**性細菌のひとつであるが，細胞内で特異な増殖様式[*18]（図4）を持つ点で他の細菌と大きく異なる．また，ベクターを必要としない点でもリケッチアと異なる．宿主細胞内でウイルスと似て**封入体**[*19]をつくる．
- □ **トラコーマクラミジア**は，①伝染性の**角結膜炎（トラコーマ）**，②**性感染症**（尿道炎など）の原因となる．トラコーマは，患者の手やタオルなどが伝染経路として重要．新生児の経産道感染では封入体結膜炎もある．性感染症としては，（性病性）**リンパ肉芽腫症**（鼠径リンパ節の腫脹化膿）と**尿道炎**タイプがあり，後者の頻度が圧倒的に多い．治療しないと，男性では前立腺炎，女性では卵管炎などに進み不妊症になる例もある．
- □ **肺炎クラミドフィラ**は，**クラミジア肺炎**の原因となる他，最近では，動脈硬化や虚血性心疾患との関連もいわれている．
- □ **オウム病クラミドフィラ**は，オウムなどのペット鳥類の排泄物をヒトが吸いこむことで，**オウム病（肺炎）**を引き起こす．

[*17] **ワイル・フェリックス反応**：プロテウス菌がリケッチアと共通抗原性を持つことを利用したリケッチア症の血清学的診断法．
[*18] クラミジアは細胞外に存在する基本小体（感染粒子）と宿主細胞内で2分裂増殖する網様体の2つの形態を取る．
[*19] **封入体**：宿主細胞の細胞質・食胞や核内にクラミジアやウイルスが増殖して塊として存在する様子の顕微鏡的観察所見．クラミジアでは食胞内に封入体をつくる．

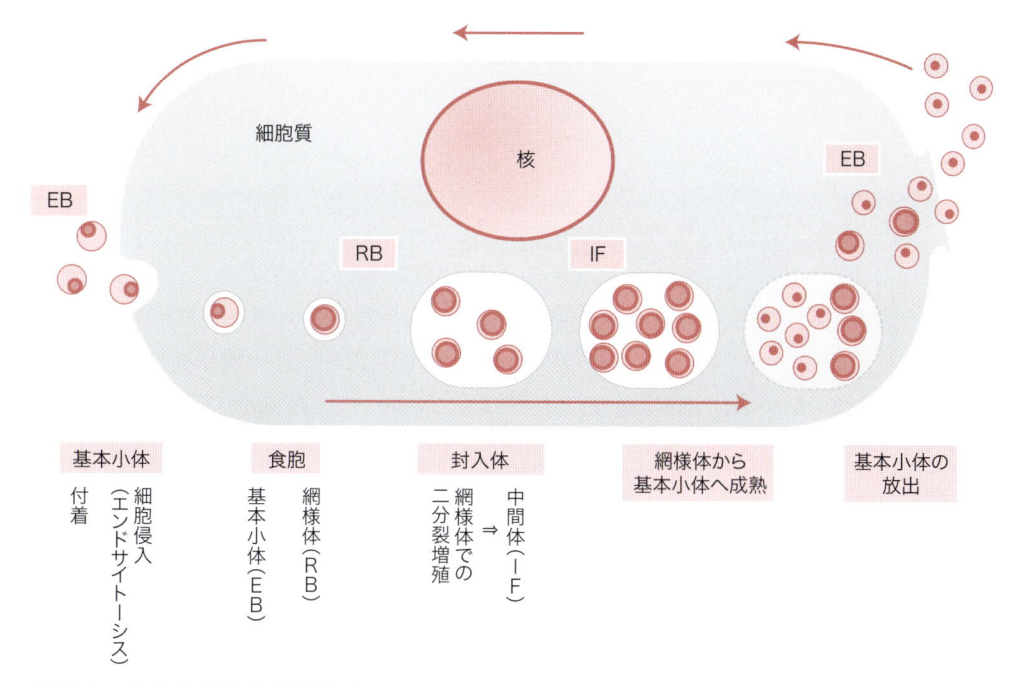

●図4　クラミジアの増殖様式

図中ラベル：
- 細胞質
- 核
- EB
- RB
- IF
- EB
- 基本小体 付着（細胞侵入（エンドサイトーシス））
- 食胞 基本小体（EB）
- 網様体（RB）
- 封入体 中間体（IF）⇒網様体での二分裂増殖
- 網様体から基本小体へ成熟
- 基本小体の放出

2 主なウイルス性疾患

1 インフルエンザ Influenza

- □ インフルエンザはインフルエンザウイルス感染により発症する気道感染症である．
- □ インフルエンザウイルスはオルソミクソウイルス科に属し，それぞれA型インフルエンザ属，B型インフルエンザ属，C型インフルエンザ属に分類される．三型のうち，流行的な感染の拡がりをみせるのはA型とB型である．
- □ 毎年世界各地でインフルエンザの流行がみられ，我が国は毎年11月下旬～12月上旬にはじまり，1～3月頃に患者が増加し，4～5月にかけて減少していく．夏期に患者が発生し，インフルエンザウイルスが分離される場合もある．
- □ A型およびB型インフルエンザの臨床症状は，感染後1～3日の潜伏期間の後，発熱（38～40℃の高熱），頭痛，全身倦怠感，筋肉痛などの全身症状を伴う．
- □ 乳幼児では**インフルエンザ脳症**が起こる場合があり，毎年50～200人報告されており，その10～30％が死亡している．

- **ウイルスの基本構造と性質**
  - □ A型やB型のインフルエンザウイルス粒子表面にはヘマグルチニン（Hemagglutinin：HA，赤血球凝集素）とノイラミニダーゼ（neuraminidase：NA）という2種類の糖タンパク質がスパイク構造物を形成し，HAは受容体結合能，NAは受容体破壊能を有する（図5）．

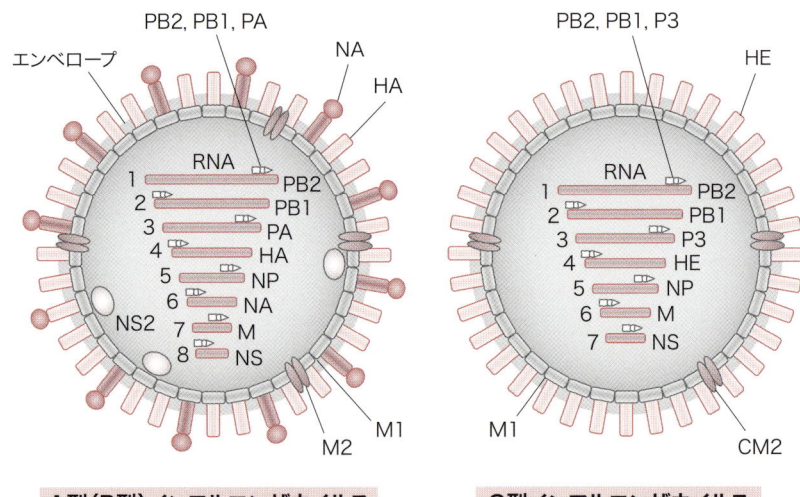

```
                 PB2, PB1, PA                              PB2, PB1, P3
      エンベロープ          NA                                              HE
                          HA
              RNA                                    RNA
            1        PB2                           1       PB2
            2        PB1                           2       PB1
            3        PA                            3       P3
            4        HA                            4       HE
            5        NP                            5       NP
            6        NA                            6       M
       NS2  7        M                             7       NS
            8        NS
                         M2                                     CM2
                    M1                         M1
       A型（B型）インフルエンザウイルス              C型インフルエンザウイルス
```

●図5　インフルエンザウイルス粒子構造の模式図
インフルエンザウイルスはマイナス鎖 ssRNA をゲノムとして有し，A型，B型では8分節に，C型では7分節に分かれている．

A型インフルエンザのHAには16亜型，NAには9亜型の抗原性の異なる亜型が存在する．

□ インフルエンザウイルスはマイナス鎖 ssRNA からなるゲノムが，A, B型は8分節，C型では7分節に分かれて存在する（図5）．

□ A型インフルエンザの抗原変異には不連続変異（大変異）と連続変異（小変異）の2種類の機序がある．不連続変異による新型ウイルス出現でパンデミックが引き起こされる．2009年に新型インフルエンザ H1N1 が出現し，パンデミックを引き起こしたのも不連続変異によるものである．

● **診断と治療・予防**

□ ウイルスの分離は感染初期の患者の咽頭ぬぐい液や鼻腔吸引液を発育鶏卵羊膜腔や組織培養（MDCK細胞）に接種して行う．近年，外来で迅速簡便に診断可能なインフルエンザ抗原検出キットが普及し，診断に広く使われている．

□ 抗インフルエンザ薬には**アマンタジン**と**ノイラミニダーゼ阻害剤**がある．アマンタジンはウイルスのイオンチャンネル M2 の阻害剤でA型のみに有効である．ノイラミニダーゼ阻害剤はA型，B型インフルエンザ両方に有効である．

□ インフルエンザワクチンは，ウイルス粒子をエーテルで処理し脂質成分を除き，感染防御抗原 HA を含む画分を主としたコンポーネントワクチンである．インフルエンザワクチンは感染や発症を完全に防御することはできないが，重症化を防止することが期待できる．

2 ウイルス性肝炎　Viral hepatitis

□ ヒトの肝炎ウイルスはA型肝炎ウイルス（hepatitis A virus：HAV），B型肝炎ウイルス（HBV），C型肝炎ウイルス（HCV），D型肝炎ウイルス（HDV），E型肝炎ウイルス（HEV）の5種類ある（表4）．HAV, HCV, HDV, HEV は RNA ウイルスで HBV は DNA ウイルス

● 表4　肝炎ウイルスの比較

ウイルス名	ゲノム	ゲノムサイズ (kb)	エンベロープ	分類	伝播様式
A型肝炎ウイルス	プラス鎖ssRNA 線状	7.5	−	ピコルナウイルス科 ヘパトウイルス属	糞口
B型肝炎ウイルス	dsDNA（一部ssDNA）環状	3.2	＋	ヘパドナウイルス科 オルソヘパドナウイルス属	血液・体液
C型肝炎ウイルス	プラス鎖ssRNA 線状	9.6	＋	フラビウイルス科 ヘパシウイルス属	血液・体液
D型肝炎ウイルス	プラス鎖ssRNA 環状	1.7	＋	科は未分類 デルタウイルス属	血液・体液
E型肝炎ウイルス	プラス鎖ssRNA 線状	7.5	−	ヘペウイルス科 ヘペウイルス属	糞口

である．

□ HAVとHEVは主として**糞口感染**により，HBV, HCV, HDVは主として**血液や体液を介して伝播**される．

A型肝炎の臨床像と診断

□ HAVはピコルナウイルス科ヘパトウイルス属に分類されるプラス鎖ssRNAウイルスである．

□ HAV感染は一過性の急性肝炎を引き起こし，治癒後に強い免疫が残される．

□ A型肝炎の潜伏期間は2〜6週間であり，発熱，倦怠感に続き血清トランスアミナーゼ（ALT, AST）の上昇がみられる．その後，食思不振，嘔吐，黄疸，肝腫脹などを伴う．通常，1〜2ヶ月の経過の後に回復する．小児では不顕性感染が多く，発症しても軽症ですむことが多いが，高齢者では重症化率が高くなる．

□ A型肝炎の診断には血清中のIgM-HAV抗体の検出が有用である．また，急性期と回復期のペア血清における抗HAV抗体価の上昇により診断できる．

B型肝炎の臨床像と診断

□ HBVはヘパドナウイルス科オルソヘパドナウイルス属に分類される一部に一本鎖部分を持つ不完全な二本鎖環状DNAウイルスである．

□ 急性B型肝炎では1〜6ヶ月の潜伏期の後，発熱，倦怠感，嘔気が起こり，やがて黄疸がみられる．他覚症状として，肝腫大がみられることがある．症状が出ない場合は不顕性感染と呼ぶ．

□ B型肝炎の診断にはHBs抗原/抗体，HBc抗体，HBe抗原/抗体，HBV-DNA検査，HBV-DNAポリメラーゼ活性測定などが行われる．

□ HBV遺伝子は約3,200塩基対からなる環状二本鎖DNAであり，①外被タンパク質をコードするPre-S/S遺伝子，②コアタンパク質（HBc抗原）とHBe抗原をコードするPre-C/C遺伝子，③DNAポリメラーゼ・逆転写酵素・5´末端結合タンパク質（primase）などをコードするP遺伝子，④XタンパクをコードするX遺伝子の4種類のORFからなる（図6）．

□ HBVを部分精製し，電子顕微鏡で観察すると3種類のウイルス粒子が認められる．①直径42〜47nmの二重構造の粒子（Dane粒子），②直径20nmの小型球状粒子，③直径20nm，長さ不均一の管状粒子である．Dane粒子が完全粒子で感染性HBVビリオンである．

C型肝炎の診断と治療

□ HCVはフラビウイルス科ヘパシウイルス属に分類される，約9,600塩基からなるプラス鎖

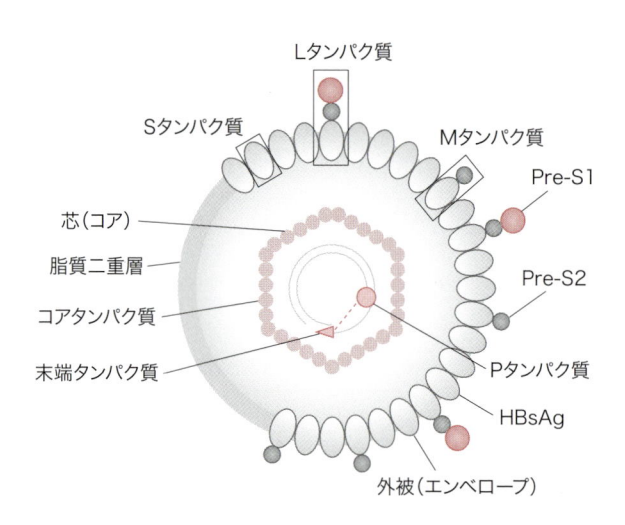

図6 B型肝炎ウイルス粒子の模式図

B型肝炎ウイルス粒子のエンベロープタンパク質にはLタンパク質，Mタンパク質，Sタンパク質があり，ウイルスゲノムのPre-S/S遺伝子から発現される．ウイルス粒子のコアは正二十面体のヌクレオカプシドを形成し，HBc抗原，ウイルスゲノム，ウイルスポリメラーゼ，細胞由来タンパク質から構成されている

- ssRNAウイルスである．エンベロープを有し，直径55〜65nmの球状ウイルスである．
- □ HCVのウイルスゲノムからひとつの大きなポリプロテインが生成され，細胞由来のシグナラーゼ（シグナルペプチダーゼ，シグナルペプチドペプチダーゼ）とウイルス由来のプロテアーゼ（NS2プロテアーゼ，NS3プロテアーゼ）で切断され，少なくとも10個のウイルスタンパク質が産生される（図7）．
- □ C型肝炎は高率に**慢性化**し，10〜20年を経て**肝硬変**になり，やがて**原発性肝細胞がん**が発生する．
- □ C型肝炎ウイルスの診断には抗HCV抗体の測定が行われる．また，ウイルス血症の証明にはRT-PCR法，血中のウイルス量の評価にはRT-real time PCR法が用いられる．
- □ HBVとHCVは原発性肝細胞がんの発症原因となる．
- □ 慢性C型肝炎の治療にはペグインターフェロンとリバビリン療法が標準的治療法であり，NS3プロテアーゼ阻害剤や他のウイルスタンパク質に対する阻害剤の開発が進められている．

● D型肝炎ウイルス

- □ HDVは約1,700塩基からなる一本鎖環状RNAウイルスで，デルタウイルス属に分類される．HDVゲノムの一本鎖環状RNAは分子内で塩基対を形成して二本鎖線状様構造（閉環状）をとっている．HDVは単独では増殖できない欠損ウイルスで，HDV増殖にはヘルパーウイルスとしてHBVの重感染が不可欠である．HDVは直径36nmの球状粒子でエンベロープを有する．エンベロープはHBs抗原を由来とする．
- □ 慢性B型肝炎にHDVが重感染すると肝炎が活動性になり重症化しやすくなる．

● E型肝炎の臨床像

- □ HEVはヘペウイルス科ヘペウイルス属に分類される約7,500塩基からなるプラス鎖ssRNAウイルスで，直径約27nmのエンベロープを持たない小型球形ウイルスである．
- □ E型肝炎はA型肝炎と同様に糞口経路によって伝播し，約1〜2ヶ月の潜伏期間の後，発

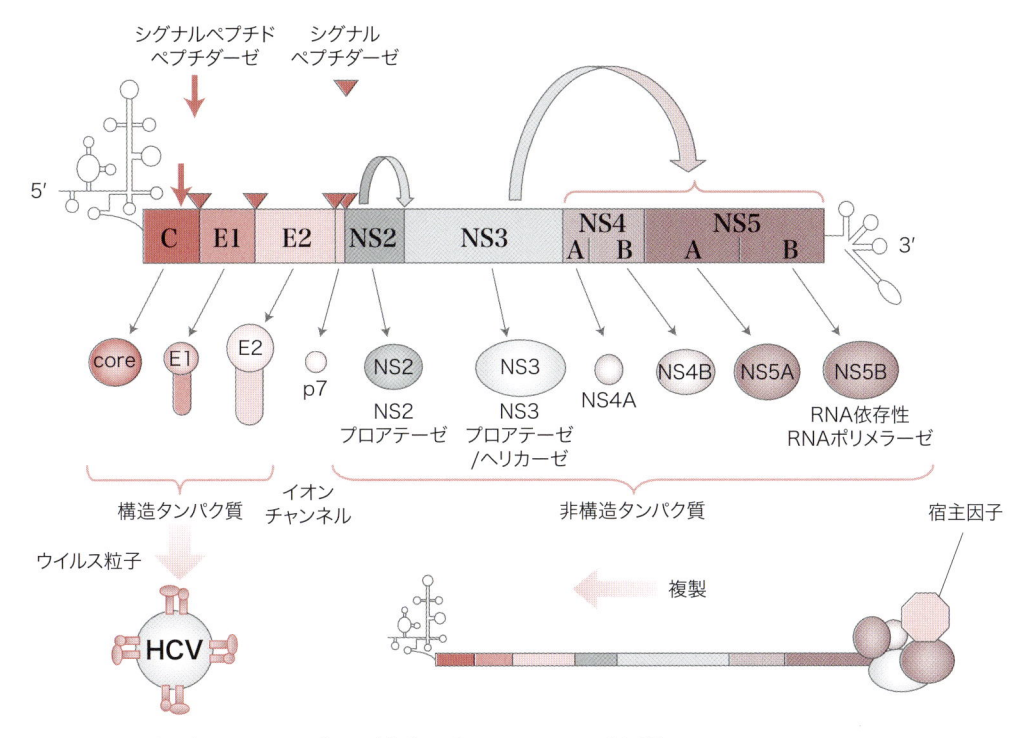

●図7　C型肝炎ウイルスゲノム構造とウイルスタンパク質
C型肝炎ウイルスゲノムはプラス鎖ssRNAウイルスで約9600塩基からなる．ひとつの読み取り枠からポリプロテインが産生され，宿主由来のシグナラーゼとウイルス由来のプロテアーゼで10個のタンパク質に切断され，ウイルス粒子を構成する構造タンパク質とウイルス複製に関与する非構造タンパク質が産生される．

熱，倦怠感，嘔気，黄疸などの急性肝炎を発症する．
- □ E型肝炎はA型肝炎同様，慢性化しないが，妊婦で劇症肝炎の割合が高い．
- □ HEVはブタ，イノシシ，シカからも検出される人畜共通感染症であり，それらの動物との接触や生肉の摂取により感染することが知られている．

3 HIV human immunodeficiency virus

- □ ヒト免疫不全ウイルス（human immunodeficiency virus：HIV）は後天性免疫不全症候群（acquired immunodeficiency syndrome：AIDS）の原因ウイルスである．
- □ HIV感染症は大きく3つの病期（急性感染期，無症候期，AIDS期）に分けることができる．急性感染期（感染後～6週）とAIDS期の長さには比較的個体差は少なく，無症候期の長さに大きな個体差がある（1～10年）．
- □ **急性感染期**には発熱・発疹・リンパ節腫脹などを呈する．
- □ **無症候期**にもHIVは増殖し続ける．
- □ **AIDS期**には日和見感染症，日和見腫瘍（AIDS指標疾患）に罹患する危険が生じる．**AIDS指標疾患**には真菌症（カンジダ症，クリプトコッカス症，ニューモシスチス肺炎），原虫感染症（トキソプラズマ脳症，クリプトスポリジウム症），細菌感染症（化膿性細菌感染症，サルモネラ菌血症），ウイルス感染症（サイトメガロウイルス感染症，単純ヘルペスウイル

ス感染症），腫瘍（カポジ肉腫，原発性脳リンパ腫），その他（HIV脳症，HIV消耗性症候群）など多彩な疾患がある．

☐ HIVの感染にはウイルス粒子のエンベロープgp120と宿主細胞表面CD4との結合が必須だが，gp120のV3エピトープと共役受容体であるケモカイン受容体（CXCR4やCCR5など）との結合も必須である．

☐ HIV感染症の状態を把握するためには免疫状態の指標となるCD4陽性Tリンパ球数および抗ウイルス療法の効果の指標となる血中HIV RNA量が重要である．

☐ 抗HIV薬にはヌクレオシド系逆転写酵素阻害剤，非ヌクレオシド系逆転写酵素阻害剤，プロテアーゼ阻害剤，インテグラーゼ阻害剤，CCR5阻害剤などがある．

☐ AIDSの治療には抗HIV薬を3～4剤組み合わせて併用する多剤併用療法（Highly active anti-retroviral therapy：HAART）が一般的である．HAART療法は強力にHIVの増殖を抑制し，患者の免疫能を回復させるため患者の生命予後は著しく改善された．

4 麻疹　Measles

☐ 麻疹は，麻疹ウイルス（Measles virus）の感染によって発症する．
☐ 麻疹は，症状の重い急性ウイルス感染であり，伝染力が強い．
☐ 我が国でも年間数千から数万人の麻疹患者と数十人の死亡者が報告されている．麻疹の死亡率は，発展途上国では10%以上のこともあり，麻疹患者における合併症である細菌性肺炎によることが多い．
☐ 麻疹は，一度罹患すると終生免疫ができ，再度罹患することは一般的には少ない．

● ウイルスの基本構造と性質

☐ 麻疹ウイルスは，パラミクソウイルス科，パラミクソウイルス亜科，モルビリウイルス属に属するウイルスであり，パラミクソウイルス科のウイルスゲノムは，一本鎖のマイナス鎖RNAである．

☐ 麻疹ウイルスのウイルス粒子はエンベロープを持ち，ヌクレオカプシドは，らせん対称である．また，麻疹ウイルスの粒子はRNAポリメラーゼを持つ．

☐ 麻疹ウイルスは，他のパラミクソウイルス科のウイルスと異なり赤血球凝集活性やノイラミニダーゼ活性を持たない．

☐ 麻疹ウイルスの細胞受容体は，免疫系細胞に発現しているSLAM（signaling lymphocyte activation molecule：CD150）である．麻疹ウイルスのワクチン株などは，補体の制御因子であるCD46をも受容体として利用することができる．エンベロープには，H（hemagglutinin）タンパク質とF（fusion）タンパク質がスパイク状に突き刺さっており，Hタンパク質とFタンパク質に対する抗体のどちらにも感染防御効果が認められる．

● 臨床像と治療

☐ 経気道的に麻疹ウイルスに感染し，感染後の潜伏期間は，約10～14日である．
☐ 麻疹は発熱を伴う結膜炎や上気道炎で発症し，この時期は**カタル期**と呼ばれる．カタル期には涙液や唾液中に大量のウイルスが排出され，頬粘膜に**コプリック斑**と呼ばれる発疹が現れる（図8）．カタル期には麻疹ウイルスの分離は可能であるが，発疹が現れるとウイルスの分離率は低下する．
☐ カタル期の後，熱はいったん下降したかのようにみえるが後再び上昇し，特徴的な発疹が

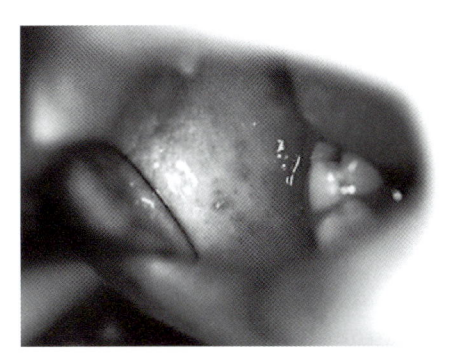

●図8　麻疹におけるコプリック斑
加藤小児科医院ホームページ（http://www.nsknet.or.jp/katoh/measles.html）より転載［巻頭カラー参照］

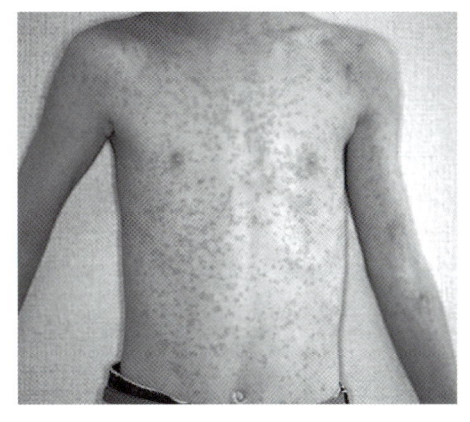

●図9　麻疹
加藤小児科医院ホームページ（http://www.nsknet.or.jp/katoh/measles.html）より転載［巻頭カラー参照］

顔面や頸部に現れ，下降性に全身に広がる（図9）．麻疹の発疹は，皮膚の感染細胞に対するT細胞の反応による．

□ 麻疹ウイルスの感染により一過性の免疫抑制が引き起こされ，その免疫低下により細菌の二次感染が引き起こされ，中耳炎，喉頭炎や肺炎などを発症する．

□ 通常の麻疹に罹患した小児に亜急性硬化性全脳炎（subacute sclerosing panencephalitis：SSPE）が発症する（数万人に一人）．SSPEは，数年の潜伏期間（7〜10年）を経て発症し，進行性に大脳機能が侵され，数年以内には死亡する．

□ 麻疹には効果的な治療薬はないが，予防法として有効な弱毒生ワクチンがある．風疹（Rubella）との二種混合生ワクチン（MRワクチン）の定期接種が施行されている．

5 水痘　varicella

□ 水痘は，主に乳幼児期における水痘・帯状疱疹ウイルス（varicella-zoster virus）の初感染によって発症する．**水痘と帯状疱疹は同じウイルス**によって発症する．

□ 水痘・帯状疱疹ウイルスはヒトに初感染後，全身の知覚神経節にゲノム（DNA）のかたちで潜伏感染する．潜伏感染していた水痘・帯状疱疹ウイルスが再活性化し，帯状疱疹を発症させる．

□ 水痘・帯状疱疹ウイルスは，ヘルペスウイルス科，αヘルペスウイルス亜科，Varicellovirus属に属する．

□ 線状二本鎖DNAをゲノムとして持ち，ウイルス粒子は球形でエンベロープを持つ．エンベロープには侵入過程や粒子形成過程に重要なウイルス糖タンパク質が複数個突き刺さっている．ウイルス粒子は，DNAを包むカプシド，最外層のエンベロープおよびエンベロープとカプシドを支えるテグメントからなる（4章 ウイルス図5参照）．

- **臨床像**
  □ 未感染者は水痘患者の飛沫や水痘患者（あるいは帯状疱疹患者）への接触により，水痘・帯状疱疹ウイルスに感染する．

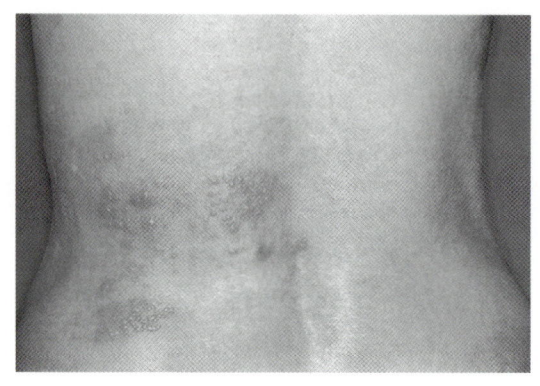

●図10　帯状疱疹
文献2 p742より転載［巻頭カラー参照］

- □ 水痘・帯状疱疹ウイルスは気道粘膜や結膜粘膜から侵入し，所属リンパ節にて増殖し，感染後4～6日後に一次ウイルス血症を引き起こす．肝臓および脾臓でさらに増殖し，二次ウイルス血症を引き起こす．その後，全身に伝播し，皮膚で増殖し，発疹，水疱を形成する（水痘）．感染から発疹出現（潜伏期間）までは約2週間である．
- □ 成人での初感染による水痘発症は，より重症で肺炎や中枢神経症状を合併する割合が高くなる．
- □ 水痘・帯状疱疹ウイルスの再活性化は，ストレス，加齢，免疫抑制や妊娠などに伴い起こる．再活性化した知覚神経節の支配領域に一致して紅斑・水疱が形成される（帯状疱疹）（図10）．帯状疱疹は，皮膚病変にそった疼痛を伴って発症するが，皮膚病変を伴わず疼痛だけのこともある．
- □ 帯状疱疹治癒後にも帯状疱疹後神経痛が長期にわたって残ることもある．
- □ 免疫不全者（特に細胞性免疫応答が低下した場合）や高齢者における水痘・帯状疱疹ウイルスの**再活性化**は，**ウイルス血症**を合併して神経支配領域から離れた部位に**散在性発疹**を形成することがある．

- **診断と治療**
  - □ 診断は，水疱内容液からのウイルス分離や水痘・帯状疱疹ウイルス特異的DNAを検出することにより可能である．
  - □ 水痘の予防法として**弱毒水痘生ワクチン**が認可されており，水痘未罹患乳幼児に接種されている．
  - □ 治療薬は**アシクロビル**や**バラシクロビル**がある．

6 風疹 Rubella

- □ 風疹は，風疹ウイルス（Rubella virus）の感染によって発症する．
- **ウイルスの基本構造**
  - □ 風疹ウイルスは，トガウイルス科，ルビウイルス属に属する．
  - □ 風疹ウイルスは，一本鎖プラス鎖RNAをゲノムとして持ち，ウイルス粒子はエンベロープを持つ．

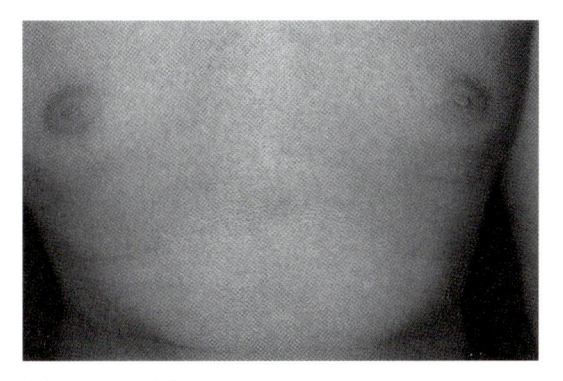

●図11 風疹
文献3より転載［巻頭カラー参照］

- **臨床像**
  - 上気道から飛沫感染することにより発症する．上気道の上皮で増殖したウイルスは，局所のリンパ節でさらに増殖し，ウイルス血症となり全身へ伝播される．
  - **潜伏期**は，14〜21日であり，症状は発熱を伴う紅斑状の**発疹**および**リンパ節腫脹**であるが，小児においては予後良好である．
  - 麻疹によく似た発疹をきたし，発疹は顔面，体幹，四肢へと拡大していくが，数日で軽快する．そのため三日はしかと呼ばれている（図11）．
  - 風疹ウイルスが妊婦に感染した場合は，胎盤から胎児へとウイルスが伝播して先天性風疹症候群（congenital rubella syndrome：CRS）となる場合がある．先天性風疹症候群は，目の異常（白内障など），心血管系異常，両側性感音性難聴が，三主徴であり，血小板減少性紫斑病，肝脾腫，小頭症などを伴う．
  - 妊娠2カ月以内に妊婦が風疹ウイルスに感染した場合の先天性風疹症候群の発生率は60〜85％である．
- **予防と診断**
  - 麻疹（measles）との混合生ワクチン（MRワクチン）が予防に有効である．
  - 診断は，血清からの風疹ウイルス特異的IgM抗体の検出や，咽頭ぬぐい液からのウイルス分離により可能である．

7 風邪症候群

- 上気道（鼻・咽頭・喉頭）や下気道（気管・気管支・肺）における急性炎症を引き起こす病気の総称を「風邪症候群」と呼ぶ．
- 風邪症候群は，インフルエンザウイルス，パラインフルエンザウイルス，RS（respiratory syncytial）ウイルス，アデノウイルス，ライノウイルスやコロナウイルスなどの感染によることが多い．
- **ライノウイルス**
  - ライノウイルスは，いわゆる鼻風邪の原因ウイルスであり，接触感染や飛沫感染によって上気道に感染し，主に上気道症状（鼻漏，鼻閉，くしゃみ，咽頭炎など）を引き起こす．

- [ ] ライノウイルスは，ピコルナウイルス科，エンテロウイルス属に属し，プラス鎖ssRNAをゲノムとして持ち，エンベロープはない．
- [ ] ライノウイルス感染率は，乳幼児や小児に高く，秋と春に多い．小児間における家庭内感染が起こりやすい．
- [ ] ライノウイルスは感染後1〜3日（潜伏期）で鼻咽頭分泌物や鼻腔ぬぐい液からウイルスが分離される．複数の血清型による重感染もみられる．
- [ ] ライノウイルスは，酸性に対する抵抗性がなく至適温度は33℃と低い．

ヒトコロナウイルス

- [ ] ヒトコロナウイルスは，風邪の原因ウイルスであり，上気道に感染後1〜3日の潜伏期があり，その後，鼻汁，鼻閉，くしゃみや咽頭痛などを伴って発症する．
- [ ] ヒトコロナウイルスは，エンベロープを持つウイルスであり，コロナウイルス科，コロナウイルス属に属し，プラス鎖ssRNAをゲノムとして持つ．
- [ ] ヒトコロナウイルスによる風邪は，冬から春にかけて発症することが多い．成人においてより多くみられる．

RSウイルスとパラインフルエンザウイルス

- [ ] RSウイルスとヒトパラインフルエンザウイルスは，乳幼児の呼吸器感染症（下気道感染症）の最も重要な原因ウイルスである．
- [ ] RSウイルスは，ニューモウイルス亜科に属し，ふたつの亜型に分けられる．
- [ ] RSウイルスは，乳幼児の冬期の流行性呼吸器感染症を引き起こす重要な原因ウイルスである．一般に上気道感染を引き起こすが，乳児においては特に重篤化しやすく，下気道感染症（気管支炎や肺炎）に至る例も少なくない．
- [ ] ヒトパラインフルエンザウイルスは，パラミクソウイルス亜科に属し，ヒトの上気道に感染し，主に上気道症状（鼻漏，鼻閉，くしゃみ，咽頭炎など）を引き起こす（おもに冬期）．
- [ ] パラインフルエンザウイルスは抗原性の違いによって，1〜4型に分類される．
- [ ] 小児における初感染でも鼻炎や咽頭炎などの急性上気道炎で終わることが多いが，型によっては（特に3型）重篤な肺炎や気管支炎に至る例がある．
- [ ] RSウイルスとパラインフルエンザウイルスによる再感染は一般的であり，小児の76％と67％にそれぞれの再感染が起こる．

＜参考文献＞
1）『標準微生物学第9版』(山西弘一／監，平松啓一，中込治／編），医学書院，2005
2）『ヘルペスカラーアトラス帯状疱疹』(新村眞人，ほか／編）臨床医薬研究協会／発行，中外医学社／発売，2003
3）『小児科診療　増刊号　小児の皮膚疾患』vol. 66 suppl. P190, 2003

まとめ

- 個々の病原体（細菌やウイルス）はさまざまな特色をもち，腸管感染症（食中毒），有効なワクチンのある感染症，性感染症，院内感染の原因となりやすい病原体などに分けて考えることができる．
- 病原体は，特定の感染症の原因となるのみならず，複数の感染症の原因となるほか，深刻な合併症・続発症の誘因となる．たとえば，腸管出血性大腸菌と溶血性尿毒症症候群，カンピロバクターとギラン・バレー症候群，ヘリコバクターと胃炎／胃潰瘍／胃がん，パピローマウイルスと子宮頸がん，など．
- リケッチア感染症には，リザーバーとベクターの理解が重要である．
- クラミジアは基本小体，網様体，中間体，と姿を変える特異な増殖様式を示す．
- インフルエンザウイルスの抗原変異はパンデミックを引き起こす原因となることがある．
- ヒト肝炎ウイルスにはA～E型の5種類があり，感染経路や臨床像はそれぞれで異なる．
- HIV感染症は，HAART療法の開発により生命予後が著しく改善された．
- 水痘は主に乳幼児期に水痘・帯状疱疹ウイルスが初感染することによって発症し，その後潜伏感染していたウイルスが再活性化すると帯状疱疹を発症する．
- 麻疹と風疹の予防には，混合生ワクチン（MRワクチン）が有効である．
- 風邪症候群の原因ウイルスは複数あり，ヒトコロナウイルスはその内の約15％を占めるとされている．ヒトパラインフルエンザウイルスは冬に多発する傾向があり，RSウイルスは晩秋から早春にかけて流行する．

10章 感染症の疫学

　多数存在する病原微生物は，それぞれ特有の臓器を標的としてヒトの感染症を引き起こす．たとえば，髄膜を好んで感染の場とするもの（髄膜炎菌，クリプトコッカスなど），気道（上気道，下気道，肺）を好むもの（インフルエンザウイルス，肺炎球菌，肺炎桿菌など），腸管を好んで感染の場とするもの（コレラ菌，赤痢菌など）などである．また，各年齢層に特有な感染症も存在する．周産期胎児感染症として注意したいTORCH症候群，小児に多い発疹性ウイルス疾患（新生児期には母体からの移行抗体のために少ない．麻疹，風疹，水痘など），免疫力の低下した高齢者の感染症としては日和見感染原因菌，などである．さらに，感染を受けた場所で，感染症の原因微生物が，絞り込める例もある．たとえば，院内感染・市中感染，熱帯感染，旅行者感染，などである．疫学的情報を含めたさまざまな視点から病原微生物をみることで，原因微生物の特定精度を高めることができる．

Keyword　年齢と感染症，感染の場，臓器別感染症，感染症法

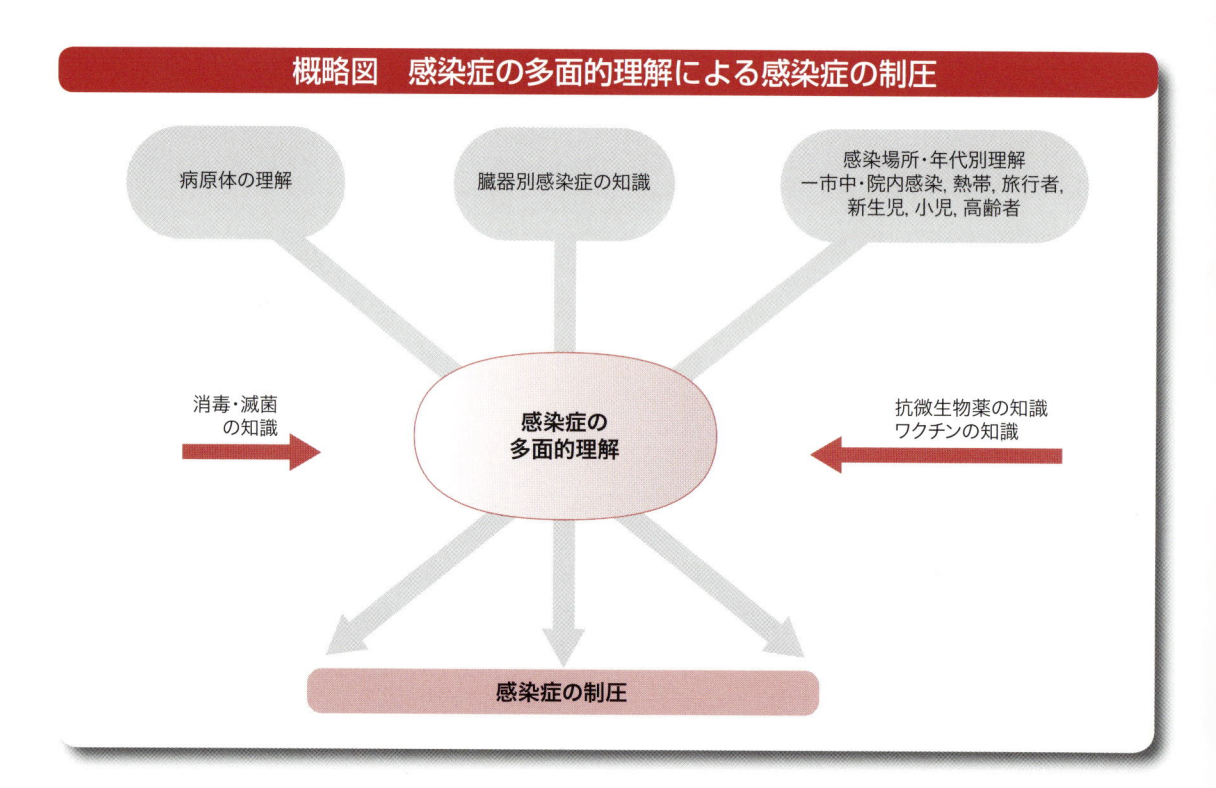

概略図　感染症の多面的理解による感染症の制圧

- 病原体の理解
- 臓器別感染症の知識
- 感染場所・年代別理解 ― 市中・院内感染，熱帯，旅行者，新生児，小児，高齢者
- 消毒・滅菌の知識
- 抗微生物薬の知識　ワクチンの知識

→ 感染症の多面的理解 → 感染症の制圧

1 感染の場による分類—市中感染,熱帯感染,旅行者感染

1 市中感染と耐性菌

　感染の場が医療関連施設（病院,長期療養型施設や特別養護老人施設など）の場合を（病）**院内感染**（あるいは施設内感染）といい,それ以外の,一般の人たちの生活を通じて感染した場合は**市中感染症**といわれる.この場合の感染源はさまざまなものが考えられる.たとえば,健康保菌者からであったり,自ら保菌していたものであったり（健康時には保菌していても問題ないが,免疫力の低下をきたしたときに問題となる,いわゆる日和見感染）,動物の保菌・感染症からであったり,医療関連施設から偶発的に（たとえば,医療従事者・見舞客について,あるいは,医療廃棄物とともに）漏れ出した病原体,などさまざまなケースがありうる.市中感染と院内感染という言葉は,このように感染症の発生場所を意識した分類である.市中感染症と院内感染症の原因微生物は同じものから,性質がやや異なるものまである.

　市中肺炎の原因微生物をみてみると,肺炎球菌,インフルエンザ菌,マイコプラズマやクラミジアなどである.一方たとえば,MRSAや緑膿菌,肺炎桿菌,カンジダ,レジオネラなどが院内肺炎の原因として分離されることが多い.

1）耐性化の進む市中感染分離株

　インフルエンザ菌の市中感染での分離菌株を調べると,βラクタマーゼ非産生性の耐性菌株が増えている.この耐性は**BLNAR**（β lactamase-negative Ampicilin -resistance）と呼ばれ,細胞壁合成酵素（PBP）の変異による.市中感染患者の気道から高頻度に分離される肺炎球菌もペニシリンG耐性株（PRSP）が増加してきている.これらは,市中感染事例でも,抗菌薬選択時に耐性菌による可能性を考えるべきであることを示唆する.さらにcommunity acquired MRSA（**CA-MRSA**）が市中分離株でありながら耐性菌である例があり,その特異な皮膚軟部組織感染能と相まって注目される.このCA-MRSAは,Hospital-acquired MRSAとは明らかに異なり,病院内から市中へ持ち出されたものではなく,市中で新たに発生したと考えられる.また第3,4世代セファロスポリン薬に耐性化した器質特異性拡張型βラクタマーゼ（**ESBLs**）を産生する大腸菌による尿路感染も問題となる.これらは今後,市中感染症の治療薬選択に大きな問題を投げかけることになろう.

2 旅行者感染症・熱帯感染症・輸入感染症

　市中感染の特殊な例として（海外）**旅行者感染症**や**熱帯感染症**に触れておく.海外旅行者の一部の人達は,旅行が原因となって体調を崩す.その多くは感染症によるもので,これを（海外）旅行者感染症という.海外旅行先でトラブルを起こしやすいのは,感染症が未だに猛威をふるっている熱帯・亜熱帯地方への旅行である.日本人にとってはこれまでに曝されたことのない病原体が多いため,感染するトラブルが多く,これらは特に熱帯感染症としても取り上げられることが多い.

　旅行者感染症も熱帯感染症も,我が国へは**輸入感染症**の形で入ってくる.現在日本人の海外に出かける旅行者は年約1,800万人,日本に入国する外国人旅行者も約500万人を数えている.このような国際化,ボーダレス化時代を迎え,旅行者自身はもちろん,輸入食品や輸入ペットなども感染源と疑われている.原因となる病原微生物には,まれだが伝染力,致死率の高い熱帯病もあるが,しばしば感染する身近な感染症もある.最も発生頻度の高い旅行者感染症は,いわゆる**旅行者下痢症**である.この原因となる病原体は表1に示した.このような時代にあって医療従事者は,旅行者感染症や熱帯感染症のことを知っておかなくてはならない.検疫対象疾患は表1に示した**検疫感染症**に規定されている.**感染症法の1類および2類感染症**[*1]を疑った場合は,それぞれ第1種および第2種に指定されている医療機関（指定医療

[*1] p181,表6参照

● 表1　主な輸入感染症

疾患	病原体	
サルモネラ症	サルモネラ属菌	旅行者下痢症
腸炎ビブリオ胃腸炎	腸炎ビブリオ	
大腸菌下痢症	毒素原性大腸菌	
細菌性赤痢	赤痢菌	
チフス症	チフス菌・パラチフス菌	
コレラ	コレラ菌	
鳥インフルエンザ	鳥インフルエンザウイルス H5N1	検疫感染症
デング熱	デングウイルス	
マラリア	マラリア原虫	
ラッサ熱	ラッサウイルス	
マールブルグ熱	マールブルグウイルス	
ペスト	ペスト菌	

（注）旅行者下痢症は複数の下痢原因菌に罹患している例が多いのが特徴．検疫感染症はこの他に，エボラ出血熱，クリミア・コンゴ出血熱，南米出血熱，天然痘がある

機関）が対応する．しかし，診断がつくまでの間には一般の医療機関を受診する可能性が高いので，ある程度の知識は持たなくてはならない．**指定医療機関**では，感染性排水設備や陰圧空調個室，ヘパフィルター付き排気装置などを備え，感染性因子を室外に漏らさないように配慮されている．3類から5類感染症[*1]は一般医療機関で治療を受けることもできるので，たとえば，コレラや赤痢患者をみたことも治療した経験もない医師が特別な感染対策の準備もない医療機関で対応して大丈夫かと危惧する意見もある．いずれにしても，法律にある限り対応できる準備が必要である．

輸入感染症も熱帯感染症・旅行者感染症と重複する点が多い．これらは国外で感染して我が国で発症するので，まるで輸入したかのようにみえるので，輸入感染症とも呼ばれる．ただし，感染国では，輸出したつもりはないので，不適切な用語という意見もある．一応，**輸入感染症を定義**しておくと，「元来我が国には存在しないか，すでに絶滅したと思われる感染症が再び国外から持ち込まれる感染症の総称」である．その主要なものは，検疫感染症に指定されている．これらの感染症患者の診察で，主訴（下痢，発熱，発疹など）とともに問診，特に患者の渡航先と期間，随伴症状，ワクチン接種歴，（マラリア対策として）予防内服，受診までの治療内容，現地の流行状況などを聞き出し，参考にすることが重要である．

2　年齢と感染症
―新生児，小児，高齢者

1　小児・新生児

　感染症の起因菌には年齢によりある程度の特徴がある（表2）．小児の気道系感染には，インフルエンザ菌，肺炎球菌などが多く，肺炎ではこれらに加え，マイコプラズマや肺炎クラミジアなどが多い．敗血症や髄膜炎もインフルエンザ菌，肺炎球菌によることが多い．**新生児**では，B群レンサ球菌（Group B *Steptococcus*：**GBS**）と大腸菌群が約70％，リステリアが約5％，その他ブドウ球菌（MRSAも含む），腸内細菌属の菌によるものが続く．抗菌薬の選択には，①感染病巣はどこか，②原因菌はなにかを推定，③有効な抗菌薬を選び，④それが，**小児特に新生児に使用可能か**，などを考え抗菌薬を選ぶ．新生児期は血漿タンパク質量が少ないこと，**腎機能が未熟**で，**肝臓機能も未熟**で，薬物動態が特殊であることを意識する．可能な限り抗菌薬の投与前に，病原体分離培養用に適切な検体を採取し，培養検査に提出しておく．その他，小児では，尿路感染症などの他に**クループ症候群**[*2]（仮性クループ・咽頭炎），各種の**発疹性ウイルス疾患**（麻疹，風疹，突発性発疹，水痘，手足口病，伝染性紅斑など）もよくみられる．これらの感染症が新生児に少ないのは，妊娠中に経胎盤的に母から胎児へIgG抗体が移行（**移行抗体**という）され，数カ月間感染症予防に働くからである．

2　周産期感染症

　妊娠中に母体が感染を受け，胎盤を通じ血行性に母の感染症が胎児に及ぶことがあり，これを**垂直感染**という．産道での感染や新生児の母乳を介する感

[*2]　**クループ症候群**：気道感染に伴う症状のひとつで，急性咽頭尖による犬吠様咳が特徴的な症状である．ジフテリアで起こるものを真正クループ，それぞれのものを仮性クループと呼ぶ．

● 表2　新生児，小児，高齢者の感染症の比較

	新生児	小児	高齢者
垂直感染	B群レンサ球菌（GBS），淋菌，クラミジア，HBV，HCV，HSV［産道感染］：トキソプラズマ，風疹，梅毒，CMVなどTORCH症候群［経胎盤］：HTLV-1，HIVなど［母乳感染］	なし	なし
各種ウイルス性感染症	移行抗体のため発症し難い	麻疹，風疹，水痘，手足口病，伝染性紅斑など	なし（免疫低下で発症もある）
気道感染症	GBS，ブドウ球菌	インフルエンザ菌，肺炎球菌，RSウイルス	肺炎球菌，緑膿菌，モラキセラ
腸管感染症	—	ノロ，ロタウイルス，サルモネラ，カンピロバクター，病原性大腸菌	サルモネラ，腸炎ビブリオ，デフィシル菌，ノロウイルス

染も水平感染ではなく垂直感染と考えるのが一般的である．子宮内感染で胎児が大きな影響を受けるサイトメガロウイルスは産道感染ではあまり傷害を受けない，というような例もある．胎児が感染すると問題となる感染症を **TORCH症候群**（*Toxoplasma gondii*, Rubella virus, Cytomegalovirus, Herpes simplex virus, Othersの頭文字）と総称することがある．

3 高齢者

高齢者の定義は，一般に65歳以上を指すが，上限は限りなく100歳を超える人もいる．したがって，非常に幅広い年齢層を含み，個人差が大きくまとめにくいが，感染症の背後に，悪性腫瘍や動脈硬化性疾患，さらには糖尿病や脂質代謝異常などを持つものが多い．また，一見軽微な感染症が重篤な経過を取る例もあることを考慮する必要がある．マイコプラズマ感染症は少なく，**誤嚥性肺炎**，**褥瘡感染症**などが他の年齢層に比べて多い．高齢者感染症の主な起炎菌の例を表2に示した．

加齢に伴いあらゆる臓器の機能が低下し，いろいろな感染症に高齢者はかかりやすくなっている．また，感染症にかかっても**症状に出にくい**ことがあり，感染症が進行してしまう危険がある．さらに，感染症を契機として，食欲をなくしたり，心不全を増悪したりして重症化する危険もある．したがって，栄養管理とともに**肺炎球菌ワクチン**などを積極的に受け，感染症の予防に努める必要がある．

3 臓器別感染症

1 気道感染症

急性気道感染症とは，気道の急性炎症の総称であり，咽頭炎・喉頭炎，気管支炎や扁桃炎などを含め，最も身近な感染症のひとつである．これらは，ライノ，RS，コロナ，インフルエンザ，アデノ，コクサッキー，エコーなどの各ウイルスが原因であることが多い．この限りでは，抗菌薬の適用はない．難しいのは，**2次感染**を起こしたか否かの判断である．咳嗽，発熱，喀痰の増悪傾向，着色痰，白血球増多（>10,000）をみれば，細菌の2次感染を疑うべきである．たとえば，インフルエンザ菌，肺炎球菌，モラキセラ・カタラーリスなどを疑う．扁桃周囲炎では嫌気性菌の関与も疑う．なお，発熱は一種の生体防御反応なのでむやみに下げるべきでない．解熱剤は頓用で処方する．

成人の**慢性気道感染症**の場合も，インフルエンザ菌が多く，緑膿菌，肺炎球菌，モラキセラ，肺炎桿菌，黄色ブドウ球菌などが続く．小児の肺炎の原因をみると，ウイルス，マイコプラズマ，クラミジア，細菌など多彩である．ウイルスでは，RSウイルスによる肺炎が乳幼児で特に多い．また年長児から学童期にかけて肺炎マイコプラズマ感染も多い．細菌では，インフルエンザ菌が多く，薬剤耐性菌が増えているので注意したい．モラキセラ，黄色ブドウ球菌などとともに，オウム病クラミジアなども分離さ

● 表3　皮膚病変を認める疾患（発疹性感染症）

水疱・膿疱を呈するもの	黄色ブドウ球菌，ブルニフィカス，水疱ウイルス，天然痘ウイルス
丘疹・斑状疹を呈するもの	腸チフス（バラ疹），梅毒（バラ疹），発疹チフス，ライム病，突発性発疹，風疹
出血・紫斑を呈するもの	デング熱，ハンタウイルス（腎症候性出血熱），クリミア・コンゴ出血熱，その他の出血熱
皮膚・軟部組織の壊死をきたすもの	A群溶血性レンサ球菌，ビブリオ・バルニフィクス

れる．

2 発疹性感染症

　小児に特に多い症状で，水疱・膿疱や丘疹・斑状疹などに大別される（表3）．大きさ，形，色，硬さ，部位なども重要な所見である．ワクチンの接種歴，流行情報も参考にする．**薬疹**との鑑別は重要．

　成人の発疹性疾患には，さまざまな原因が考えられるが，高熱を伴い輸入感染症が疑われる場合は，各種の**出血熱**（出血斑：ラッサ，マールブルグ，クリミア・コンゴ熱など），より身近には**デング熱**，バラ疹で特徴のある**腸チフス**などの他，リケッチア感染症も考える．ワクチンが未接種であったり，免疫力の低下がある場合には麻疹，風疹などが成人に発症する場合があり，このような例では重篤に経過することもある．また，すでに地球上から駆逐されたはずの痘瘡（天然痘）ウイルスが，バイオテロ兵器として用いられる危険もいわれている．

3 感染性心内膜炎

　心臓の弁を含む内膜に感染巣ができ，全身症状とともに心機能の低下をきたす．血液培養で起炎菌を同定する．腸球菌を含むレンサ球菌によるものが多く，次いでブドウ球菌，グラム陰性桿菌，真菌などが原因となる．化学療法時には，殺菌性の抗菌薬を長期間，十分量投与する必要がある．

4 敗血症

　菌血症は菌が血液中に存在するが，全身症状を伴うに至っていない病態をいうが，**敗血症**は局所感染症が菌血症を介して全身に進展しさまざまな病態を来す状態をいう．敗血症は極めて重篤な全身性感染症のひとつの病態で，30～50％程度の死亡率であるので，早期発見，早期治療が求められる．大腸菌，肺炎球菌，サルモネラ，エンテロバクター，セラチア，ビブリオ-バルニフィクス，エロモナス，緑膿菌，ブドウ球菌，エンテロコックス，カンジダなどさまざまな菌が敗血症患者から分離されている．何らかの感染症があって，38℃以上（またはショックのため36℃以下）の体温，呼吸数＞20/分，脈拍＞90/分，白血球数＞12,000/μL以上などの所見が複数個ある場合は，敗血症を疑う．なお，血液培養は必須であるが，採血時の皮膚常在菌の混入を避ける必要がある．そのため採取部位の消毒に十分気を付ける（ポピドンヨード，エタノール）こと，異なる2カ所から採血することなどを実践する．菌血症を認めなくても**全身性炎症反応症候群**（systemic inflammatory response syndrome：**SIRS**）状態を敗血症と考えて対処する．

5 尿路感染症

　急性単純性膀胱炎は性的活動の活発な女性に多く，抗菌薬に良く反応する．起炎菌の約80％は大腸菌で，他の腸内細菌によるものは15％程度，5％がブドウ球菌である．頻尿，排尿痛，残尿感などを訴える．**急性単純性腎盂腎炎**は，抗菌薬療法に反応するものからしないものまでさまざまである．多くは大腸菌が原因である．キノロン薬を投与することが多いが，妊婦には禁忌なので注意する．

　複雑性尿路感染症は，高齢者に多く再発を繰り返し，腎機能障害に進むケースもある．症状は軽いか，全くないものも多い．起炎菌としては大腸菌などの腸内細菌，緑膿菌，ブドウ球菌，腸球菌などが多く，耐性菌もまれではない．がんや糖尿病など易感染性宿主の隠れた存在にも気を付ける．

6 腸管感染症

　急性感染性腸炎の主症状は，下痢，腹痛，発熱，嘔吐，脱水症などである．これらの中で最も危険な症状は，**脱水症**の有無である．高度な脱水症のサイ

● 表4　病因物質別食中毒発生状況（2002〜2006年）

病因物質		事件数	%	患者数	%	1事件あたりの患者数	死者数	%
病因物質判明総数		7,796	100.0	144,080	100.0	18.5	42	100.0
細菌	細菌総数	5,478	70.3	73,506	51.0	13.4	17	40.5
	■サルモネラ属菌	1,308	16.8	21,891	15.2	16.7	6	14.3
	△ブドウ球菌	310	4.0	7,125	4.9	23.0	0	
	△ボツリヌス菌	1	0.0	1	0.0	1.0	0	
	○腸炎ビブリオ	726	9.3	10,366	7.2	14.3	0	
	○腸管出血性大腸菌（VT産生）	91	1.2	811	0.6	8.9	10	23.8
	その他の病原大腸菌	190	2.4	6,248	4.3	32.9	0	
	○ウエルシュ菌	161	2.1	12,142	8.4	75.4	1	2.4
	△セレウス菌	78	1.0	1,069	0.7	13.7	0	
	○エルシニア・エンテロコリチカ	9	0.1	48	0.0	5.3	0	
	■カンピロバクター・ジェジュニ/コリ	2,557	32.8	13,015	9.0	5.1	0	
	○ナグビブリオ	4	0.1	32	0.0	8.0	0	
	○コレラ菌	2	0.0	10	0.0	5.0	0	
	■赤痢菌	5	0.1	70	0.0	14.0	0	
	■チフス菌	0		0			0	
	■パラチフスA菌	0		0			0	
	その他の細菌	36	0.5	678	0.5	18.8	0	
ウイルス	ウイルス総数	1,607	20.6	67,646	47.0	42.1	0	
	ノロウイルス（小型球形ウイルス）*	1,596	20.5	67,444	46.8	42.3	0	
	その他のウイルス	11	0.1	202	0.1	18.4	0	
化学物質		58	0.7	954	0.7	16.4	0	
自然毒	自然毒総数	630	8.1	1,909	1.3	3.0	25	59.5
	植物性自然毒	407	5.2	1,539	1.1	3.8	11	26.2
	動物性自然毒	223	2.9	370	0.3	1.7	14	33.3
その他		23	0.3	65	0.0	2.8	0	

（厚生労働省食中毒統計による）　　　　　　　　　　　　　　　　△生体外毒素型，○感染毒素型，■感染侵入型

ンを認めると，まず輸液をはじめてから詳しい診察に入る．病原体は多種にわたり，診察のみでの特定は困難である．感染性腸炎の原因のほとんどは，**食中毒**の原因にも指定されている．**食中毒の場合**は，感染性因子による原因の他，**化学物質（毒）**，自然毒によるものも含めて考える（表4）．**感染性因子**には，細菌性，ウイルス性，まれに原虫性のものに分けられる．化学毒はいつどのような毒物が飲食物に混入するかわからないので季節性はみられないが，**細菌性食中毒**は，食中毒の原因の中で細菌が唯一温度依存的に食品内で増えることができるので夏場に多い．**自然毒**はキノコやフグのシーズンである秋に多い．相変わらず事例数は少ないものの死亡事例が多く注意したい．一方，ウイルス（**ノロウイルス**のことが多い）による食中毒は，冬場に多い．

細菌性食中毒は，毒素型と感染型に大別される．毒素型とは，いわゆる**食品内毒素型（生体外毒素型**．表では△）のことで，食品の中に食べる前につくられてしまった毒を食べることで中毒症状を呈する．ボツリヌス中毒やセレウス菌・黄色ブドウ球菌による食中毒がその例である．この際，生きた菌を食べなくても"毒"だけで特有の食中毒症状が出る．**感染型**の菌では，生きた菌を水または食品とともに摂取することで食中毒になる．この際，口から入った菌は，それぞれの標的（小腸，大腸など）に達すると，腸管上皮細胞に付着・定着しながら増殖し毒素を出してヒトを攻撃する"**感染毒素型**"といわれる作戦をとるもの（たとえば，コレラ菌．表では○）と，腸管上皮細胞内へ菌自らが侵入して病気を起こす"**感染侵入型**"といわれる作戦を取るもの（たとえば，赤痢菌．表では■）がある（表4）．原則的に後者は抗菌薬の適応となる．近年の我が国の食中毒の発生状況を表4に示した．

● 表5 髄膜炎の原因病原体

無菌性髄膜炎 （主としてウイルスによる）	エンテロウイルス，ムンプスウイルス，単純ヘルペス2型，帯状疱疹ウイルス 子供ではインフルエンザウイルス脳炎の合併
	結核性髄膜炎（結核菌） 真菌性髄膜炎（クリプトコッカス）
化膿性髄膜炎 （主として細菌による）	乳幼児では，B型レンサ球菌（GBS），大腸菌（K1），インフルエンザ菌，流行性髄膜炎菌，肺炎球菌，リステリア

7 髄膜炎

化膿性髄膜炎の発生頻度は少ないが，何らかの細菌が髄膜で増殖する感染症で，早期に強力な抗菌薬療法を行わないと予後不良である．**無菌性髄膜炎**はウイルスにより起こり，特に小児に多い．まれに，結核性髄膜炎，免疫低下時には真菌（クリプトコッカス）性髄膜炎もある（表5）．

8 肝炎

黄疸を呈する感染症としては肝炎ウイルス（A, B, C, D, E）が有名であるが，他の病原体でも重症感染症では肝障害を来すことがある．

9 性感染症

性的接触を通じて感染する疾患をいい，**直接伝染**の代表例である．多くの性病原体は，温度や乾燥に弱く，間接伝染し難い．古典的な性病（**梅毒，淋病，軟性下疳，鼠径リンパ肉芽腫**）だけでなく，ウイルス，クラミジア，原虫などによる多くの疾患が性感染症として扱われる（9章の表2）．性行動の多様化による性器外感染症もあり，感染の拡大，治療の困難（パートナーの治療，耐性菌の拡大），不完全治療による不妊などが問題となる．梅毒は少なくなったが，淋病は相変わらず多い．クラミジアも多く増加傾向にある．**パピローマウイルスは子宮頸部がんの**原因と考えられ，女子中学生への予防接種が行われ出した．

4 人畜共通感染症

多くの病原体，たとえばコレラ菌やHIV（human immunodeficiency virus, いわゆるAIDSウイルス）はヒトのみを自然宿主とし，動物には病気を起こさない．逆に，ジステンパーはイヌの病気であり，その病原体はヒトには感染しない．ところが，ある種の病原体は**ヒトとともに動物にも感染**することがある．近年の地球人口の増加に伴う居住スペースの拡大と食糧増産の必要性などのため森林の開発が加速し，ヒトと野生動物の生活圏が接近して，**人畜共通感染症**が身近になってきた（1章の表1参照）．昆虫媒介性（リケッチア）感染症の多くは**人畜共通感染症**であり，我が国の感染症法では4類に規定されている．たとえば，鼠咬症はネズミ，ネコ引っかき病はネコ，野兎病は野ウサギからヒトに感染する．また，腸管出血性大腸炎の原因菌（たとえば病原大腸菌O157）などの自然保菌動物はウシと考えられ，ペストはネズミ，炭疽病は家畜から，それぞれ感染する人畜共通感染症である．輸入ペット類からの感染，たとえば狂犬病についても注意を要する．ヒトと動物は系統発生上つながりがあるので，人畜共通感染症があるのは，やむを得ない現象と思われる．

● 表6　感染症法（2011年2月改正）の対象疾患とその分類

感染症の類型	感染症名
1類感染症	エボラ出血熱*，クリミア・コンゴ出血熱*，痘瘡*，南米出血熱，ペスト，マールブルグ病*，ラッサ熱*
2類感染症	急性灰白髄炎*，結核，ジフテリア*，重症急性呼吸器症候群（病原体がコロナウイルス属SARSコロナウイルスであるものに限る）*，鳥インフルエンザ（H5N1）
3類感染症	コレラ，細菌性赤痢，腸管出血性大腸菌感染症*，腸チフス，パラチフス
4類感染症	E型肝炎*，A型肝炎*，ウエストナイル熱（ウエストナイル脳炎を含む）*，エキノコックス症*，黄熱*，オウム病*，回帰熱*，Q熱*，狂犬病*，鳥インフルエンザ（H5N1以外）*，コクシジオイデス症*，サル痘*，腎症候性出血熱*，炭疽*，つつが虫病*，デング熱*，ニパウイルス感染症*，日本紅斑熱*，日本脳炎*，発疹チフス*，ハンタウイルス肺症候群*，Bウイルス病*，ブルセラ症*，ボツリヌス症*，マラリア，野兎病*，ライム病*，リッサウイルス感染症*，レジオネラ症*，レプトスピラ症*，オムスク出血熱，キャサヌル森林熱，西部馬脳炎，東部馬脳炎，ダニ媒介性脳炎，鼻疽，ベネズエラ馬脳炎，ヘンドラウイルス感染症，リフトバレー熱，類鼻疽，ロッキー山紅斑熱，チクングニア熱**
5類感染症	〈全数把握疾患〉（診断から7日以内に届け出） アメーバ赤痢*，ウイルス性肝炎（E型肝炎およびA型肝炎を除く），急性脳炎（ウエストナイル脳炎，西部馬脳炎，ダニ媒介性脳炎，東部馬脳炎，日本脳炎，ベネズエラ馬脳炎およびリフトバレー熱を除く）*，クリプトスポリジウム症，クロイツフェルト・ヤコブ病*，劇症型溶血性レンサ球菌感染症*，後天性免疫不全症候群*，ジアルジア症，髄膜炎菌性髄膜炎，先天性風疹症候群*，梅毒，破傷風*，バンコマイシン耐性黄色ブドウ球菌感染症*，バンコマイシン耐性腸球菌感染症*，薬剤耐性アシネトバクター感染症** 〈定点把握疾患〉 インフルエンザ定点［週単位で報告］：インフルエンザ（鳥インフルエンザ・新型インフルエンザ等感染症を除く）* 小児科定点［週単位で報告］：RSウイルス感染症，咽頭結膜熱*，A群溶血性レンサ球菌咽頭炎*，感染性胃腸炎*，水痘，手足口病*，伝染性紅斑，突発性発疹，百日ぜき*，風疹，ヘルパンギーナ*，麻疹（成人麻疹を除く）*，流行性耳下腺炎* 眼科定点［週単位で報告］：急性出血性結膜炎*，流行性角結膜炎* 性感染症定点［月単位で報告］：性器クラミジア感染症，性器ヘルペスウイルス感染症，尖圭コンジローマ，淋菌感染症 基幹定点： 　［週単位で報告］クラミジア肺炎（オウム病を除く），細菌性髄膜炎*（髄膜炎菌性髄膜炎は除く），マイコプラズマ肺炎，成人麻疹*，無菌性髄膜炎* 　［月単位で報告］ペニシリン耐性肺炎球菌感染症，メチシリン耐性黄色ブドウ球菌感染症，薬剤耐性緑膿菌感染症
新型インフルエンザ等感染症	新型インフルエンザ 再興型インフルエンザ
指定感染症	1類〜3類以外の既知の感染症で，1類〜3類に準じた対応が必要なもの．1年間に限定して厚生労働省が指定．
新感染症	病原体が明らかになっていない，危険性がきわめて高い感染症．1類と同様の取り扱い．

*は病原体がサーベイランスの対象となる疾患．1類〜4類感染症は診断後ただちに届け出をしなければならない．
**は平成23年2月1日の改正で追加．

● 表7　感染症法による感染症の分類

感染症類型	解説
1類感染症	危険性が極めて高く原則入院の感染症
2類感染症	危険性が高く状況によっては入院が必要
3類感染症	危険性は高くないが，集団発生する可能性のある感染症
4類感染症	人から人への感染は少ないが，動物や飲食物を介する感染症
5類感染症	発生動向を調査・分析・公開する感染症
指定感染症	既知の感染症で危険性が極めて高いことが判明．政令で指定．
新感染症	既知の感染症と異なる，伝染性・重篤性の極めて高いもの．1類感染症に準じる．
新型インフルエンザ等感染症	全国的，かつ急速に流行し国民の健康に重大な影響を及ぼす感染症．厚生労働大臣が定める．

5 感染症法の概要

およそ100年ぶりに改正された我が国の伝染病予防法は明治30年（1897年）に制定されたもので，この100年間には感染症の実態とその理解が大きく変貌し，この**伝染病予防法**が実態とかけ離れて来たのは当然といえる．たとえば，①この法律は，抗菌薬が実用化されるはるか以前（ペニシリンの実用化は1940年代）に制定された．②いくつかのウイルス性感染症はワクチンにより制圧・制御されるようになった．その典型例として1980年にWHOによる**天然痘撲滅宣言**がある．その一方で，旧来のワクチン開発戦略で対応できないエイズなどのウイルス性疾患が出現している．また③旧法では人権を無視して理不尽な隔離を強要できる法律を見直し，患者の人権を重視した内容を盛り込んだ，大きな改正がなされた．つまり，**伝染病予防法，性病予防法，結核予防法**を一元化し「感染症の予防及び感染症の患者に対する医療に関する法律」（いわゆる**感染症法**）が1999年に施行（結核予防法は残存）された．さらに2003年，2008年（結核予防法を統合し一元化）にそれぞれ改正が加えられた（表6，表7）．

それによると，感染力・重篤性ともに極めて高い7疾患を**1類感染症**とし，以下**2類感染症**（5疾患：危険性の高い感染症で，入院加療が必要），**3類感染症**（5疾患：危険性は高くないが，集団発生の可能性があり，特定の職業への就業制限が必要）を指定した．**4類感染症**には人畜共通感染症（動物―ヒト感染がほとんどで，ヒト―ヒト感染はないもの）を中心に取り上げ41疾患を指定した．平成23年2月の改正でチクングニア熱，**薬剤耐性アシネトバクター**感染症が，それぞれ4類，5類感染症に追加された．4類感染症の場合，動物などの輸入規制，消毒，ネズミ等の駆除などの措置が必要になることがある．**1～4類感染症患者を診断したとき医師は直ちに最寄りの保健所長**に届け出ることになっている．5類感染症は国が発生動向調査を実施し，その情報を提供・公開して感染症の拡大を阻止するべき疾患を，全数把握疾患（16疾患）と定点把握疾患（25疾患）に分けて指定されている．この**5類感染症は診断7日以内に保健所長に届け出る**など，感染症の監視体制を強化するものとなっている．

また感染症法は全体的に，**患者の人権**を重視したものとなっている．たとえば，患者の意思に基づく入院を促す入院勧告制度，72時間を限度とする入院，保健所に感染症の審査に関する協議会を設け10日ごとに入院の見直しをする，などである．

さらに2008年の見直しでは，日本には常在しない感染症の海外からの侵入を防ぐために**検疫法も改正**された．これにより，例えばSARS（重症急性呼吸器感染症）感染症の恐れのある人に対して，健康状態の報告を求めることなどが可能になった．逆に，世界の流れに従い，黄熱やコレラが検疫対象からはずれた．

また，生物テロの対策のために，一部の**危険な病原体および毒素の危険度分類**を示し，保管と輸送に関する規定が定められた．これらの使用に際しては，法規定を熟知しなければならない．

なお，**指定感染症**とは，現在1～3類感染症に指定されていない既知の感染症が1～3類に準じた取り扱いが必要な事態が発生すれば，法改正を待たず，直ちに政令で指定できる感染症のことである．この仕組みで迅速に対物措置などがとれる仕組みができ

Column

家畜伝染病予防法

最近，口蹄疫や鳥インフルエンザで大量の動物が殺処分されているが，家畜の伝染病の発生予防，および蔓延防止について定めた法律（家畜伝染病予防法）に規定された処置である．平成23年2月4日に改正され，この改正では，家畜の所有者らに異常について迅速な通報を義務付け，罰則の強化も取り入れられた．現在，家畜伝染病は26種，家畜届け出伝染病は71種に及ぶ．家畜伝染病の例に，口蹄疫，狂犬病，炭疽，結核，豚コレラ，高病原性インフルエンザ，ブルセラ病など26種の感染症が指定されている．

た．また，**新感染症**とは，未知の病原体による感染症で，ヒトからヒトへ伝染し，その危険度が極めて高い感染症をいい，1類と同等に取り扱う．新感染症は，その実態が明らかになるまでの期間の指定となる．

か所．2類感染症患者の医療．
④結核指定医療機関：結核患者の医療を行う．都道府県知事が指定．

6 感染症の医療体制

感染症法では，1類，2類感染症および新感染症患者の医療は，以下のような感染症指定医療機関が担当することになっている．
①特定感染症指定医療機関：全国で数か所．最も高い機能を有す．新感染症にも対応．
②第1種感染症指定医療機関：都道府県ごとに1か所指定．1類感染症患者の医療．
③第2種感染症指定医療機関：2次医療圏ごとに1

まとめ

- 新生児や高齢者では全身臓器が未熟ないし機能低下を伴うので，感染症とその治療が非典型の経過を取ることがある．
- 感染の場に関する情報（市中か病院内か？ 海外旅行と関係するか？ 熱帯地の旅行か？ など）は，診断上重要である．
- 病原体の標的臓器はそれぞれある程度決まっているので，臓器別感染症の知識も重要である．
- 感染症患者の医療を守るために伝染病予防法，性病予防法，結核予防法が一元化され感染症法が制定された．
- 感染症法では，重要な感染症を危険なものから順に1〜5類に分け，対応法を示した．この他に，指定感染症，新感染症，新型インフルエンザ等感染症を設け，迅速な感染症対策を目指す体制が整った．

1類（7疾患）　『英国理(は)ペテン、何らま(だ改善なし)』
　エボラ／クリミア・コンゴ／ペスト／天然痘／南米出血／ラッサ熱／マールブルグ

2類（5疾患）　『結核ポジ(だ)と、重症』
　結核／ジフテリア／ポリオ／鳥インフルエンザ／重症急性呼吸器

3類（5疾患）　『(3塁)ちょうだい(と)セパコーチ』
　腸管出血性大腸菌／赤痢／コレラ／パラチフス／腸チフス

●参考　1〜3類感染症の覚え方（例）

索引

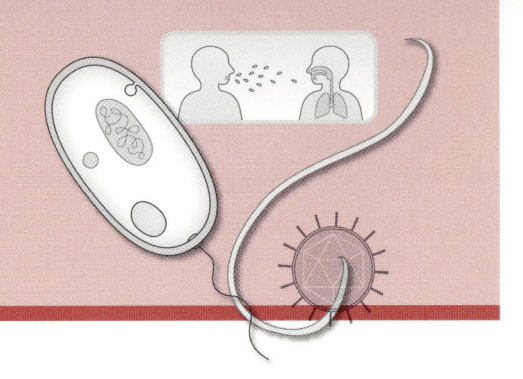

数字

1次性ワクチン効果不全……142
2次性ワクチン効果不全……142
2類感染症……150
3類感染症……154, 155

欧文

A
AIDS……167
ATP……65
A型肝炎ウイルス……81, 164

B
β-ラクタム系抗生物質……135
BLNAR……175
B型肝炎ウイルス……164
Bリンパ球……43

C
CD4……88
CD46……88
CRP……24, 132
C型肝炎ウイルス……81, 164

D
Dane粒子……165
DNA……76
DNAポリメラーゼ……165
DOTS……159
DPT……160
dsDNAウイルス……80
dsRNAウイルス……81

D型肝炎ウイルス……164

E
ESBLs……175
E型肝炎……166
E型肝炎ウイルス……164

F
F（fusion）タンパク質……168

G
GBS……176

H
HAART……168
HAV……164
HBc抗体……165
HBe抗原/抗体……165
HBs抗原/抗体……165
HBV……80, 164
HCV……164, 165
HDV……164, 166
hemagglutinin……168
HEV……164, 167
Hibワクチン……160
HIV……88, 167
HUS……153
H（hemagglutinin）タンパク質
……168

I
ICTV……79

M
M. avium complex……159
MDR-TB……159
MIC……133, 150
MRSA……149

N
NAGビブリオ……155
NK細胞……38

O
O157……153
O抗原性……63

P
PBPs……150
PCR……132
Pre-C/C遺伝子……165
Pre-S/S遺伝子……165
primase……165
P遺伝子……165

R
RNA……76
RNAポリメラーゼ……168
RSウイルス……172

S
SIRS……178
SLAM……88
ssDNAウイルス……80
SSI……30
SSPE……169
ST合剤……139

T
toll様受容体……37
TORCH症候群……177

V
VRE……150

X
X遺伝子……165

INDEX

Xタンパク質……………165

和文

■あ■
秋疫……………161
亜急性硬化性全脳炎……169
アジア型（古典型）……155
アシクロビル……………140
アシネトバクター………157
アセンブリ………………87
アゾール系抗真菌薬……138
アフィニティー…………43
アポトーシス……………39
アマンタジン………140, 164
アミノ配糖体抗生物質……135
アメーバ性角膜炎………114
アメーバ性肝膿瘍………110
アルコール類……………146
アンビセンスウイルス……82

■い■
異化作用……………65
異型肺炎……………161
移行抗体……………176
異所性感染…………153
異染小体……………150
一段階増殖曲線………86
一本鎖プラス鎖RNA……170
遺伝子発現……………87
イムノクロマト法………132
医原感染………………27
インターフェロン……39, 140
インテグリン……………45
院内感染…………19, 28, 175
院内感染対策委員会……29
インフルエンザ…………163
インフルエンザウイルス
　……………………81, 163
インフルエンザ菌………160

■う■
ウイダール反応…………154

ウイルス粒子の成熟………87
ウェルシュ菌………………152
牛海綿状脳症………………81
ウレアプラズマ……………161

■え■
エイズ治療薬………………140
エイズ発症の指標疾患…108, 112
エキノコックス症…………127
エフェクター………………70
エボラウイルス……………81
エルシニア・エンテロコリチカ
　……………………………154
エルトール型………………155
エロモナス…………………156
塩化ベンザルコニウム……146
塩化ベンゼトニウム………146
塩素系消毒薬………………146
エンテロトキシン……149, 152
エンドソーム………………38
エンドトキシン……………68
エンピリック療法…………132
エンベロープ……………84, 168

■お■
オウム病クラミドフィラ……162
オウム病（肺炎）…………162
小川培地……………………159
オセルタミビル……………140
オプソニン作用……………40

■か■
外因（性）感染……………24
回帰熱ボレリア……………161
外毒素………………………68
火炎滅菌法…………………147
化学物質……………………179
獲得免疫……………………142
ガス壊疽……………………152
ガス壊疽菌群………………152
ガス滅菌……………………147
風邪症候群…………………171
河川盲目症…………………124
カテーテル由来血流感染……29
カテーテル由来尿路感染……29
化膿性髄膜炎………………180

化膿性レンサ球菌…………149
カプシド……………………83
芽胞…………………………64
カポジ肉腫…………………168
肝炎…………………………180
ガンシクロビル……………140
感受性個体…………………25
勧奨接種……………………144
間接感染……………………28
感染経路……………………25
感染源………………………25
感染症………………………24
感染症法……………………182
感染侵入型…………………179
感染性医療廃棄物…………32
感染毒素型…………………179
感染力価……………………86
乾熱滅菌……………………147
カンピロバクター・ジェジュニ
　……………………………156

■き■
寄生世代……………………122
気道感染症…………………177
キニーネ……………………139
キノロン系抗菌薬…………134
偽膜…………………………150
偽膜性大腸炎………………152
ギムザ染色……106, 111, 113
逆転写酵素……………82, 165
キャンディン系抗真菌薬……139
球菌…………………………150
急性感染性腸炎……………178
急性気道感染症……………177
急性糸球体腎炎……………150
吸着……………………87, 88
狂牛病………………………81
狂犬病ウイルス……………81
共生…………………………61
莢膜…………………………64
ギラン・バレー症候群……156
菌血症………………………178
菌交代症…………………22, 152

■く■
空気感染…………………26, 159

185

クラミジア肺炎	162
グラム陰性菌	63
グラム染色	63, 132
グラム陽性菌	63
クループ症候群	176
グルコン酸クロルヘキシジン	146
クロイツフェルト・ヤコブ病	81
クローン	44
クロラムフェニコール	137

■け■

経気道感染	26
経口感染	26
形質導入	71
経胎盤感染	108
系統分類	116
痙攣	151
劇症型A群レンサ球菌感染症	150
結核菌	159
結核予防法	182
血清病	141
血清療法	141
ゲノム複製	87
ケモカイン受容体	88
下痢原性大腸菌	153
検疫感染症	175
健康保菌者	24

■こ■

抗HIV薬	168
高圧蒸気滅菌器	147
好塩基球	43
抗菌スペクトラム表	133
抗菌薬	133
抗原検出	130
好酸球	49
抗酸性染色法	159
抗酸染色	112
硬性下疳	158
抗体	43
好中球	38
紅斑熱群リケッチア	162
黒死病	154
骨髄	37
コッホ	61

コッホの3原則	62
古典経路	39
ゴム腫	158
コレラ菌	155
コレラ毒素	155

■さ■

細菌性食中毒	179
再興感染症	20
サイトカイン	36
細胞性免疫	48
細胞壁	63
細胞変性効果	85
細胞膜	63
酢酸エチル	110, 111
ザナミビル水和物	140
サルモネラ症	154
3型分泌装置	68

■し■

次亜塩素酸ナトリウム	146
ジアルジア症	111
紫外線	147
志賀赤痢菌	154
施設内感染	175
自然免疫	28, 36
市中感染	28
市中感染症	175
指定医療機関	175
指定感染症	182
ジフテリア菌	150
ジフテリア毒素	150
秋季レプトスピラ症	161
周産期感染症	176
終宿主	103
重症糞線虫症	123
自由生活世代	122
宿主特異性	103
手指衛生	31
手術部位感染	30
受動免疫	142
猩紅熱	149
常在細菌叢	22
消毒	145
消毒薬	145
小変異	164

初期変化群	159
食中毒	179
食品内毒素型	179
ショ糖遠心浮遊法	112
真核生物	19
新感染症	183
新興感染症	20
人工呼吸器由来肺炎	29
新生児リステリア症	151
迅速検査法	132
人畜共通感染症	25, 105, 107, 111, 151, 180
侵入	87

■す■

垂直感染	24, 27, 176
水痘	169
水痘・帯状疱疹ウイルス	169
水平感染	24, 27
髄膜炎	180
髄膜炎菌	158
スクレーピー	81
スタンダードプレコーション	26, 30

■せ■

性感染症	180
性行為感染	113
正常（常在）細菌叢	67
生体外毒素型	179
性病予防法	182
咳エチケット	33
赤痢菌	154
赤血球凝集反応	86
接合	71
接触感染	26
セラチア	157
セレウス菌	151
線状二本鎖DNA	169
全身性炎症反応症候群	178
先天性トキソプラズマ症	108
潜伏期	24
線毛	64

■そ■

臓器親和性	88

臓器特異性……………104
創傷ボツリヌス症…………151

■た■

体液性免疫………………48
体細胞突然変異…………47
帯状疱疹…………………169
大腸菌……………………153
第二経路…………………39
胎盤通過性………………43
大変異……………………164
対立遺伝子………………45
多剤耐性菌………………19
多剤耐性結核菌…………159
多剤併用療法……………57
脱殻………………………87
脱水症……………………178
多包虫症…………………127
炭疽………………………151
炭疽菌……………………151

■ち■

チール・ネールセン染色……159
チフス症…………………154
中間宿主…………………103
腸炎ビブリオ……………155
腸管アメーバ症…………110
腸管感染症………………178
腸チフス…………………178
直接感染…………………28
直接伝染…………………180

■つ■

通性嫌気性菌……………67
つつが虫病………………162
つつが虫病リケッチア……162
ツベルクリン反応………159

■て■

ディフィシル菌…………152
テトラサイクリン系抗生物質
………………………136
デング熱…………………178
伝染病予防法……………182
天然痘撲滅宣言………28, 182

■と■

同化作用…………………65
トガウイルス科…………170
トキソイド………………144
トキソプラズマ脳炎……108
毒素………………………68
毒素性ショック症候群……149
突然変異…………………70
トラコーマ………………162
トラコーマクラミジア……162
トランスポゾン…………70
トリコマイシン…………139

■な■

内因(性)感染………………24
内毒素……………………68
七日熱……………………161
軟性下疳菌………………158
ナンセンス変異…………70

■に■

日本紅斑熱………………162
日本紅斑熱リケッチア……162
日本脳炎ウイルス………81
乳酸桿菌…………………160
乳児ボツリヌス症……151, 152
尿道炎……………………162
尿路感染症………………178
任意接種…………………144

■ね■

熱帯感染症………………175
熱帯病治療薬研究班……105

■の■

ノイラミニダーゼ………163
ノイラミニダーゼ阻害剤……164
膿痂疹……………………149

■は■

肺炎………………………150
肺炎桿菌…………………157
肺炎球菌ワクチン………177
肺炎クラミドフィラ……162
肺炎マイコプラズマ……160
肺炎レンサ球菌…………149

バイオセーフティ………145
バイオハザード…………144
敗血症……………………178
梅毒トレポネーマ………158
剥脱性皮膚炎……………149
バクテリオファージ……72, 82
破傷風菌…………………151
破傷風毒素………………151
パスツール………………61
白金耳……………………147
ハマダラカ………………105
バラシクロビル…………140
バラ疹……………………154
パラミクソウイルス……168
針刺し事故………………30
ハンセン病………………159
パンデミック……………61

■ひ■

ビダラビン………………140
非定型抗酸菌……………159
ヒトコロナウイルス……172
ヒトパラインフルエンザウイルス
………………………172
ピノサイトーシス………89
ビブリオ-バルニフィカス…156
飛沫感染…………………26
肥満細胞…………………43
百日咳菌…………………160
病後保菌者………………26
日和見感染……………22, 27, 67
日和見感染症
…53, 105, 108, 112, 167
ビリオン…………………83

■ふ■

ファゴサイトーシス……89
風疹………………………170
風疹ウイルス……………170
封入体……………………162
ファージ…………………72
複製………………………65
不顕性感染………………24
付着因子…………………67
ブドウ球菌………………149
プラーク形成法…………86

プラス鎖ssRNAウイルス … 81
プリオン……………… 81, 147
プレロセルコイド…………… 124
不連続変異………………… 164
フローラ…………………… 67
プロテウス………………… 160
プロバイオティクス………… 22

■へ■

ペスト菌…………………… 154
ペプチド…………………… 38
ヘマグルチニン…………… 163
ヘリコバクター・ピロリ…… 156
ヘルペスウイルス科………… 169
偏性嫌気性菌……………… 66
偏性好気性菌……………… 67
偏性細胞内寄生……… 161, 162
変性梅毒…………………… 158
ペンタミジン……………… 139
鞭毛………………………… 64

■ほ■

防護具……………………… 30
胞子………………………… 64
放射線滅菌法……………… 147
放出………………………… 87
ボーダレス化……………… 20
母子（児）感染……… 27, 56
ホスホマイシン…………… 135
発疹………………………… 158
発疹性感染症……………… 178
発疹チフス………………… 162
発疹熱……………………… 162
発疹熱リケッチア………… 162
ボツリヌス菌……………… 151
ボツリヌス毒素…………… 151
ポピドンヨード…………… 146
ポリエン系抗真菌薬……… 139
ポリオウイルス…………… 81
ホルマリン………… 110, 111
ホルマリン・エーテル
　……………………… 110, 111

■ま■

マイコプラズマ属………… 160
マイトジェン……………… 44

マイナス鎖ssRNAウイルス … 81
マクロファージ…………… 37
マクロライド系抗生物質…… 136
麻疹………………………… 168
麻疹ウイルス………… 88, 168
末梢血塗抹標本…………… 106
麻痺………………………… 151
マラリア…………………… 106
マラリア原虫……………… 105
慢性気道感染症…………… 177

■み■

ミクロフィラリア………… 124
ミスセンス変異……………… 70

■む■

六鉤幼虫…………………… 127
無菌性髄膜炎……………… 180

■め■

メタセルカリア…………… 124
メチシリン耐性黄色ブドウ球菌
　……………………………… 149
滅菌………………………… 145
メトロニダゾール
　………… 110, 111, 113, 139
免疫………………………… 25
免疫記憶…………………… 50
免疫システム……………… 36
免疫療法…………………… 141

■や■

薬剤感受性試験…………… 133
薬剤耐性アシネトバクター感染症
　……………………………… 182
薬疹………………………… 178
野兎病菌…………………… 161

■ゆ■

輸入感染症…103, 105, 175, 176

■よ■

溶血性尿毒症症候群………… 153
用水病……………………… 161
ヨウ素系消毒薬…………… 146
ヨード染色………… 110, 111

予防接種…………………… 142
予防接種法………… 142, 144

■ら■

らい菌……………………… 159
ライム病…………………… 161

■り■

リウマチ熱………………… 150
リケッチア症……………… 162
緑膿菌……………………… 157
旅行者感染症……………… 175
旅行者下痢症………… 111, 175
淋菌………………………… 158
リン脂質…………………… 53
リンパ節…………………… 41
リンパ肉芽腫症…………… 162

■る■

ルゴール液………………… 146

■れ■

レクチン経路……………… 39
レジオネラ属……………… 157
レトロウイルス……… 56, 82
レプトスピラ属…………… 161
レンサ球菌………………… 149
連続変異…………………… 164

■ろ■

濾過法……………………… 147
ロッキー山紅斑熱………… 162

■わ■

ワイル病…………………… 161
ワイル・フェリックス反応… 162
ワクチン…………………… 57
ワクチンギャップ………… 142
ワクチン接種……………… 142
ワッセルマン反応………… 159

編者プロフィール

本田　武司（ほんだ　たけし）

1945年奈良県宇陀市生まれ．'70年大阪大学医学部卒業．'70〜'73年内科学臨床研修．'73年大阪大学微生物病研究所助手（細菌血清学部門），'77年医学博士．'84年同助教授（細菌感染分野），'91年同教授．'01年（〜2年間）大阪大学微生物病研究所所長．'09年3月定年退職．現在公益法人・発酵研究所理事，一般財団法人・阪大微生物病研究会技術顧問．主な受賞（二木賞，日本感染症学会；小島三郎記念文化賞，黒住医学研究振興財団；浅川賞，日本細菌学会；野口英世記念医学賞，財団法人野口英世記念会）．主要著書（単著）として，『病気と細菌毒素』（化学同人），『食中毒学入門』（大阪大学出版会），『病原菌はヒトより勤勉で賢い』（三五館），『食中毒の科学』（裳華房）などがある．食中毒，院内感染など感染症の疫学，臨床，基礎まで間口の広い研究者．発展途上国（ケニア，タイ）の感染症にも取り組む．

※ 本書発行後の更新・追加情報，正誤表を，弊社ホームページにてご覧いただけます．
羊土社ホームページ　www.yodosha.co.jp/

はじめの一歩のイラスト感染症・微生物学

2011年 7月20日　第1刷発行
2024年 9月 1日　第7刷発行

編　者　　本田　武司
発行人　　一戸裕子
発行所　　株式会社 羊 土 社
　　　　　〒101-0052
　　　　　東京都千代田区神田小川町2-5-1
　　　　　TEL　　03（5282）1211
　　　　　FAX　　03（5282）1212
　　　　　E-mail　eigyo@yodosha.co.jp
　　　　　URL　　www.yodosha.co.jp/
印刷所　　株式会社 平河工業社

ⓒYODOSHA CO., LTD. 2011
Printed in Japan
ISBN978-4-7581-2023-4

本書に掲載する著作物の複製権・上映権・譲渡権・公衆送信権（送信可能化権を含む）は（株）羊土社が保有します．
本書を無断で複製する行為（コピー，スキャン，デジタルデータ化など）は，著作権法上での限られた例外（「私的使用のための複製」など）を除き禁じられています．研究活動，診療を含み業務上使用する目的で上記の行為を行うことは大学，病院，企業などにおける内部的な利用であっても，私的使用には該当せず，違法です．また私的使用のためであっても，代行業者等の第三者に依頼して上記の行為を行うことは違法となります．

[JCOPY] <（社）出版者著作権管理機構　委託出版物>
本書の無断複写は著作権法上での例外を除き禁じられています．複写される場合は，そのつど事前に，（社）出版者著作権管理機構（TEL 03-3513-6969，FAX 03-3513-6979，e-mail：info@jcopy.or.jp）の許諾を得てください．

乱丁，落丁，印刷の不具合はお取り替えいたします．小社までご連絡ください．

羊土社　発行書籍

教科書・サブテキスト

はじめの一歩の生化学・分子生物学　第3版
前野正夫，磯川桂太郎／著
定価 4,180円（本体 3,800円＋税10％）　B5判　238頁　ISBN 978-4-7581-2072-2

初版より長く愛され続ける教科書が待望のカラー化！高校で生物を学んでいない方にとってわかりやすい解説と細部までこだわったイラストが満載．第3版では，幹細胞・血液検査など医療分野の学習に役立つ内容を追加！

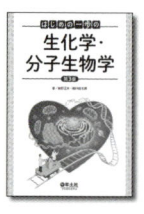

はじめの一歩の病理学　第2版
深山正久／編
定価 3,190円（本体 2,900円＋税10％）　B5判　279頁　ISBN 978-4-7581-2084-5

病理学の「総論」に重点をおいた内容構成だから，病気の種類や成り立ちの全体像がしっかり掴める．改訂により，近年重要視されている代謝障害や老年症候群の記述を強化．看護など医療系学生の教科書として最適．

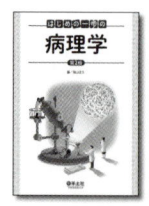

はじめの一歩の薬理学　第2版
石井邦雄，坂本謙司／著
定価 3,190円（本体 2,900円＋税10％）　B5判　310頁　ISBN 978-4-7581-2094-4

身近な薬が「どうして効くのか」を丁寧に解説した薬理定番テキスト．カラーイラストで捉える機序は記憶に残ると評判．「感覚器」「感染症」「抗癌剤」など独立・整理し，医療の現場とよりリンクさせやすくなりました．

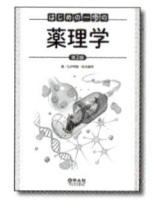

はじめの一歩の病態・疾患学　病態生理から治療までわかる
林　洋／編
定価 2,970円（本体 2,700円＋税10％）　B5判　311頁　ISBN 978-4-7581-2085-2

臨床現場で必要な知識をこの1冊に凝縮．臓器別の解説により病態を判断する力はもちろん，ケアへつながる視点が身につきます．病態と疾患の関係にすぐアクセスできる病名索引付き．看護学生の教科書におすすめです．

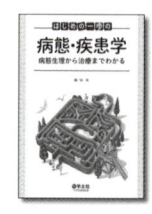

はじめの一歩のイラスト生理学　改訂第2版
照井直人／編
定価 3,850円（本体 3,500円＋税10％）　B5判　213頁　ISBN 978-4-7581-2029-6

はじめて学ぶ生理学に最適，目で見てわかる教科書の改訂版が登場！豊富なイラストとやさしい解説はそのままに，全体に見直しをはかり，よりわかりやすくなりました．膨大な生理学の内容をコンパクトに学べる一冊！

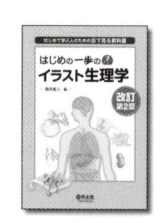

楽しくわかる栄養学
中村丁次／著
定価 2,860円（本体 2,600円＋税10％）　B5判　215頁　ISBN 978-4-7581-0899-7

「どうしてバランスのよい食事が大切なのか」「そもそも栄養とは何か」という栄養学の基本から，栄養アセスメント，経腸栄養など医療の現場で役立つ知識まで学べます．栄養の世界を知る第一歩として最適の教科書．

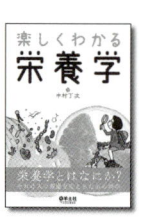

生理学・生化学につながる　ていねいな生物学

白戸亮吉，小川由香里，鈴木研太／著
定価 2,420円（本体 2,200円＋税10％）　B5判　220頁　ISBN 978-4-7581-2110-1

医療者を目指すうえで必要な知識を厳選！生理学・生化学・医療に自然につながる解説で，1冊で生物学の基本から生理学・生化学への入門まで．親しみやすいキャラクターとていねいな解説で楽しく学べます．

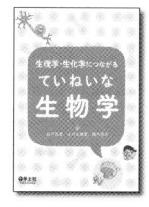

生理学・生化学につながる　ていねいな化学

白戸亮吉，小川由香里，鈴木研太／著
定価 2,200円（本体 2,000円＋税10％）　B5判　192頁　ISBN 978-4-7581-2100-2

医療者を目指すうえで必要な知識を厳選！生理学・生化学・医療とのつながりがみえる解説で「なぜ化学が必要か」がわかります．化学が苦手でも親しみやすいキャラクターとていねいな解説で楽しく学べます！

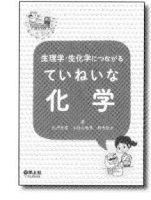

ていねいな保健統計学　第2版

白戸亮吉，鈴木研太／著
定価 2,420円（本体 2,200円＋税10％）　B5判　199頁　ISBN 978-4-7581-0976-5

看護師・保健師国試対応！難しい数式なしで基本的な考え方をていねいに解説しているから，平均も標準偏差も検定もこれで納得！はじめの一冊に最適です．第2版では統計データを更新．国試過去問入りの練習問題付き．

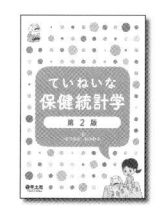

忙しい人のための公衆衛生　「なぜ？」から学ぶ保健・福祉・健康・感染対策

平井康仁／著
定価 2,970円（本体 2,700円＋税10％）　A5判　206頁　ISBN 978-4-7581-2368-6

国試に頻出だけど苦手！という学生のために，臨床につながる目線で根拠とポイントを解説した入門書．医学と行政，健康を守るしくみ，合理的な意思決定のための衛生統計が短時間で学べる．理解を助ける国試例題付き！

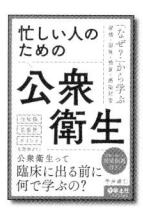

基礎から学ぶ遺伝看護学　「継承性」と「多様性」の看護学

中込さと子／監　西垣昌和，渡邉　淳／編
定価 2,640円（本体 2,400円＋税10％）　B5判　178頁　ISBN 978-4-7581-0973-4

遺伝学を基礎から学べ，周産期・母性・小児・成人・がん…と様々な領域での看護実践にダイレクトにつながる，卒前・卒後教育用の教科書．遺伝医療・ゲノム医療の普及が進むこれからの時代の看護に必携の一冊．

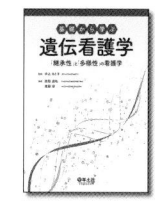

薬の基本とはたらきがわかる薬理学

柳田俊彦／編
定価 3,300円（本体 3,000円＋税10％）　B5判　349頁　ISBN 978-4-7581-2169-9

薬理学の基本概念と，臨床現場で使用する薬の作用がわかるテキスト．主要な疾患別治療薬のはたらきが豊富な図表で目で見て学べます．章末問題で理解度もチェックでき，医療系養成校の講義・自習教材に最適！

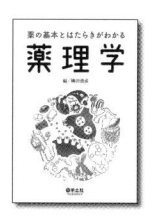

ひと目でわかるビジュアル人体発生学

山田重人，山口　豊／著
定価 3,960円（本体 3,600円＋税10％）　A5判　189頁　ISBN 978-4-7581-2109-5

受精や筋骨格・臓器・神経系形成など幅広い項目を精密なイラストで解説し，ヒトの発生がすぐわかる！分子生命科学分野は省き，立体的・連続的な発生学を学習できます！学生から小児科医，産婦人科医まで必携の1冊．

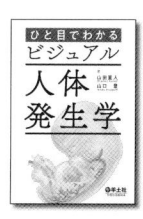

〔栄養科学イラステレイテッド〕
微生物学　改訂第2版
大橋典男／編
定価 3,190円（本体 2,900円＋税10％）　B5判　256頁　ISBN 978-4-7581-1373-1

"管理栄養士に必要な"微生物の知識を網羅したテキストが，図・画像を多数追加して改訂！生物学の基礎をはじめ，食中毒や発酵食品に関わる微生物を手厚く解説．免疫やアレルギーの内容も盛り込んだ充実の内容です．

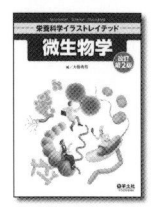

感染制御の基本がわかる微生物学・免疫学
増澤俊幸／著
定価 3,080円（本体 2,800円＋税10％）　B5判　254頁　ISBN 978-4-7581-0975-8

微生物の基礎知識から院内感染対策，手指消毒やマスクの脱着方法まで，将来医療に従事する学生にとって必要な知識をコンパクトにまとめた教科書．看護師国家試験に頻出の内容も網羅．臓器・組織別感染症の章も必見．

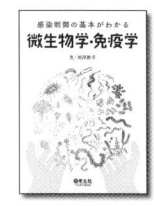

薬学生のための微生物学と感染症の薬物治療学
増澤俊幸／著
定価 5,720円（本体 5,200円＋税10％）　B5判　439頁　ISBN 978-4-7581-0945-1

オールカラーでイラスト満載！薬学モデル・コアカリ準拠．微生物の種類や生物的特徴，薬の作用機序，感染症の病態と薬物治療を丁寧に解説．本文の重要部分をアイコンで明示し，各章の冒頭に概略図・章末問題を掲載！

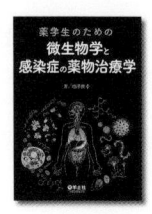

基礎から学ぶ免疫学
山下政克／編
定価 4,400円（本体 4,000円＋税10％）　B5判　288頁　ISBN 978-4-7581-2168-2

初学者目線の教科書，登場！全体を俯瞰してから各論に進む構成なので，情報の海におぼれません．免疫学の本質が伝わるよう精選された内容とフルカラーの豊富な図表が理解を助けます．免疫学に興味をもつ全ての人に！

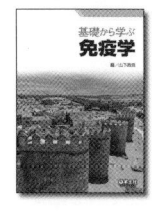

〔実験医学別冊　もっとよくわかる！シリーズ〕
もっとよくわかる！免疫学
河本　宏／著
定価 4,620円（本体 4,200円＋税10％）　B5判　222頁　ISBN 978-4-7581-2200-9

"わかりやすさ"をとことん追求！免疫学を難しくしている複雑な分子メカニズムに迷い込む前に，押さえておきたい基本を丁寧に解説．最新レビューもみるみる理解できる強力な基礎固めがこの一冊でできます！

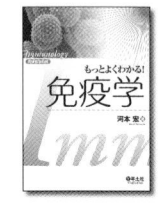

大学で学ぶ　身近な生物学
吉村成弘／著
定価 3,080円（本体 2,800円＋税10％）　B5判　255頁　ISBN 978-4-7581-2060-9

大学生物学と「生活のつながり」を強調した入門テキスト．身近な話題から生物学の基本まで掘り下げるアプローチを採用．親しみやすさにこだわったイラスト，理解を深める章末問題，節ごとのまとめでしっかり学べる．

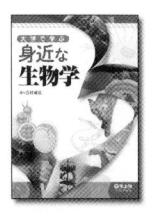

身近な生化学　分子から生命と疾患を理解する
畠山　大／著
定価 3,080円（本体 2,800円＋税10％）　B5判　295頁　ISBN 978-4-7581-2170-5

生化学反応を日常生活にある身近な生命現象と関連づけながら，実際の講義で話しているような語り口で解説することにより，学生さんが親しみをもって学べるテキストとなっています．好評書『身近な生物学』の姉妹編．

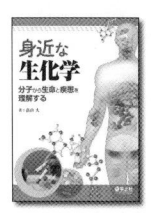